ABC 神经发育障碍

ABC of Neurodevelopmental Disorders

主编　［英］穆尼布·哈伦（Munib Haroon）
主译　杨玉兰　郝世胜　兰　晶

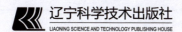辽宁科学技术出版社
LIAONING SCIENCE AND TECHNOLOGY PUBLISHING HOUSE

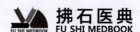拂石医典
FU SHI MEDBOOK

图书在版编目（CIP）数据

ABC神经发育障碍 /(英)穆尼布·哈伦 (Munib Haroon) 主编；杨玉兰，郝世胜，兰晶主译.
沈阳：辽宁科学技术出版社，2025.7.
　　ISBN 978-7-5591-4111-8
　　Ⅰ．R741
中国国家版本馆CIP数据核字第2025G0B436号

著作权号：06-2024-147　　　　　　　　　　　　　　　　　版权所有　侵权必究

出版发行：辽宁科学技术出版社
　　　　　北京拂石医典图书有限公司
地　　址：北京海淀区车公庄西路华通大厦 B 座 15 层
联系电话：010-88581828/024-23284376
E－mail：fushimedbook@163.com
印 刷 者：天津淘质印艺科技发展有限公司
经 销 者：各地新华书店

幅面尺寸：185mm×260mm
字　　数：274 千字　　　　　　　　　　　印　　张：12.5
出版时间：2025 年 7 月第 1 版　　　　　　印刷时间：2025 年 7 月第 1 次印刷

责任编辑：陈　颖　刘轶然　　　　　　　　责任校对：梁晓洁
封面设计：咏　潇　　　　　　　　　　　　封面制作：咏　潇
版式设计：咏　潇　　　　　　　　　　　　责任印制：丁　艾

如有质量问题，请速与印务部联系　联系电话：010-88581828

定　　价：88.00 元

翻译委员会

主　译　杨玉兰　郝世胜　兰　晶

副主译　林苑清　张　君　李晓慧　马文强
　　　　韩　瑞

译　者（按姓氏笔画排列）

马文强　新疆伊犁哈萨克自治州奎屯医院

王　博　山西医科大学第一医院

兰　晶　三峡大学第一临床医学院（宜昌市中心人民医院）

李晓慧　长治医学院附属和济医院

李　萍　红河州滇南中心医院（个旧市人民医院）

杨玉兰　南方医科大学深圳妇幼保健院

张　君　河南中医药大学

林苑清　广州医科大学附属第三医院

郝世胜　湖北医药学院附属襄阳市第一人民医院

韩　瑞　郑州大学第三附属医院

译者序

在当今医学与精神病学领域，神经发育障碍的研究正以前所未有的速度发展。这类疾病不仅影响着儿童和青少年的成长，也持续贯穿于成年期，给患者及其家庭、社会带来深远的影响。然而，国内关于神经发育障碍的系统性专著仍较为匮乏，许多临床医生、研究者、教育工作者以及患者家属亟需一本全面、权威且贴近实践的参考书籍。正是在这样的背景下，我们决定引进并翻译这本《ABC 神经发育障碍》专著，希望它能填补这一领域的空白，为中文读者提供宝贵的知识与指导。

本书的原作者团队由多位国际知名的神经发育障碍专家组成，包括穆尼布·哈伦、阿伊莎·库雷希、弗雷泽·斯科特等。他们在各自的领域深耕多年，既有扎实的理论基础，又有丰富的临床经验。书中内容涵盖了神经发育障碍的多个重要亚型，如注意缺陷多动障碍（ADHD）、孤独症谱系障碍、智力发育障碍、抽动障碍、发育性协调障碍以及特定学习障碍等。每一章节均从导论、评估诊断到治疗干预层层递进，既有对疾病本质的深入剖析，也有对实际操作的详细指导。这种结构化的安排使得本书不仅适合专业读者系统学习，也能为普通读者提供了清晰的参考路径。

作为译者，我们在翻译过程中深刻感受到本书的独特价值。首先，它的内容极为全面。从儿童到成人，从遗传基础到精神健康，从理论到实践，几乎涵盖了神经发育障碍的每一个关键维度。例如，书中不仅讨论了 ADHD 和孤独症在儿童期的表现与干预，还专门用两章内容探讨了这些疾病在成人期的延续与特殊考量，这一点在国内同类书籍中较为罕见。其次，本书的写作风格兼具学术性与可读性。作者们既严谨地引用了最新的研究成果，又通过案例和通俗的语言让复杂的医学概念变得易于理解。例如，在"日常生活中的神经多样性"一章中，作者以平实的笔触探讨了如何在社会中更好地理解和支持神经发育障碍患者，体现了科学与人文的融合。

值得一提的是，本书还特别关注了神经发育障碍患者的心理健康问题。第 25 至 29 章集中讨论了这一群体中常见的共病心理状况，如焦虑、抑郁等，并提供了评估与治疗的具体方法。这些内容对于临床工作者尤为重要，因为在实践中，神经发育障碍与心理健康问题常常交织，需要综合干预。此外，书中对多学科合作的强调也令人印象深刻。无论是诊断还是治疗，作者们都倡导团队协作，涵盖医学、心理学、教育学等多领域的视角，这与现代医学的发展趋势高度契合。

翻译本书的过程对我们来说既是一次学习，也是一次挑战。神经发育障碍领域的专业术语繁多，且许多概念在中文语境中尚无统一译法。为确保译文的准确性与流畅性，我们查阅了大量国内外文献，并与多位临床专家反复磋商。例如，"neurodiversity"一词在书中多次出现，我们最终将其译为"神经多样性"，既保留了原文的意涵，也符合中文的表达习惯。此外，书中涉及的评估工具和治疗方法均来自国际最新实践，我们在翻译时也特别注意了对其适用性和文化差异的说明，以便中文读者能够更好地理解和应用。

本书的出版离不开众多同仁的支持。在此，我们要特别感谢参与审校的各位专家，他们的专业意见让译文更加精准；同时也感谢出版社团队的辛勤付出，使得这本书能够以高质量的面貌与读者见面。我们相信，这本译著的出版将为国内神经发育障碍领域的研究和实践提供重要的参考，也为患者家庭带去更多的希望与帮助。

最后，我们希望读者在阅读本书时，不仅能获得专业知识，更能感受到作者团队对神经发育障碍患者的深切关怀。神经发育障碍虽然为患者带来了独特的挑战，但通过科学的干预和社会的支持，他们完全可以拥有丰富多彩的人生。正如书中所强调的，理解和接纳"神经多样性"是我们迈向包容性社会的重要一步。

愿这本书能成为一座桥梁，将科学与人文，连接理论与实践起来，让每一位关注神经发育障碍的读者与这个亟待更多理解的群体可以更好地沟通。

杨玉兰

2025 年 7 月 18 日

缩略语

3DI	发展、维度和诊断访谈量表	DCD	发育性协调障碍
ADHD	注意缺陷多动障碍	DEE	发育性癫痫性脑病
ADI-R	孤独症诊断访谈量表修订版	DISCO	社会交往与沟通障碍诊断访谈量表
ADL	日常生活活动		
ADOS	孤独症诊断观察量表	DRPLA	齿状核红核苍白球路易体萎缩症
AHC	儿童交替性偏瘫		
ARBD	酒精相关出生缺陷	DSM-5-TR	《精神疾病诊断与统计手册》第五版，修订版）
ARFID	回避性/限制性进食障碍		
ARND	酒精相关神经发育障碍	DSQIID	智力障碍者痴呆筛查问卷
ASD	孤独症谱系障碍	DVLA	驾驶员和车辆执照管理局
BACD	英国儿童残疾协会	ECG	心电图
BARD	双相及相关障碍	EDE-Q	进食障碍检查问卷
BAS3	英国能力量表第三版	EEG	脑电图
BDI	贝克抑郁量表	EHCP	教育、健康与关怀计划
BNF	英国国家处方集	ERP	暴露与反应预防
BOT-2	布鲁尼克斯-奥塞雷茨基运动熟练度测验第二版	EuPD	情绪不稳定型人格障碍
		FAS	胎儿酒精综合征
BRIEF	执行功能行为评定量表	FASD	胎儿酒精谱系障碍
CAMHS	儿童和青少年心理健康服务机构	FHM	家族性偏瘫型偏头痛
		FMD	功能性运动障碍
CBD	大麻二酚	FND	功能性神经障碍
CBiT	抽动综合行为干预治疗	FTLB	功能性抽动样行为
CBT	认知行为疗法	GARS-3	吉列姆孤独症评定量表（第三版）
CD	品行障碍		
CELF-5	语言基础临床评估第五版	GDD	全面发育迟缓
CGH	比较基因组杂交	GORT-5	格雷口语阅读测验第5版
ChOCI	儿童强迫症量表	GWAS	全基因组关联研究
CI	置信区间	HADS	医院焦虑抑郁量表
CNV	拷贝数变异	HCPC	健康与护理专业委员会
CSTS	皮质-纹状体-丘脑-皮质回路	HIV	人类免疫缺陷病毒
		HR	风险比
CTOPP-2	语音加工综合测验第二版	HRT	习惯逆转训练
DBS	脑深部电刺激	ICD	国际疾病分类
DBT	辩证行为疗法	ID	智力障碍

IDD	智力发育障碍	PNKD	阵发性非运动诱发性运动障碍
IQ	智商	PRS	多基因风险评分
LD	学习障碍	PUTS	抽动前驱冲动量表
MABC-2	儿童运动评估成套测验（第二版）	QbTest	定量行为测试
		RCADS	修订版儿童焦虑抑郁量表
MEP	运动诱发电位	RCT	随机对照试验
MMR	麻疹、腮腺炎和风疹	rTMS	重复经颅磁刺激
MRI	磁共振成像	SASC	专家评估标准委员会
MRR	死亡率比	SD	标准差
NBIA	神经退行性病变伴有脑铁沉积	SDQ	优势和困难问卷
NDD	神经发育障碍	SEN	特殊教育需求
ND-PAE	产前酒精暴露相关神经行为障碍	SENCO	特殊教育需求协调员
		SIGN	苏格兰校际指南网络
NICE	英国国家卫生与临床优化研究所	SLD	特定学习困难
		SNAP	斯旺森、诺兰和佩勒姆量表
NMS	抗精神病药恶性综合征	SNP	单核苷酸多态性
NSSI	非自杀性自伤行为	SNRI	选择性去甲肾上腺素再摄取抑制剂
OCD	强迫症		
OCI	强迫症量表	SpLD	特定学习障碍
ODD	对立违抗性障碍	SSRI	选择性 5- 羟色胺再摄取抑制剂
OR	比值比	STEEEP	安全、及时、有效、高效、公平、以患者为中心
PAE	产前酒精暴露		
PANDAS	链球菌感染相关小儿自身免疫性神经精神障碍	STOMP	停止对有学习障碍、孤独症或两者兼有者的过度用药
PANS	小儿急性发作神经精神综合征	STAMP	儿科治疗与合理用药支持
PANSS	阳性与阴性症状量表	SUD	物质使用障碍
PDA	病理性需求回避	SUDIC	儿童意外猝死
PDD-NOS	未特定的广泛性发育障碍	TBS	θ 波暴发刺激
PEACE	基于临床经验开发的饮食障碍与孤独症干预路径	tDCS	经颅直流电刺激
		THC	四氢大麻酚
PED	阵发性持续运动诱发性运动障碍	TMS	经颅磁刺激
		VOUS	意义未明的变异
PF	睑裂	WIAT	韦氏个人成就测验
pFAS	部分胎儿酒精综合征	WISC	韦氏儿童智力量表
PhAB	语音评估成套测验第二版	YARC	约克阅读能力评估
PKD	阵发性运动诱发性运动障碍	Y-BOCS	耶鲁 – 布朗强迫量表
PMD	阵发性运动障碍	YGTSS	耶鲁全球抽动严重程度量表

目 录

第1章

神经发育障碍概述

Munib Haroon

概述

- 神经发育障碍（NDD）是一种相对常见的疾病。
- 在大脑的发育过程中显现，因此具有儿童时期的典型特征。
- 可能会在个人、社会、学术或职业功能方面表现出生长发育模式的差异和改变。
- NDDs 包括孤独症、注意缺陷多动障碍（ADHD）、妥瑞氏症/抽动障碍、发育性协调障碍、智力发育障碍(智力障碍)和特定学习障碍。
- NDDs 通常同时发生在同一人身上。
- NDDs 与精神健康问题和其他身体状况有关。
- 根据上下文和不同的健康模型，NDDs 可被视为多样性/差异/偏离、困难、障碍或残疾。

一、什么是神经发育障碍?

神经发育障碍（NDD）（方框 1.1）出现于发育中的大脑，其特征通常从孩童时期就已存在（但可能在青春期或成年期以后才被引起注意）。它们可能在生长发育模式方面存在差异，或会导致个人、社会、学术或职业功能的改变。

根据个人及其情况的不同，NDD 可被视为自然的（神经的）多样性、差异、神经多样性和（或）障碍或残疾（方框 1.1）。这些病症背后通常有很强的遗传因素，这意味着它们可能在家族中聚集出现。此外，NDDs 似乎通常同时发生在同一个体身上。

二、分类方案

医疗保健领域的两个主要分类方案，即《国际疾病分类》（ICD）和《精神疾病诊断与统计手册》（DSM）（图 1.1），可用来界定哪些情况属于神经发育障碍。这两个分类方案都是国际公认的成熟的方案，在撰写本书时，已分别进行了第 11 次和第 5 次修订，并对后者进行了进一步的文本修订。虽然它们在某些情况下使用的术语仍略有不同，但多年来已趋于一致。这有助于确保使用一致的术语。这一点非常重要，因为术语的一致不仅有助于临床医生作出诊断，对研究人员、患者、护理人员和其他专业人士也有帮助。

表 1.1 列出了一些被归类为神经发育障碍的疾病；正如你所看到的，每种分类下的列表都非常相似。由于《精神障碍诊断与统计手册》（DSM）可能是使用最广泛的，也是大多数人所熟悉的方案，因此本书将使用 DSM 术语。

即使考虑到表 1.1 中为简化而刻意省略的若干病症，但是似乎仍有一些明显的遗漏。在 ICD-11 中，抽动障碍并不是主要病症，而是作为次要病症出现的。还有一些疾病可以说是属于神经发育障碍的，但却没有被列出来，如癫痫和精神分裂症。我们可以提出令人信服的论据来支持将这些病症列入清单中，尽管也有学者提出了明显的反驳论据来反对将这些病症列入清单——目前这些论据似乎在讨论中仍然占据着主导地位。

这说明分类方案多少有些武断。

还有一些神经发育性疾病，如阿斯伯格综合征（方框 1.2），却未被纳入现行分类体系。这一现象揭示了疾病分类体系处于动态变化中。以阿斯伯格综合征和"未特定的广泛性发育障碍"为例，现已被纳入更广义的"孤独症谱系障碍"范畴。这种分类演变主要基于以下考量：首先，越来越多的疾病被证实具有连续谱系特征，个体间仅存在症状表现的差异。传统诊断体系将孤独症与阿斯伯格综合征视为两种独立（尽管高度相似）的疾病，甚至导致临床鉴别诊断困境；而现代术语体系则将其视为广谱障碍的不同表现维度。

> **方框 1.1　一些定义**
>
> 本书中使用了许多不同的术语，如状况、失调、缺陷、神经多样性、神经发散和神经典型等，在此给出简要的定义。应注意，在本书之外，这些术语的用法可能有所不同。
>
> - 状况，病症：身体、心理健康的一般或特定状态（例如，"你是一名训练有素的运动员"与"你得的病称为湿疹"）。因此，在本书中，该词经常被用来表示与"常态"不同的情况，有时特指某种具体病症。
> - 障碍：影响身体或心理正常功能的一种状况或疾病。
> - 残疾：一种生理或心理状况，对从事正常日常活动的能力具有实质性和长期的负面影响。
> - 神经多样性：全人类普遍存在的思维、感知、学习和行为的变化（例如，"神经多样性是一种客观存在"，但不应表述为"我是神经多样性的"）。
> - 神经发散：在思维、感知、学习、行为方面与"正常"存在差异（如"我似乎有点神经发散"）。
> - 神经典型：有别于神经发散。符合社会所理解的"常规"的思维、感知、学习、行为类型，不符合被认定为神经多元者的认知特征。

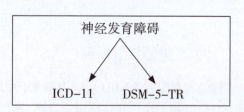

图 1.1　神经发育障碍的分类方案

表 1.1 ICD-11 和 DSM-5-TR 对神经发育障碍分类方案的比较（并非所有障碍都包括在内）

ICD-11 中的神经发育障碍	DSM-5-TR 中的神经发育障碍
智力发育障碍 孤独症谱系障碍 注意缺陷多动障碍（ADHD） 发育性运动协调障碍 发育性学习障碍	智力发育障碍（智力障碍） 孤独症谱系障碍 注意缺陷多动障碍（ADHD） 发育性协调障碍 特定学习障碍 抽动障碍，如妥瑞氏症

方框 1.2 约翰的案例

约翰是一名 25 岁的前律师。最初在 8 岁时去看儿科，原因可能是患有运动障碍，两年后被诊断出患有阿斯伯格综合征。刚上大学时，他就被诊断患有注意缺陷多动障碍（ADHD）。最近，他因患上严重焦虑症而离职，目前在剑桥的家中为法律专业的学生提供在线辅导。他一直都患有失眠症，并发现自己不按"上班时间"工作就会使他的睡眠状况变得更糟糕，所以他开始服用褪黑素来缓解这一症状。他想知道自己是否需要去看成年人孤独症方面的专家，将自己的阿斯伯格综合征诊断重新归类为孤独症。

显而易见的。人们不会出于好奇而去孤独症诊所。通常是因为他们遇到了某种困难，他们（或其照顾者、父母、伴侣）正在寻求对这些困难的解释和/或某种支持。但是，这些困难一定是与生俱来的吗？

正如我们在简安的案例（方框 1.3）中所看到的，虽然简安从小就有明显的行为差异，并被先后诊断为孤独症，但在她的生活发生一些变故（因为发生了她无法控制的事件）之前，她一直表现得非常好，而且一旦这些事情得到解决，她就又恢复了平静。

方框 1.3 简安的案例

简安是一名 12 岁女孩，学校对她患孤独症的情况很关心。在班上（和幼儿园里），她总被认为与其他人不同，有不寻常的兴趣爱好，不喜欢嘈杂的声音。但她的各科成绩在班上却都名列前茅。然而，在父母离异后，她开始出现问题。她和母亲及母亲的新伴侣一起生活，之后，她进入了一所新的学校，在那里遭到了严重的霸凌，包括在网上受到辱骂，这导致她经常缺课，随后身边的人担心她患上了焦虑症。在迟迟得不到帮助后，她搬去与父亲同住，并回到原来的学校，在那里她的状况有所改善。儿童和青少年心理健康服务机构（CAMHS）对她进行了诊治并治愈出院。孤独症小组在对她进行评估时，经过反复讨论，认为她符合诊断标准，并承诺如果将来有困难，可为她提供更多的支持。

三、医学模式和社会模式

本书标题中包含"障碍"一词，但是这个词对于有神经发育异常的人来说准确吗？

从临床角度来看，选择这个词的原因是

因此，如果简安在平静的环境中完全没有遇到变故，却将孤独症视为一种障碍或残疾，甚至视为一种医学疾病，这对她来说公平吗？这一论点可以概括为对于神经发散者来说，如果环境合适（无论是通过支持还是让他们独自不受阻碍地做事情），那么尽管差异依然存在，但这种障碍却会消失。

但这种观点是否具有普遍性呢？在德米安（方框1.4）的案例中，问题似乎更多地被归结于先天、生物学特征，而不是环境因素。改变一个人的环境（无论是感官刺激、人际环境，还是提供辅助设备）能在多大程度上完全改善他们的问题？某些生物变异是否总是会出问题？某些特征是否只有在特定的历史时期才会被认为是问题（方框1.5）？

> **方框1.4　德米安的案例**
>
> 德米安今年12岁，患有孤独症、注意缺陷多动障碍（ADHD）和妥瑞氏症。在学校，尽管教育心理学家对他的课堂教学进行了多次调整，但因其注意力难以集中，他在学习上一直非常吃力。直到9岁开始服用哌甲酯后，他的学习才开始有所进步，两年内英语成绩几乎要赶上来了。去年，他一直在与抽搐症作斗争。班上的朋友和父母都非常支持他，但他觉得这种反复抽搐让他非常难受，而且抽搐的频率越来越高，这让他感到沮丧。他的儿科医生正在考虑试用一种可能对其注意缺陷多动障碍（ADHD）和抽动症都有帮助的药物。

> **方框1.5　读写困难症**
>
> 约7%的英国人患有读写困难症。在过去的几个世纪里，人们对阅读的重视程度远远不够，这是否会造成什么问题？

单纯地从纯生物学角度看问题通常被称为是一种（残疾的）"医学模式"，而从非生物学角度看问题通常被称为是一种（残疾的）"社会模式"。虽然不同的模式可能受到不同群体的青睐，但有一种观点认为，每种模式在某些情况下可能都是有效的，但就其本身而言，它们并不能为我们应该如何看待这些问题提供一种完整的模式。

四、神经多样性

NDDs患者身上的一些差异也很明显地赋予了他们特殊的优势和技能。有许多众所周知的例子表明，患有这些疾病的人之所以取得成功，部分原因就在于他们的与众不同。也有可能在过去，或在其他生活方式中，这些条件会给那些具有这些差异的人带来其他好处，进而也潜在地为整个社会群体带来了积极的影响和新的可能性。

从这个意义上说，我们有可能开始考虑神经发散是否反映及在多大程度上反映了一种自然变异，即人类如何体验周围的世界并与之互动（以及这对人类的体验有何种益处）。这可以被称为神经多样性范式。

这并不是说，某些状态下的个体可能不需要额外的需求、支持，但这应该促使我们仔细思考"障碍"概念的有效性，尤其是当我们开始讨论某些状态是否需要"治愈"时。

神经多样性的概念也让我们思考用来描述这些状态的语言。他们是残疾、障碍、困难，还是仅仅是差异、多样性？很有可能，根据时间、地点和个人的不同，这些状况中的每一种都可以被视为其中之一或全部。

五、目标读者

本书的目标读者是临床医生，但其中的一些内容也会引起患者、护理人员和公众的兴趣。

大多数 NDDs 患者都是在遇到相关困难寻求诊断或支持时才会去看医生。因此，本书的重点偏向于医学模式。为了与大多数诊断框架保持一致，本书通篇使用了医学术语，例如，本书的书名就是《ABC 神经发育障碍》。但这并不是说可以忽视社会模式的重要性。无论是在家里、学校还是在工作中，临床医生都不能不考虑到一个人所处的环境可能会对他们产生的不利影响，而且必须记住，调整和改变所处的环境会对一个人的生命健康产生非常重要的影响。

NDDs 是所有临床医生都应了解的重要疾病，因为 NDDs 患者在所有人群中都相对常见。在社区儿科和精神科等特定类型的诊所中，NDDs 的比例较高，但除此之外，他们也和其他人一样，会得偏头痛和癌症，有时也需要做手术，分娩时也需要帮助。但是，大多数提供医疗保健服务的人及医疗保健系统的设计者本身并不是 NDDs。因此，对于大多数人来说，重要的是要思考如何调整医疗保健服务，以便为每个人提供公平的医疗保健服务。这首先要对本书中讨论的概念有更多的了解。了解 NDDs 的想法和感受也很重要，本书并没有忽视这一点。神经多样性的人在本书的写作、编辑和审阅过程中，也做出了一些贡献。

接下来……

本书介绍了一些最常见或最熟悉的神经发育障碍性疾病。本书还介绍了常见的共病性精神疾病，因为这些疾病经常在神经发育障碍性疾病患者中并发。经过慎重考虑，本书还加入了关于胎儿酒精谱系障碍（FASD）的独立章节。DSM-5-TR 尚未将 FASD 归类为神经发育障碍性疾病。但它与神经发散状态有许多共同之处，在未来的 DSM 中可能会将其归类为 NDDs 状态。越来越多的人认识到，这种疾病诊断不足，但可以预防，因此 FASD 完美诠释了环境在病因学中的关键作用。

希望通过本书，读者能够对神经多样性和神经发育障碍有一个大致的了解，并理解神经多样性患者在临床上的表现、评估和管理方法。每章末尾都提供了延伸阅读的材料，以便您更详细地探讨这些不断发展、兼具重要性与专业性的领域。

延伸阅读

American Psychiatric Association (2022). Diagnostic and Statistical Manual of Mental Disorders, 5e. Text Revision. Washington, DC: American Psychiatric Association Publishing.

Glatt, S.J., Faraone, S.V., and Tsuang, M.T. Is schizophrenia a neurodevelopmental disorder. In: Schizophrenia, 4e (ed. S.J. Glatt, S.V. Faraone, and M.T. Tsuang), ch. 9. Oxford: Oxford University Press.

Shankar, R., Perera, B., and Thomas, R.H. (2020). Epilepsy, an orphan within the neurodevelopmental family. Journal of Neurology, Neurosurgery and Psychiatry 91: 1245–1247.

World Health Organization. International Classification of Diseases 11thRevision.https://www.who.int/standards/classifications/classificationof–diseases

第 2 章

注意缺陷多动障碍概述及其表现

Munib Haroon

概述

- 注意缺陷多动障碍（ADHD）以 3 个核心表现为特征：注意力不集中、多动和冲动。
- ADHD 在儿童时期就已出现，但可能直到青春期或成年后才被诊断出来。
- 在英国，约 5% 的儿童和 3%~4% 的成年人患有 ADHD。
- ADHD 受遗传因素的影响很大，但也有一些环境风险因素，包括胎儿期暴露于香烟烟雾和酒精，低出生体重，早产，有头部受伤、脑膜炎、脑炎病史，以及暴露环境中含铅元素。
- ADHD 的特征有多种表现形式，而且会随着时间的推移而改变。
- 女性和女孩的表现可能不是很明显，与外化性特征相比，她们更倾向于内化性特征。

一、什么是注意缺陷多动障碍？

注意缺陷多动障碍（ADHD）是一种神经发育障碍，主要表现为注意力不集中、多动和冲动。

DSM-5-TR 确认了 ADHD 有 3 种主要类型（图 2.1），一种是以注意力不集中为主的类型，一种是以多动、冲动为主的类型，还有一种是混合型。ADHD 是一种慢性疾病（根据 DSM-5-TR 的标准，在做出诊断之前，症状应该至少持续 6 个月），且症状始于儿童时期（12 岁之前）。然而，在病情开始对日常生活造成困难后，诊断可能才会被推迟做出。这种疾病的性质和诊断标准之一是干扰两个或两个以上环境中的日常生活，如家庭和学校 / 大学，学校社团或工作场所。

二、历史

早在 18 世纪 70 年代，Weikard 的匿名著作中就已记载了符合 ADHD 临床特征的症状描述，其后 Alexander Crichton 于 1798 年也有相关的论述。George Still 报告的 43 例儿童病例系列具有划时代意义，这些病例表现出注意缺陷、活动过度等核心症状（以及其他非 ADHD 核心症状的表现）。该研究不仅记录了现代精神医学公认的发现——如显著的性别差异（男∶女）和学龄

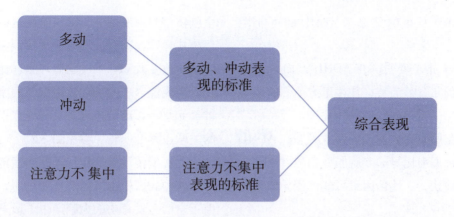

图 2.1 注意缺陷多动障碍（ADHD）可以表现为 3 种临床特征都明显存在的混合型，也可以表现为注意力不集中为主型或多动、冲动为主型。

期起病特点，更在将症状归因于"意志控制缺陷"及养育方式因素的同时，前瞻性地提出了该疾病的遗传易感性假说。二十世纪期间，ADHD 的病因学认知历经多次转变：从最初的"脑损伤""轻微脑损伤"到"不良养育方式"等归因，最终被确立为独立的行为综合征。当代研究进一步证实了其神经生物学基础，包括明确的遗传学机制及环境危险因素的交互作用。

三、流行病学

ADHD 在英国儿童中的患病率约为 5%。全球发病率的估计值存在显著差异，儿童和成年人的患病率为 0.1% ~ 10.2%。美国统计的患病率为 8% ~ 10%，全球总患病率估计约为 5%。在英国，3% ~ 4% 的成年人患有 ADHD。男女比例约为 3∶1。这一差异可能部分归因于临床表现的性别特征（方框 2.1）。在儿童时期被诊断患有 ADHD 的成年人中，约有 65% 的人仍然患有 ADHD。

方框 2.1　ADHD 临床表现的性别差异

ADHD 在男性与女性患者中呈现出不同的临床特征。女性患者（包括女童及成年女性）更多表现为内化性症状（如注意缺陷、焦虑、抑郁），而男性患者（包括男童及成年男性）则更多表现为外化性症状（如活动过度、冲动行为、品行障碍及物质滥用）。外化性行为因其表现更为显著，且不需要患者自身意识到问题存在或主动寻求帮助（这在儿童期尤为突出），故更容易被识别。此外，外化性行为在不同情境中往往具有更强的破坏性，因而更可能促使患者被转诊至专业机构。针对内化性症状的识别，采用自评量表可能具有一定临床价值。

四、病因学

随着时间的推移，ADHD 的遗传基础已变得越来越清晰。以下 3 种证据可以证明了这一结论：

- 患有 ADHD 儿童的父母比没有患

ADHD 儿童的父母患 ADHD 的可能性高 2 ~ 8 倍。

- 领养研究表明，在 ADHD 方面，被收养的儿童行为特征往往更像他们的亲生父母，而不是他们的养父母。
- 双胞胎研究表明，同卵双胞胎在 ADHD 特征方面比异卵双胞胎更相似。

目前认为，遗传因素可能占变异因素的 70% ~ 80%。

多项研究表明，ADHD 的部分原因可能是多种基因变异相互作用的结果，虽然这些单个变异产生的影响可能很小，而且可能很常见，但其总体影响是累积性的，如果在个体中充分累积，达到一定程度就会导致患 ADHD。不过，在某些情况下，如果没有其他遗传风险因素，罕见的单一变异也会导致患 ADHD。除此之外，研究还表明，ADHD 与双相情感障碍和品行障碍等疾病具有共同的遗传性。

大量研究者的注意力都集中在调节多巴胺和 5- 羟色胺转运的基因上，因为治疗 ADHD 的药物就是针对这些神经递质的。尽管如此，研究者们仍在不断努力，以探索导致 ADHD 的其他基因变异、相关生化和细胞学机制，以及它们与大脑不同区域的关系。迄今为止，通过神经影像学研究，目前已发现 ADHD 患者存在多项脑结构异常，包括：全脑体积与灰质减少、脑成熟延迟以及脑连接模式异常。其中大部分研究特别关注前额叶结构改变及额叶 – 纹状体环路连接异常。随着研究深入，ADHD 基因型与表型（包括神经元水平、脑结构水平及行为水平）之间的关联正逐渐明晰（参见图 2.2）。

除了遗传因素的作用外，非遗传因素在 ADHD 的病因中也发挥着重要作用，可能是由于它们对发育中的大脑产生了影响（方框 2.2）。这些因素包括围产因素，如低出生体重、母亲有吸烟和酗酒史。环境中铅暴露及创伤性脑损伤和脑膜炎、脑炎也可能是致病因素。

方框 2.2　ADHD 的非遗传风险因素

- 产前吸烟
- 产前饮酒
- 低出生体重
- 铅暴露
- 创伤性脑损伤
- 脑膜炎、脑炎

五、临床特征

方框 2.3 中的案例突出说明了 ADHD 的一些不同表现形式。

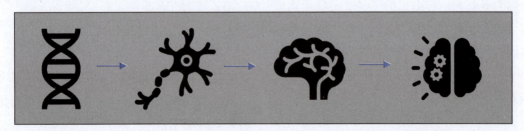

图 2.2　随着时间的推移，ADHD 患者的大脑、神经元和遗传基础越来越清晰

方框 2.3　汤米和珍娜的案例

汤米今年 5 岁。他妈妈记得他在子宫里就很好动，而且一学会走路就开始"像猴子一样到处攀爬"。他很容易发生意外，而且睡眠质量很差，经常晚上11 点以后才睡着，早上 6 点之前就醒了。他早上很难为上学做准备，从刷牙到吃完麦片，再到上楼换衣服，每一步都必须有人指导——这些指令经常要重复几遍，因为他似乎什么都没听进去，他总是在忙着做别的事情。

珍娜今年 9 岁。她的特殊教育需求协调员（SENCO）将她转交给学校，因为她在学校的成绩越来越差。她经常忘记做作业或忘记带作业，即使完成了作业，也经常是草草了事。不过，她是一个非常乖巧的女孩，经常坐在教室后面盯着窗外。她回家时常常丢三落四，如忘记带书本、围巾和手套回家，有时还穿着别人的外套。她现在才被推荐去看儿科医生，因为她的成长越来越落后于同龄人，她的父母也开始意识到她身上存在的问题。

（一）注意力不集中

集中注意力的能力会随着时间的推移而改变。通常，这种能力会随着年龄的增长而提高。蹒跚学步的儿童不会长时间专注于某项活动（也不要期望他们长时间专注于某项活动），因此很难将发育正常的"注意力不集中"儿童和患有 ADHD 的儿童区分开来。因此，英国的临床医生通常不愿意对 6 岁以下的儿童做出诊断。

然而，随着年龄的增长，问题会变得越来越明显。入学通常是一个转折点，当无法像其他学生一样在课堂上或其他有组织的活动中集中注意力时问题就会变得很明显。学生自己也可能意识到他们不能很好地集中注意力，并将此作为一个问题提出来。

随着年龄的增长，学生在家里和学校要完成的任务越来越多，难度也越来越大，这就要求他们的注意力越来越集中——这可能会导致注意力不集中的情况变得越来越明显。

注意力不集中会因年龄和环境的不同而表现出不同的方式，虽然它可能很明显，但往往会"被忽视"或被认为是其他的原因。有时，明显的注意力不集中可能有其他的原因，包括听力障碍、睡眠问题、失神发作、贫血、甲状腺问题或学习困难。虽然注意力不集中必须是普遍存在（应在不止一种环境中出现）才能被诊断为 ADHD，但也可能出现不同的情况。在非常繁忙或混乱的环境中，或者在高度结构化和程式化的环境中——无论是在家里还是在学校——这些问题可能被忽视。此外，与同龄人相比，患有 ADHD的儿童在自由玩耍时可能症状没有那么明显地表现出来。

随着大脑的发育成熟，注意力不集中的情况可能会有所改善，但它往往是三大主要功能障碍领域中影响最持久的一个。注意力不集中会对许多日常活动产生重大影响，导致工作和家庭生活中出现困难，进而可能引发财务困境和家庭问题。

方框 2.4 展示了注意力不集中的一些日常表现形式。

（二）多动和冲动

与多动和冲动密切相关的特征需要结合发育年龄来评估。一名典型的幼儿可能看起来有许多上述症状，但这完全是他们

方框 2.4　注意力不集中的特征

- 犯粗心的错误（如书写不准确）。
- 在做作业或玩游戏时注意力不集中（如阅读时走神）。
- 在谈话时心不在焉，如不听指示。
- 无法完成任务或需要很长时间才能完成任务。
- 组织困难（例如，杂乱无章或缺乏条理，不能正确完成一系列有序的任务）。
- 逃避困难的任务（不做作业、拖拉、开始做却半途而废）。
- 丢失物品（报告、衣服、包、电话）。
- 容易被人、声音、景象和思绪分散注意力。
- 忘记日常活动（做家务、赴约、打电话）。

方框 2.5　关于注意缺陷多动障碍（ADHD）

"当回首往事时，我意识到自己有许多 ADHD 的核心特征。最困难的是注意力不集中。在学校，当老师讲课时，我会做白日梦，因此要看看旁边的同学在做什么，才能明白老师布置的任务是什么，或者该怎么做。即使这样，我还是会神游天外，直到下课铃响才能回神。小学时，我的学习成绩总是很差。即便是和祖父散步回家时，虽然能意识到他在对我说话，但我总沉浸在自己的思绪中，直到被突然提问时才能回过神，却对谈话内容茫然无措。'粗心的孩子！粗心的孩子！'他总这样责备我。随着时间的推移，我的这些症状慢慢有了改善，因此学业也有所提高。尽管注意力不集中，但我总能专注于自己感兴趣的事情。我曾是一名教授，一旦能更好地集中注意力，就能在某些专业领域出类拔萃。"

这个年龄的典型表现。与此同时，患有 ADHD 的儿童的父母通常会认为他们的孩子从一开始就多动，有时甚至早在胎儿时期就多动了。多动也会随着时间的推移而改善，偶尔会完全消失，或仅表现为过度烦躁或坐立不安。即使多动的情况有所改善，冲动的问题可能在成年后仍然存在（方框 2.5）。

方框 2.6 展示了日常多动和冲动的一些主要表现形式。

（三）其他临床表现

ADHD 患者在情绪调节方面也有困难，可能会出现愤怒、不耐烦、沮丧和敌意等情绪。这可能与对立违抗性障碍和品行障碍等疾病有关，也可能与这些疾病重叠。此外，ADHD 还与自卑感有关，随着时间的推移，自卑感可能会演变成抑郁症。ADHD 患者通常会感到焦虑不安；当这种情况过

于严重时，可能是同时患有焦虑症的迹象之一。

显然，这些特征会对日常生活产生广泛影响，不仅会影响人际关系，还会影响学习和工作。正如上文所强调的，神经发育障碍通常不是孤立存在的，因此，ADHD 患者伴有抽搐症或孤独症特征也很常见。有时，这些其他病症可能更明显，从而导致 ADHD 更难被识别。

六、结论

注意缺陷多动障碍（ADHD）是一种慢性神经发育性疾病，通常在儿童期显现，但

方框 2.6　多动症和冲动行为的特征

多动症

- 坐立不安（拍打、扭动、拖着脚）。
- 坐不稳（如经常离开教室座位或离开办公桌）。
- 过度活动（如跑步、攀爬）或感到烦躁不安。
- 无法安静地进行活动。
- 不停地忙碌或感觉需要忙碌，如内心焦躁不安。
- 言语过多。

冲动行为

- 回答别人的问题或替别人把话说完，或者在谈话中无法等待轮到自己。
- 排队困难（如在学校排队或其他地方排队时）。
- 打断、干扰他人。
- 无法控制自己的行为，如冲向马路或撞人。

由于其核心及相关特征，可能长期延续至成年阶段并引发诸多困扰。因此，该病症可渗透至日常生活的绝大多数领域，包括家庭生活、教育、工作及休闲活动。由此可见，在早期阶段确诊该病症并着手进行干预管理具有充分的必要性。

延伸阅读

American Psychiatric Association (2022). Diagnostic and Statistical Manual of Mental Disorders, 5e. Text Revision. Washington, DC: American Psychiatric Association Pusblishing.

Barkley, R.A. (2018). Attention-Deficit Hyperactivity Disorder, 4e. New York: Guilford Press.

Faraone, S.V. and Larsson, H. (2019). Genetics of attention deficit hyperactivity

disorder. Molecular Psychiatry 24: 562–575.

Selikowitz, M. (2021). ADHD: The Facts. Oxford: Oxford University Press

Stibbe, T., Huang, J., Paucke, M. et al. (2020). Gender differences in adult ADHD: cognitive function assessed by the test of attentional performance. PLoS One 15 (10): e0240810. https://doi.org/10.1371/journal.pone.0240810.

第 3 章

注意缺陷多动障碍儿童和青少年的评估与诊断

Ayesha Qureshi

概述

- 注意缺陷多动障碍（ADHD）的诊断取决于是否有明确的病史和全面的检查。
- 在不止一个环境或活动区域中获取有关症状、体征、表现的信息至关重要。
- 重要的是，不要忽视儿童的意见。
- 评估应包括儿童的意见、想法、感受。
- 常规生物医学检测没有任何作用。
- 诊断需要在进行全面的临床和社会心理评估后，根据 DSM/ICD 标准进行评估。

一、转诊疑似 ADHD 患者

在英国，ADHD 的评估与诊断由二级医疗机构的专科医生（社区儿科医生或儿童青少年精神科医生）负责实施。将患者转诊至二级医疗机构的转介来源包括学校 / 教育心理学工作者、社会服务人员及其他医生 / 医疗专业人员，其中学校转诊通常由特殊教育需求协调员（SENCO）发起。全科医生有时可能作为转诊中介，但并非必然（见图 3.1）。

在转诊到二级医疗机构之前，需要全面评估患儿症状的泛化程度。全科医生可能会建议在转诊前观察 10 周，并希望从学校那里获得一份关于儿童的报告。

转介人需要考虑的要点包括这些问题存在多久了？具体的困难是什么？对儿童的家庭和学校生活有什么影响？是否已采取任何措施，如家长、学校的行为支持？这些策略对儿童的表现有何影响？

在转诊过程中实施多学科协作模式具有重要价值，可同步将患儿家庭转介至当地家长培训项目或家庭支持服务。向家长传达这一信息的方式对其参与度具有决定性影响。例如，若告知家长"我们将为您安排家长培训课程"，可能使其产生被负面评判和剥夺自主权之感。正确的做法应是与家庭展开开放性讨论，介绍针对 ADHD 的特异性支持资源（如 ADHD 家长行为训练课程），并说明这些资源如何提供有效信息和应对策略以处理压力情境。以共情态度倾听照料者诉说的困难，对其后续与医疗服务的配合至关重要。增强照料者的自我效能感，最终将惠及患儿的治疗获益。

在 ADHD 诊疗流程初期建立合理预期对所有相关方都具有重要意义。专科诊疗

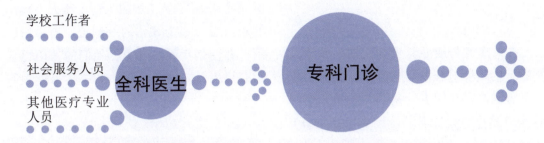

图 3.1 转诊至专科门诊通常需通过全科医生，其既可作为直接转诊者，亦可担任转介桥梁。转诊申请可能源自学校/社会服务机构或其他医疗专业人员。

中心通常不会对 5～6 岁以下儿童进行评估，因为必须结合儿童发育阶段特点，才能准确区分正常活动水平与异常多动表现。

部分家庭可能处于不利环境或面临复杂社会处境——这些因素会显著影响症状表现。例如，居住在过度拥挤的住所、缺乏安全的户外活动空间，或面临育儿能力透支（如需要同时照料多名幼儿却缺乏支持）等情况，都可能加剧症状表现。此类处境往往促使家庭更早接触基层医疗，要求转诊进行评估。

值得注意的是，近年来越来越多家长自身被评估并确诊 ADHD。当他们在子女身上观察到相似症状时，这往往成为其向基层医疗寻求子女转诊评估的另一动因。

转诊通常由专业的医疗服务机构进行分流，以确保符合适当的标准。重要的是，在初次转诊时应尽可能多地提供相关信息。大多数服务机构都有转诊表格，可以指导转诊患者提供所需的信息。高质量的转诊可以帮助减少可能出现的退回情况。此外，有情绪、行为障碍的转诊者如无证据证明患有 ADHD，则应考虑通过其他不同的途径获得支持，例如当地的家庭支持机构，而不是 ADHD 专科门诊。如果评估认为 ADHD 并非当前主要问题，可能会被转介到其他合适的服务机构。

二、专科门诊会发生什么？

各专科门诊的团队配置各不相同。团队成员可能包括 ADHD 的专科护士、心理学家、儿科医生和精神科医生。在某些中心，团队可能更多由医疗专业人员为主导。

在 ADHD 的评估过程中，跨领域信息整合（如来自学校和家长的多方资料）始终至关重要。患者进入诊疗系统后，标准流程包括采集完整临床病史和开展全面的社会心理评估。这需要详细调查患者在不同生活场景中的行为表现和症状特征，并完成完整的发育史采集。

筛查量表可能在转诊时或首次评估后要求填写，通常需要在两个不同领域（其中第二个领域一般为教育环境）完成评估。常用工具包括康纳斯（Conners）量表、范德比尔特（Vanderbilt）筛查量表等，也可能要求完成优势与困难问卷（SDQ）。

部分专科门诊可提供心理测量学评估或定量行为测试（QbTest）。QbTest 是一种直接面向患者的计算机化测试，可量化评估 ADHD 核心症状。测试结果经分析后生成报告，将患者表现与同年龄、同性别的非 ADHD 对照组进行比对分析。

三、病史

在采集父母或照料者病史时，营造适宜的评估环境对获取完整临床资料至关重要。若征得家长同意，邀请熟悉患儿情况的教师或特殊教育需求协调员（SENCO）共同参与评估，往往能提供重要补充信息。病史采集有助于鉴别当前困难是否符合ADHD特征，需注意ADHD常与其他疾病共病。神经发育障碍之间症状存在大量重叠，明确首要诊断困难虽具临床价值，但实际操作颇具挑战性。例如，对孤独症谱系患儿而言，需仔细辨别其过度活动究竟源于感觉信息处理异常，还是本质性的多动症状。

完善的社会心理/发育史采集是诊断基础，其中创伤事件/不良童年经历（ACEs）是病史采集的重点内容。这对于曾接受儿童保护干预的家庭或处于政府监护的儿童尤为重要。需特别注意的是，神经发育性创伤可能表现出与ADHD相似的症状谱。在此类临床表现中，患者可能伴有显著焦虑或对立特征。虽然这类病史并不直接排除ADHD的诊断可能，但具有重要的预后评估价值。这些信息将为临床医生提供关键参考，帮助其就诊断和治疗方案进行更符合实际的临床沟通——因为此类共病情况可能导致治疗效果相对有限。

应详细询问既往病史和家族史的多个方面。这包括一级亲属中是否有先天性或儿童期获得性心脏病患者，或是否有心律失常病史，以及是否有儿童期意外猝死（SUDIC）等情况。如果有此类病史的儿童随后被诊断为ADHD，则应在开始用药前先进行心电图（ECG）检查。

重要的是，不要只关注父母或照护者

所说的话。如果儿童的年龄足够大，他们的观点也应成为评估的一部分。通常情况下，即使是年幼的儿童，他们的言语也会很有启发性。有时，他们的描述可能很有见地：

> - 我的脑子转得太快，无法把它写到纸上。
> - 我脑子里一团乱麻，感觉就像电脑屏幕之间快速切换一样。
> - 老师告诉我一些东西，我觉得我懂了，但我还是做不出来，我不知道为什么。
> - 有时我只能理解开头部分就卡住了，但我又不想问，因为那样会显得自己很蠢。

建议可让父母/照料者后续补充提供某些因敏感性不便当场讨论的相关书面资料。这种做法能有效避免儿童/青少年产生被负面评价的感受，防止其被简单归结为一连串问题行为的集合体。

四、检查

除了进行身体检查外，花时间观察儿童和青少年的行为同样至关重要，这一过程应始于他们在候诊室被温馨迎接的那一刻。关注儿童如何与周围环境、医疗人员及他们的父母进行互动，这些观察结果能够为我们提供极为宝贵的信息。

在评估过程中，必须充分考虑既有的共病诊断（如孤独症谱系障碍），并据此做出必要的临床评估调整。例如，需特别关注可能存在的显著社交焦虑或沟通障碍等共病症状。

有些儿童坐不住：他们会攀爬、奔跑

方框 3.1 ADHD 疑似患儿的临床检查要点

- 一般体格检查及生长发育营养参数评估
- 发育里程碑情况
- 注意缺陷、冲动行为及多动症状表现
- 共患疾病及其他鉴别诊断（包括头部外伤史）
- 神经皮肤综合征体征
- 神经纤维瘤病或结节性硬化症的皮肤特征（需配合伍德灯检查）
- 非易伤部位的多发性瘀青（可能提示过度活动）
- 虐待/忽视/受虐体征
- 胎儿酒精谱系障碍特征
- 自伤行为迹象
- 先天性畸形及特殊面容特征（包括小头/巨头畸形）
- 神经系统阳性体征
- 心血管系统检查（排查异常体征）
- 抽动症状
- 遗传综合征筛查（如普拉德－威利综合征/脆性 X 综合征/迪乔治综合征）

在房间里跳来跳去，经常打断别人说话，冲动控制能力差，那么在灵活应变的同时，把安全放在第一位是非常重要的。

应进行全面的身体检查，并牢记方框 3.1 中的要点。

有时，一次检查无法完成全面的评估。初步评估还可能需要考虑转诊，例如转诊至遗传学家、心脏病学家或内分泌学家。临床医生应注意一些鉴别诊断和共病情况，这些情况可能会促使进一步的评估或转诊（方框 3.2）。

方框 3.2 儿童 ADHD 鉴别诊断和共病情况评估

神经发育、精神健康或行为障碍

- 孤独症谱系障碍
- 智力障碍
- 全面性发育迟缓
- 创伤性脑损伤
- 发育性协调障碍
- 品行障碍
- 对立违抗性障碍
- 精神病性障碍
- 心境障碍
- 焦虑症
- 依恋障碍
- 强迫症
- 胎儿酒精谱系障碍
- 遗传性疾病（如克氏综合征、马方综合征、脆性 X 染色体综合征、普拉德－威利综合征）
- 滥用药物

其他相关情况
- 听力障碍
- 严重视觉障碍
- 虐待与忽视

和触摸房间里所有能触摸到的东西。他们对玩具的兴趣可能迅速转移，难以持久；而对于年龄稍长的儿童，则可能表现出明显的注意力分散，难以长时间专注。另外，家长可能会认为儿童表现得异常乖巧，但这并非他们真实个性的全面展现。值得注意的是，在 ADHD 临床评估中，不能仅凭患儿在新奇（且可能具有趣味性）环境中表现出的短暂的静坐和专注能力，就排除 ADHD 的诊断可能性。

如果儿童有明显的多动、冲动症状，

五、相关医学检查

医学检查不应常规进行，而应根据个体情况进行考量。如果一级亲属有心脏异常病史或有儿童意外猝死综合征（SUDIC），则可能需要进行心电图（ECG）检查。根据是否存在畸形、神经皮肤病变、先天性异常或智力障碍，可能还需要进行其他检查。

临床病史可能会提示进行一些其他检查。例如，如果担心孩子经常发呆／走神，且在被唤回注意力时仍不专注，可能需要在诊所进行过度换气试验和脑电图（EEG）检查，以排除失神发作。应考虑进行听力评估，以排除因听力障碍导致的注意力不集中。

六、诊断

ADHD 的诊断只能由专门的精神科医生、儿科医生或其他在 ADHD 诊断方面接受过培训并具备相关专业知识的合格医疗专业人员作出。这需要对患者进行全面的临床和社会心理评估。此评估应当广泛覆盖患者在日常生活中的各个领域及不同环境下的行为表现与症状，同时深入探究其完整的成长发育史及精神病史，观察者报告（如临床评估前收集的报告），以及对患者精神状态的评估和全面的身体检查（图 3.2）。

在评估过程中，我们应避免仅将评定量表或单纯的观察数据作为唯一依据。不过，康纳斯（Conners）评分量表和优势与困难问卷调查（SDQ）等评定量表确实是有价值的辅助工具，当对症状存在疑问时，结合实际情况的观察（尤其是在学校环境中的观察）也具有参考意义。可通过儿童

ADHD 评估系统进行评估。评估应基于现行的 DSM-5-TR（或 ICD-11）诊断标准来考虑儿童是否患有 ADHD（表现为多动、冲动和／或注意力不集中等症状）。

需要重点考察的主要临床特征包括：

- 存在符合注意缺陷型、多动／冲动型或混合型的多项症状特征，且这些症状必须于 12 岁前即已出现。
- 基于临床访谈和／或直接观察，症状需导致至少中等程度的心理社会功能和／或教育／职业功能损害。症状应具有跨情境性，存在于两个或以上重要场景（如家庭、学校、工作或其他社交环境）。
- 诊断过程必须包含对儿童以下方面的系统评估：个体需求、共病情况、社会-家庭-教育背景及躯体健康状况。同时应对父母或主要照料者的心理健康状况进行必要评估。
- ADHD 诊断需考虑全年龄段的可能性，症状标准应根据不同年龄阶段的行为特征进行适应性调整。
- 在评估 ADHD 症状所致功能损害的临床意义时，应尽可能纳入儿童及青少年本人的主观体验。

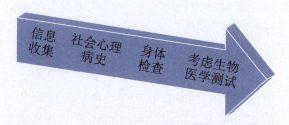

图 3.2　ADHD 的评估与诊断包含多个步骤，始于临床评估前的初步信息收集。

七、诊断咨询

儿童成长过程是诊断咨询中非常重要的一部分，需要对已经讨论过的所有过程进行概述。这一过程应以协作的态度进行，确保将诊断结果以既敏感又详尽的方式，不仅传达给照护者、父母或家人，也尽可能地直接告知儿童本人（若情况允许）。

务必讨论该病症的具体情况以及任何共病情况。这有助于避免对诊断结果以及任何管理或治疗措施的实际效果产生误解。评估过程结束后会准备一份完整的报告。诊断结果会与家属、他们的全科医生以及任何教育机构（需获得同意）分享。如果未得出诊断结果，则需要公开讨论诊断结果并酌情分享相关信息。应引导家属获取合适的资源以获取更多信息。

延伸阅读

National Institute for Health and Care Excellence (2018). Attention deficit hyperactivity disorder: diagnosis and management. NICE guideline [NG87]. www.nice.org.uk/guidance/ng87/resources/attention–deficit–hyperactivitydisorder–diagnosis–and–management–pdf–1837699732933

第 4 章

注意缺陷多动障碍儿童和青少年的治疗与结果

Munib Haroon

概述

- 保持良好的生活方式，包括适当的睡眠卫生、良好的营养和锻炼。
- 这些对于治疗注意缺陷多动障碍（ADHD）非常重要。
- 环境改善及行为干预和计划是管理 ADHD 的重要组成部分。
- 在对环境进行改善和评估后，如果症状在至少一个领域造成持续又重大的损害，那么药物治疗就非常重要。
- 应在进行适当评估并与儿童和青少年及照护者讨论后再开始用药。
- 用药应遵循《国家处方指南》和相关指南。

注意缺陷多动障碍（ADHD）的治疗管理需综合考虑多重因素，包括患儿/青少年的年龄、症状严重程度以及共病或其他基础疾病的存在情况。虽然好的治疗建议本身无需成本，但实际获取却非易事。所有患者及家属都应获得关于疾病本质及其对个体和家庭影响的专业指导，具体包括：建立积极互动模式、保持行为干预一致性以及结构化生活常规的重要性等核心建议。

睡眠模式优化指导、充足运动（方框4.1）及科学营养管理等基础干预措施不容忽视，若忽视这些因素可能导致其他治疗方式效果欠佳。所有 ADHD 患者都应获得行为干预机会，包括父母培训项目或其他团体形式的行为训练。认知行为疗法（CBT）可作为药物治疗的有效辅助手段，特别有助于改善社会交往技能、问题解决能力、自我控制力、主动倾听技巧及情绪管理能力。

环境改善是需要重点考虑的因素。在家里，这可能包括有助于睡眠的改造措施（比如减少外界噪声、使用遮光窗帘，或者限制使用平板电脑和其他电子设备的时间），或者是一些通用的、与学校所采取的措施类似（不过是根据家庭环境进行了调整）的其他措施。

在学校环境中，针对注意缺陷多动障碍（ADHD）学生的调整措施可呈现多种形式，如方框 4.2 所示。为减轻感觉超载现象，需要细致考量教室的照明设置、减少桌面与墙面上的分散物，甚至鼓励学生使用耳机来集中注意力。座位安排方面，可采取让学生靠近老师就座、远离易分心的同伴，或提供私人学习空间等措施。此外，利用计时器、可视化时间表及日记等工具也能有效辅助学习管理。尤为关键的是，要考虑如何给患有 ADHD 的学生提供指令，包括指令的长度和复杂程度，以及是否可以用书面指令来补充听觉指令。适时安排课堂间歇、配置助教和增加一对一指导时间都会有所帮助。

学校实施此类适应性调整可采取多种方式。从干预原则而言，该过程需遵循标准化流程：首先评估支持需求，随后实施干预方案，继而测量干预效果并评估其充分性，最终根据需求及时启动下一轮干预循环。

一、药物治疗

在英国，6 岁以下儿童不允许使用治疗 ADHD 的药物。如果使用药物治疗，往往是针对中度到重度的 ADHD，即在经过调整治疗后，症状在至少一个生活领域（如家庭或学校）造成持续和严重的问题。在英国，药物治疗由专科医生——通常是社区儿科医生或精神科医生——发起和监督，并与初级保健机构达成联合照护机制，以确保药物的监测和持续的处方管理。

注意缺陷多动障碍（ADHD）的药物治疗方案可选用哌甲酯等兴奋剂类药物（图4.1）。所有药物都有副作用，处方者和"使用者"都应了解其副作用。因此，处方应由临床医生、患者和照护者三方权衡利弊共同决策（如适当），并应考虑到学校或教育机构提供的信息。家长和照护者应该有充分的知情选择机会，药物信息小册子还可以作为有用的辅助手段。

一个至关重要的环节是细致评估患者是否存在任何潜在的禁忌证，并据此考量是否有必要安排进一步的诊断检查。英国

方框 4.1 运动干预对 ADHD 的临床效益

"当我在大学开始跑步时，我的生活发生了翻天覆地的变化。突然之间，我就能集中注意力了，这是以前从未有过的。这种效果并不是一直持续的，也许只有半天时间（有时更长），但这是非常重要的。我的体重也减轻了很多，感觉更健康了，这对我的自尊心很有帮助。我睡得更好了，一直萦绕在我心头的焦虑在我穿上运动鞋去跑步的那些日子里突然消失了。"

方框 4.2　针对 ADHD 学生的学校环境调整方案

- 降低感觉超负荷 / 减少环境干扰因素
- 优化学生与教师的相对位置、配置平衡坐垫（wobble cushions）
- 审慎安排邻座同伴
- 使用计时器
- 设置可视化课程表
- 调控指令的长度与复杂度
- 提供暂停卡（timeout cards）及休息机会
- 配备助教或增加一对一指导时间

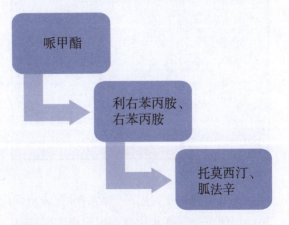

图 4.1　针对 ADHD 的药物治疗应遵循阶梯式递进原则，严格按照所在国诊疗规范实施（在英国需遵循 NICE 指南）。

国家卫生与临床优化研究所（NICE）的指南中明确指出，在启动药物治疗流程之前，特定情况下（方框4.3）应将患者转诊给心脏病专家进行专业评估。

在用药之前还应该进行基线监测。这应包括对心理健康状况的评估，考虑是否存在其他神经发育障碍以及这些障碍所产生的影响，同时也要处理教育或就业问题以及安全保障问题。还应进行身体健康指标的测量，重点关注是否存在可能的用药禁忌，测量内容包括身高、体重和血压（一般还需进行心血管检查）。

> **方框 4.3 NICE 指南关于 ADHD 患者开始药物治疗前应转诊至心脏科医生的建议**
>
> 存在以下任一情况时，应转诊至心脏科医生进行进一步心脏评估：
> - 先天性心脏病或心脏手术史
> - 一级亲属中 40 岁前猝死（疑因心脏疾病）
> - 活动时呼吸困难（较同龄人显著）
> - 运动、惊吓或噪声诱发的晕厥
> - 突发突止、快速且规律的心悸
> - 疑似心源性胸痛
> - 心脏杂音
> - 心力衰竭体征
>
> 若血压持续高于同年龄、同身高人群的第 95 百分位，应转诊给高血压专科医生。

应从小剂量开始用药，然后慢慢调整剂量，以便在控制症状和减少副作用之间取得最佳平衡。这需要规范的持续监测（方框4.4）。为家长、照护者和老师提供书面治疗计划将有助于治疗管理。

对于大多数患者来说，首先尝试使用的药物是哌甲酯。通常在以下情况下会决定换用其他的替代药物：一是该药物似乎无法充分控制症状（例如，开始用药并试用6周后）；二是药物的副作用被认为难以忍受。此外，如果某种药物存在禁忌情况，也可能会使用二线药物。

> **方框 4.4 （英国）NICE 关于药物监测的指导建议**
> - 身高：每 6 个月监测一次。
> - 体重：10 岁及以下患者每 3 个月监测一次。
> - 体重（10 岁以上患者）：起始用药后第 3 个月和第 6 个月各监测一次，之后每 6 个月监测一次。
> - 血压与脉搏：每次剂量调整后监测，之后每 6 个月监测一次。
> - 用药评估：至少每年进行一次。
> - 专科医生 / 受训专业人员评估内容：用药依从性、ADHD 症状表现、药物不良反应及疗效评估。

有时，为了减少一种药物的副作用，可能会同时使用两种不同的药物，目的是在某种药物本身疗效良好，但还需要进一步控制症状的情况下，减少该药物的副作用。

（一）哌甲酯

哌甲酯是一种兴奋剂和管制药物，通常作为首选治疗方案。哌甲酯有短效型和缓释型两种不同的剂型。越来越多的患者从一开始就选择使用缓释型，因为它更方便；不过，短效型也可以作为一种有用的辅助剂型。

哌甲酯通常在早上服用，但也可能需要在午餐、放学后或傍晚时服用追加剂量。

兴奋剂有几种副作用，从常见到罕见，从轻微到严重，不一而足；不过，药物的耐受性一般都很好。据报道，最常见的副作用是情绪不稳定，通常1周左右就会平复下来，但需要持续监测血压和脉搏（通常会轻度升高）及食欲抑制（从而影响生长）。兴奋剂，尤其是持续时间较长的兴奋剂，可能会影响睡眠，不过对于特别好动的患者来说，其可能有助于获得一个较为平静的环境。有其他神经发育障碍性疾病的患者对兴奋剂的影响尤为敏感。

值得注意的是，虽然儿童版《英国国家处方集》（BNF）为4～6岁儿童的处方提供了指导，但在英国，哌甲酯未被许可用于6岁以下儿童。

（二）利右苯丙胺

该种药物是另一种中枢神经系统兴奋剂，属于管制药物，通常作为二线药物使用。它的副作用与哌甲酯相似，但在某些患者身上似乎能产生更好的全天候疗效。

（三）托莫西汀

托莫西汀是一种非刺激性的选择性去甲肾上腺素再摄取抑制剂（SNRI），如果前两种药物不起作用，通常会使用托莫西汀。该药既往被认为对共患抽动症状的患儿具有应用价值，但需注意：虽不会加重抽动症状，亦无显著治疗作用。与哌甲酯相比，它对食欲的抑制作用较小。虽然托莫西汀的副作用与哌甲酯相似，但并不完全相同，患者和护理人员应该了解并知道需要注意的两个潜在风险（尽管很少见），即自杀倾向及肝功能损害和衰竭的风险。

（四）胍法辛

在其他药物无法有效减轻症状或副作用难以忍受的情况下，胍法辛可能会很有用。胍法辛尤其适用于药物导致食欲抑制，以及患者同时伴有抽动症状时，因为其已被证明能有效治疗抽动症。

（五）替代药物

包括可乐定和非典型抗精神病药物，但NICE建议征询第二诊疗意见或转诊至三级医疗机构。

二、结论

越来越多的人认识到，ADHD可能会持续到成年，65%被诊断患有ADHD的人在成年后仍有症状（包括部分缓解的症状）。有证据表明，接受治疗的儿童可能会比未接受治疗的儿童获得更好的预后，尽管这些儿童仍与未患有ADHD的健康人存在差异。

延伸阅读

Arnold, L.E., Hodgkins, P., Kahle, K. et al. (2020). Long term outcomes of ADHD: academic achievement and performance. Journal of Attention Disorders 24 (1): 73–85.

Barkley, R.A. (2015). Attention-Deficit Hyperactivity Disorder, 4e. New York: Guilford Press.

Keilow, M., Holm, A., and Fallesen, P. Medical treatment of attention deficit/hyperactivity disorder (ADHD) and children's academic performance. PLoS One 13 (11): e0207905. doi: 10.1371/journal.pone.0207905.

National Institute for Health and Care Excellence (2018). Attention deficit hyperactivity disorder: diagnosis and management. NICE guideline [NG87]. www.nice.org.uk/guidance/ng87/resources/attention-deficit-hyperactivity-disorderdiagnosis-and-management-pdf-1837699732933

Shaw, M., Hodgkins, P., Caci, H. et al. (2012). A systematic review and analysis of long-term outcomes in attention deficit hyperactivity disorder: effects of treatment and non-treatment. BMC Medicine 10: 99.

第 5 章

注意缺陷多动障碍：
成年人注意事项

Munib Haroon

概述

- ADHD 是一种神经发育障碍，常持续至成年期，但部分患者可能直至 18 岁后才被确诊。
- 成人 ADHD 评估应采用整体性方法，包括完整的临床心理社会评估、发育史及知情者报告。
- 诊断需严格符合 ICD-11 或 DSM-5-TR 诊断标准。
- 成人期 ADHD 与多领域功能损害相关，表现为教育成就、职业发展、社会功能及身心健康等方面的不良预后。
- 研究证实，ADHD 成人患者全因死亡率显著增高，尤其非自然死亡风险（如自杀与意外伤害）明显增加。

一、主要特征

成年人注意缺陷多动障碍（ADHD）可能源于儿童期确诊病例的延续，但这种疾病或其症状往往会持续到成年，有时部分特征患者可能至 18 岁以后才会引起临床关注，或部分患者可能直至成年期才被考虑诊断为 ADHD。

二、成年期过渡阶段的临床特征

（一）向成年期过渡

一种可能的情况是，已知患有注意缺陷多动障碍 ADHD 的年轻人不再需要药物治疗（或自主决定不需要药物治疗），但其核心症状和相关特征仍然存在。由于无需定期进行用药随访，他们难以获得专业医疗支持（仅能依赖患者互助组织），这些 ADHD 患者最终陷入"被动应对"的不良生存状态。

对于需要持续接受监管至成年期的年轻成人 ADHD 患者（因其仍需依赖药物治疗），建立完善的过渡期医疗衔接机制至关重要，以确保其从儿科患者到成人患者的成长过程尽可能顺利。这需要早期规划、各相关方的充分沟通以及规范的病历记录体系。

（二）成年人 ADHD 的特征

成年后，注意力不集中、易冲动和一

定程度的烦躁不安仍是这种疾病的特征。这可能会导致很多方面的困难，如完成任务、对是否开始任务而犹豫不决、失去阅读兴趣、不耐烦、难以放松、组织能力有问题、语言冲动、草率决定和记忆力差（方框 5.1）。此外，许多患有 ADHD 的儿童自尊心较差，这种情况可能会持续到成年，情绪和焦虑问题也是如此。心理健康问题很常见。同样，童年时期学习困难的影响也会累积起来，导致成年后学习效果不佳。对刺激的需求可能会导致成年患者参与高风险活动，其中一些活动可能会上瘾，如滥用药物（有时被视为一种自我治疗）和赌博。因此，该病症的不同方面会对人际关系、继续教育、就业和日常生活产生影响。

患有 ADHD 并不妨碍驾驶，但如果症状或药物对驾驶有影响，那么在英国，则需要告知给驾驶员和车辆执照管理局（Driver and Vehicle Licensing Agency，DVLA）。

三、成年人 ADHD 评估

临床当前越来越常见的情况是，既往未确诊的成年人主动寻求 ADHD 评估。在这种情况下，评估原则与儿童评估类似。没有特异性诊断检测方法，诊断依赖于详细的病史和使用心理测试的临床检查。

根据定义，ADHD 是一种神经发育障碍，因此确诊必须满足：患者童年期（特别强调 12 岁前）已存在 ADHD 相关功能损害；现有症状无法用其他精神障碍更好地解释；其症状导致中度/重度心理社会功能损害（包括社会适应、教育或职业功能）。但是，上述条件存在的问题是：离校后患者往往难以提供学业记录证明和可靠的童年期见证人（如父母等）；自我回忆资料虽然具有重要参考价值但存在局限性。

方框 5.1 成年人 ADHD 管理

"还记得小时候坐在教室里，我不会做心算，因为我无法在短时记忆中把两个数字记得足够久来进行减法运算，而且经常整节课都走神，直到大家合上课本准备下节课时才回过神来。随着时间的推移，这个问题的严重性已经大为减轻，我也接受了研究生水平的教育，但我身上仍然有几个与 ADHD 相关的问题。我经常不耐烦，有时几乎到了焦躁不安的地步，很难坐下来放松。我很难与人交谈；经常打断别人的话来表达我的观点，部分原因是冲动，但主要原因是想在我忘记要说什么之前说出自己的观点。虽然我在学习上能力很强（能够消化大量逻辑有序的信息），但我发现自己在阅读时会走神，而且经常不得不把同一段话读两三遍。除非集中精力，否则我经常把东西放错地方或弄丢。我是一名严重的拖延症患者。作为成年人，我没有服用过治疗 ADHD 的药物，有时我在想这些药物是否真的有用。目前，我主要依靠运动、喝咖啡、记日记、列大量的清单，还有我的家人的鼓励和支持来控制症状。

评估还需要排除鉴别诊断并考虑相关共病。这包括儿童时期可能遇到的疾病，如孤独症，但也包括儿童罕见的疾病如双相情感障碍、精神分裂症谱系及精神病和人格障碍。

与儿童一样，重要的是要意识到 ADHD 在特定群体中的发病率会增加，而在女性和某些种族群体中却存在诊断不足的情况。

评估应是全面的，包括完整的临床、社会心理评估和发育史，以及知情者报告。当一个人符合 ICD-11 或 DSM-5-TR 标准时，就可作出诊断。

四、治疗

新确诊后，应与患者就诊断意义进行结构化讨论，制定治疗计划并与相关专业人员（如其他医疗提供者和教育机构）沟通会有所帮助。应鼓励患者选择良好的生活方式（饮食、睡眠、锻炼、避免滥用成瘾药物），并调整家庭、工作场所以及大学的环境。

（一）药物治疗

当成年患者在环境调整实施并评估后，仍在一个或多个生活领域（如家庭或工作）存在显著且持续的问题时，可提供药物治疗。若单独用药效果欠佳，可以增加非药物治疗，如心理干预或认知行为疗法（CBT）。对于不愿服药、无法坚持用药、药物无效或不耐受的患者，非药物干预可能是最佳选择。

成人 ADHD 的一线药物治疗为利右苯丙胺或哌甲酯（利右苯丙胺对无童年症状的成人属于超说明书用药）。若利右苯丙胺或哌甲酯在 6 周试用后不耐受或无效，推荐使用托莫西汀。胍法辛或抗精神病药等药物仅应在获得第二诊断意见或经三级医疗机构评估后考虑使用（见图 5.1）。

药物治疗效果可能非常显著（见方框 5.2）。

（二）药物治疗的维持与监测

体重和血压应每 6 个月检查一次，并评估患者的剂量有效性和不良反应。与儿童患者一样，监测用药依从性和警惕兴奋剂类药物转移风险十分重要。药物治疗可能需要长期进行，但这不应被视为理所当然。除了考虑特定药物和剂量是否最优外，还应考虑定期尝试停药或减少剂量。

五、预后

成人 ADHD 与多个领域的困难和不良预后相关，包括教育、就业和社会功能方面的问题；同时心理健康和身体健康问题（如非法药物使用和肥胖）的发生率也较高。ADHD 的核心特征本身可能导致这些结果，相关特征和共病情况的存在也可能是影响因素。

图 5.1 根据（英国）NICE 指南，ADHD 的治疗用药应按顺序进行

方框 5.2 患者 R 谈 ADHD 的经历

"多年来，我知道我的大脑工作方式跟普通人不一样——也就是许多人所说的'神经发散者'。我偶尔会焦虑、胡思乱想，也无法集中注意力或专注于某些活动、工作或任务。在我的成长过程中，"注意力不集中"这几个字在学校评语中经常出现。任何事情要想引起我的注意和专注，要么需要有截止日期（我会确保在截止日期前完成工作，但要在可能的最后一刻完成），要么是我觉得真正感兴趣的话题。

毕业后，虽然我的症状依然存在，但似乎并没有对生活造成太大的影响，因为我已经对自己的思维和行动方式有了很好的认识，也由此建立了自己的应对机制，但是，有两件事我无法控制：一是我从小就有的偏头痛，二是持续的疲倦和疲劳。为了找到疲劳和偏头痛的根源，我想了很多办法。我做过检查，研究过我的生活方式，但似乎都无法解决问题。最终，我把自己的疲劳归咎于照顾孩子的忙碌生活和长时间的工作。

大约 1 年前，我决定深入研究一下自己的心理健康问题。我的症状还是老样子，但我想知道自己为什么会变成这样。我需要知道自己脑子里到底发生了什么。

我去见了一位精神科医生，经过几小时的讨论并使用了一种称为 DIVA 评估的工具后，他得出结论说我患有 ADHD。起初我并不完全相信，但经过几小时的交谈，我开始越来越认同他的观点，直到我几乎完全相信了他的诊断。这解释了很多问题！

当我最初联系精神科医生时，我并没有考虑过药物治疗，所以这个提议让我大吃一惊。但经过一番思考，我还是决定试一试。

药物对我的生活有什么影响？是这样的：你知道早晨醒来时那种昏昏沉沉的感觉吗？我就是这种感觉。一直都是这样。现在，服药后，我感觉……清醒了，专注了。真正活在当下。这让我脱胎换骨。值得一提的是，几个月后，我偏头痛的次数也减少了，我想这是因为我睡得更好了。整个治疗历程改变了我的生活。"

有关 ADHD 患者预期寿命的研究很有限。但研究表明，ADHD 患者的全因病死率在增加，自杀和意外伤害等非自然原因导致的病死率也显著增加（表 5.1）。虽然其他共病或精神疾病也可能会增加这种风险，但 ADHD 本身对患者的预期寿命来说似乎就是一种重要的风险因素。

定性研究证据及单项研究数据表明，ADHD 治疗可能降低多种相关风险。一项涵盖全年龄段的荟萃分析显示，药物治疗（以中枢兴奋剂为主）能在统计学意义上显著改善以下指标：意外伤害发生率及心境障碍症状。同时在犯罪行为、物质滥用障碍、自杀倾向及创伤性脑损伤方面也观察到改善趋势，尽管未达到统计学显著性。对学业表现的影响结果则存在异质性，但总体研究证据支持药物治疗的改善效应。

六、刑事司法方面

绝大多数 ADHD 患者并无犯罪行为。但与普通人群相比，ADHD 患者存在更早龄化涉罪倾向。

多项研究表明，在押人员中 ADHD 的

患病率至少达 20%。这部分归因于 ADHD 的核心症状——冲动控制障碍，可能导致患者在行为前无法充分考虑后果。此类患者还表现出更显著的风险寻求行为。当 ADHD 共病对立违抗性障碍（ODD）、品行障碍（CD）或其他合并症（如物质滥用）时，犯罪风险将进一步升高。证据表明，ADHD 共病 CD 比单纯 ADHD 具有更强的犯罪预测效度。

ADHD 的遗传学特征也可能部分导致患者经历童年期不良事件、创伤性处境及虐待，这些因素可能对行为模式产生长期影响。注意缺陷症状引发的学业成就低下，可能进一步限制职业发展前景。

七、结论

ADHD 的症状特征可能对患者产生深远影响，但早期识别和规范治疗与预后改善显著相关。正如本章所论证的，尽管统计数据不容乐观，但 ADHD 患者仍可能获得积极转归。即使症状持续存在，患者仍可成就高效能的人生。

表 5.1　与非 ADHD 人群相比，成人 ADHD 患者全因死亡率显著升高，因"非自然"原因死亡的风险也增加

研究类型	参与者详情	研究结果
Schiavone 等（2022 年）前瞻性围产期风险队列研究	1196 名有围产期风险的婴儿 46 岁时随访 $n = 839$ 人，其中有： • 儿童 ADHD（$n = 115$） • 注意力问题（$n = 216$） • 无注意力问题（$n = 508$）	全因死亡率 ADHD（与无 / 低 ADHD 相比） 调整后的风险比 [95% CI] (P)： 2.15 [1.02, 4.54] (0.04) 30 岁前的死亡率： 6.2 [1.78, 21.57] (0.004) 非自然死亡原因造成的死亡率： 2.82 [1.12, 7.12] (0.03)
Dalsgaard 等（2015 年）丹麦全国性队列研究	跟踪调查 190 万人（32 061 人患有 ADHD） 5580 名同年龄组成员死亡（107 人患有 ADHD）	ADHD 调整后的 MRR [95% CI] (P) 2.07 [1.7–2.5] (<0.0001) 首次诊断年龄 vs MRR 1 ~ 5 岁 = 1.86 [0.93, 3.27] 6 ~ 17 岁 = 1.58 [1.21–2.03] >17 岁以上 = 4.25 [3.03–5.78] 无 ADHD = 1.00 ADHD+ODD/CD+SUD=8.74 [5.12–13.80] 107 例 ADHD 患者中有 79 例死亡 79 例中 54 例的死亡是"非自然原因"造成的

续表

研究类型	参与者详情	研究结果
Sun 等（2019 年）瑞典全国性队列研究	260 万人（86 670 人患有 ADHD） 6655 名同年龄组成员死亡（424 人患有 ADHD）	ADHD（相对于对照组） 调整后 HR[95% CI] 全因死亡率： 3.94 [3.51 ~ 4.43] 成年期： 4.64 [4.11 ~ 5.25] 儿童期： 1.41 [0.97 ~ 2.04] 自杀导致的死亡风险： 8.63 [6.27 ~ 11.88] 意外伤害导致的死亡风险： 3.94 [2.49 ~ 6.25]
Chen 等（2019）中国台湾地区队列研究	275 980 人患 ADHD 和 1 931 860 人非 ADHD	ADHD（相对于对照组） 全因死亡率： HR [95% CI] (P) 1.42 [1.31 ~ 1.54] (<0.001) 自杀： 3.19 [2.56 ~ 3.97] (<0.001) 意外伤害： 1.21 [1.03 ~ 1.41] (<0.01) 凶杀案： 2.04 [1.13 ~ 3.70] (0.007) 自然原因： 1.30 [1.17 ~ 1.45] (0.001)

CD，品行障碍；CI，置信区间；HR，风险比；MRR，死亡率比；ODD，对立违抗性障碍；SUD，物质滥用障碍

延伸阅读

Boland, B., DiSalvo, M., Fried, R. et al. (2020). A literature review and metaanalysis on the effects of ADHD medications on functional outcomes. Journal of Psychiatric Research 123: 21–30.

Chang, Z., Lichtenstein, P., D'Onofrio, B.M. et al. (2014). Serious transport accidents in adults with atttention-deficit/hyperactivity disorder and the effect of medication. JAMA Psychiatry V71 (3): 319-325.

Chen, V.C., Chan, H.L., Wu, S.I. et al. (2019). Attention-deficit/hyperactivity disorder and mortality risk in Taiwan. JAMA Network Open 2 (8): e198714. https://doi.org/10.1001/jamanetworkopen.2019.8714.

Dalsgaard, S., Østergaard, S.D., Leckman, J.F. et al. (2015). Mortality in children, adolescents, and adults with attention deficit hyperactivity disorder: a nationwide cohort study. Lancet 385: 2190–2196.

Faraone, S.V., Banaschewski, T., Coghill, D. et al. (2021). The World Federation of ADHD international consensus statement: 208 evidence based conclusions about the disorder. Neuroscience and Biobehavioural Reviews 128: 789–818.

HMICFRS (2021). Neurodiversity in the criminal justice system: areview of evidence.http://justiceinspectorates.gov.uk/hmicfrs/publications/neurodiversity-in-the-criminal-justice-system

Schiavone, N., Virta, M., Leppämäki, S. et al. (2022). Mortality in individuals with childhood ADHD or subthreshold symptoms – a prospective perinatal risk cohort study over 40 years. BMC Psychiatry 22: 325.

Shaw, M., Hodgkins, P., Caci, H. et al. (2012). A systematic review and analysis of long-term outcomes in attention deficit hyperactivity disorder: effects of treatment and non-treatment. BMC Medicine 10: 99. https://doi.org/10.1186/1741-7015-10-99.。

Sun, S., Kuja-Halkola, R., Faraone, S.V. et al. (2019). Association of psychiatric comorbidity with the risk of premature death among children and adults with attention deficit/hyperactivity disorder. JAMA

Psychiatry 76 (11): 1141 - 1149. https://doi.org/10.1001/jamapsychiatry.2019.1944.

Takeda UK (2022). ADHD in the Criminal Justice System: a case for change. https://www.adhdfoundation.org.uk/wpcontent/uploads/2022/06/Takeda_ADHD-in-the-CJS-Roundtable-Report_Final.pdf

Young, S. (2018). Identification and treatment of offenders with attentiondeficit/hyperactivity disorder in the prison population: a practical approach based upon expert consensus. BMC Psychiatry 18: 281. https://doi.org/10.1186/s12888-018-1858-9.。

第 6 章

孤独症谱系障碍概述

Munib Haroon

概述

- 孤独症谱系障碍是一种相对常见的神经发育性疾病，在多数人群中患病率超过 2%。
- 作为神经多样性的一种表现形式，该疾病具有显著的遗传学基础，同时环境因素也起着明确的作用。
- 其临床诊断标准包括：持续存在的社会沟通与社会互动缺陷，以及局限的、重复的行为模式、兴趣或活动（临床表现具有异质性）。
- Grunya Efimovna Sukhareva 于 1926 年首次报道了具有典型孤独症特征患者的完整临床描述。
- 除遗传风险因素外，父母因素及其他环境因素也可能增加子代罹患孤独症的概率。

孤独症（正式名称为孤独症谱系障碍）是一种较为常见的神经发育性疾病。作为神经多样性的一种表现形式，该疾病具有显著的遗传学基础，同时环境因素也起明确作用。这两类因素如何相互作用导致大脑发育改变，并进而引发认知方式、行为模式和社交互动的变化，是当前研究的重点领域。

孤独症的临床定义基于社会沟通与社会互动的缺陷，以及局限的、重复的行为模式、兴趣或活动（图 6.1）。这些缺陷的严重程度存在很大差异，虽然通常在儿童期即可察觉，但也可能直至成年后才被发现。

神经多样性运动显著改变了关于孤独症的论述方式。对许多人而言，"孤独症"这一表述比"……障碍"或"……疾病"更受青睐。在科学文献中，复数术语（如"谱系障碍"）也常被用来强调该疾病的异质性特征。

因此，除本章及前文涉及特定诊断指南和分类体系的情况外，本文优先使用"孤独症"而非"孤独症谱系障碍"或"孤独症谱系疾病"的表述。但在临床诊断场景中，为保持一致性并避免混淆，仍建议使用规范术语。

从定义来看，孤独症具有谱系特征，几乎可以确定是多基因遗传模式。因此，其临床表现与普通人群存在"模糊地带"，这也解释了为何许多无需诊断的个体仍可能表现出某些相关特征。尽管如此，"我们都有点孤独症"这类说法常被神经多样性群体认为是对其面临问题的轻视。

一、历史沿革

　　"孤独症"（autism）一词源于希腊语"autos"（意为"自我"），1910年由Eugen Bleuler（图6.2）首次用于描述精神分裂症患者沉溺于幻想世界的症状特征。然而，符合现代诊断标准的孤独症患者临床描述在此后多年才出现（尽管研究者对更早历史文献中可能具有孤独症特质个体的记载抱有浓厚兴趣）。1926年，Grunya Efimovna Sukhareva完成了首个系统的临床记录。但

孤独症的学术发现通常归功于Leo Kanner（1943年）和Hans Asperger（1944年）的开创性工作。关于二者孰先发现，以及是否知晓对方研究成果的争议，因超出本书范畴不作详述。Asperger的学术贡献在二战期间曾被忽视，直至1981年由Lorna Wing重新确立其地位，她创用了"阿斯伯格综合征"这一专有诊断名称。

二、患病率

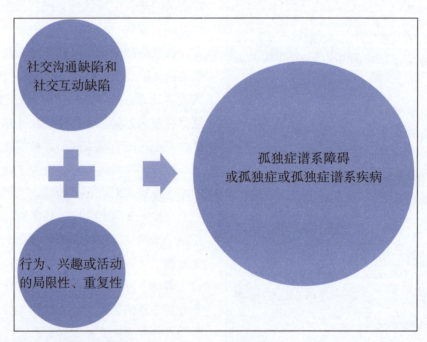

图6.1　孤独症定义的两大类特征

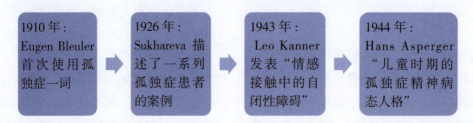

图6.2　早期孤独症先驱的时间轴

近几十年来，有报告显示孤独症的发病率有所上升。以前估计的发病率约为1%，现在看来是非常保守的。在美国，这一数字目前为2.3%。而在英国，儿童和青少年的患病率估计高达3%。

目前还不清楚这一增长中有多少是由于实际发病率的增加所致，因为很大一部分可能是由于公众认识的提高、专业人员识别能力的增强及诊断标准的扩大。

大规模研究表明，孤独症患者中，男性是女性的2～3倍。这可能是由于女性对孤独症认识不足，但也可能确实存在性别差异。

孤独症很可能没有得到充分的诊断，特别是在成年人（尤其是老年人）中，而且这一点可能在女性中更为明显。

三、病因

关于孤独症的病因学争议由来已久。早期曾存在错误认知——部分学者认为该疾病是后天获得性障碍，归因于亲子互动问题，甚至出现"冰箱母亲"理论的指责观点（该理论由 Bruno Bettelheim 在 20 世纪 50 年代推广）。20世纪60年代，病因解释模式从"后天养育"转向"先天获得"理论，并开始着力研究该疾病的生物学基础，但至今其生物学机制仍未完全阐明。

显而易见的是，孤独症有很强的遗传基础（环境风险因素也有明显的作用）。众所周知，孤独症患者的兄弟姐妹患孤独症的概率要高于普通人群（约为20%，而普通人群仅为2%）。此外，单卵孪生子的风险要高于异卵孪生子。最新的研究发现，有多种候选基因突变，其中许多并不常见或罕见，它们之间的相互作用可能对孤独症表型的表达方式起着重要作用。大多数病因可能是由

许多常见的"低风险"基因（可能有数千个）共同作用造成的，而少数病例可能是由较少数量的"高风险"基因造成的。

人们认为，已确定的非遗传风险因素可能与遗传因素相互作用，从而影响个体的表型表现。在怀孕期间可能影响母亲健康的因素（妊娠糖尿病、先兆子痫、超重）已被确定为导致孤独症风险的因素。此外，怀孕期间服用丙戊酸钠及父母年龄较大同样也会增加孤独症患病风险。其他环境风险因素包括产前或产后暴露于污染空气、重金属、除草剂和感染等形式的环境毒素中。

一些研究风险因素的工作并非毫无争议，其中最著名的是一项研究（发表于《柳叶刀》，后被《柳叶刀》撤回）引起了广泛的恐慌，该研究错误地表明麻疹、腮腺炎和风疹疫苗与孤独症之间存在关联，并导致20世纪初英国的免疫接种率大幅下降。大量研究驳斥了这种关联的说法。

四、分类

（一）现行的分类方案

随着时间的推移，针对孤独症和相关疾病提出了几种不同的分类方案，但使用最广泛的两种是美国精神病学学会的《精神疾病诊断与统计手册》（DSM）和世界卫生组织的《国际疾病分类》（ICD-11），前者目前已是第五版（2022 年发布了文本修订版；DSM-5-TR），后者目前已是第十一版（ICD-11）。

（二）DSM-5-TR

DSM-5-TR 分类法在美国（也在欧洲，包括英国）被广泛使用，并于2022年更新，它使用了"孤独症谱系障碍"这一总称，而

不是 DSM 第四版中的术语"广泛性发育障碍"。现在，这个统一术语取代了旧的子分类（如孤独症、阿斯伯格综合征、未另作分类的广泛性发育障碍），目的是使临床医生和研究人员在使用术语时更加一致。根据新标准，以前被诊断为阿斯伯格综合征（临床实践中一般不再使用这个术语）的人将被归类为患有孤独症谱系障碍（图 6.3）。孤独症临床异质性的概念不仅通过"谱系"术语体现，还通过严重程度和伴随特征的标注进行表征。

除了这些变化之外，孤独症还作为一种以"三重障碍"（社交互动缺陷，社交沟通缺陷，行为、兴趣或活动的局限性和重复性）为核心特征的疾病的概念。通过将前两个组成部分合并为社会沟通和社会互动缺陷，孤独症被重新定义为双重障碍，因为人们认识到这两个组成部分之间有着千丝万缕的联系（图 6.4）。

对于那些有社交障碍但没有限制性、重复性行为特征的人，已经制定了一个单独的"社交沟通障碍"诊断标准，该分类可能包含部分既往符合"未另作分类的广泛性发育障碍"（PDD-NOS）诊断标准的个体。

根据该诊断标准，如果存在社会沟通与互动缺陷，以及受限的、重复的行为模式、兴趣或活动的双重障碍的充分症状特征，导致日常生活功能出现具有临床意义的损害，且症状始于发育早期（可能被习得性代偿策略、智力代偿机制，或环境要求未超出个体能力阈值所掩盖），这些问题无法用智力障碍或全面发育迟缓更好解释时，则可诊断为孤独症。一旦确诊，DSM 允许对孤独症谱系障碍这一独立诊断添加一些说明。这包括明确支持需求等级、是否存在智力和语言障碍，以及说明是否存在其他医学、遗传、神经发育、精神或行为方面的状况，或者是否存在环境因素（图 6.4）。

（三）ICD - 11

ICD - 11 也使用"孤独症谱系障碍"这一术语。诊断该障碍需要满足以下条件：存在持续性的社交沟通和社交互动缺陷，同时存在持续性的、受限的、重复且刻板的行为模式、兴趣或活动，这些表现相对于个体的年龄和社会文化背景而言明显异常或过度。

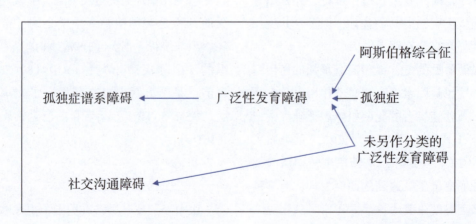

图 6.3　在 DSM-5-TR 中，"孤独症谱系障碍"一词取代了"广泛性发育障碍"和"阿斯伯格综合征"等旧术语

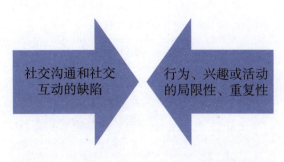

图 6.4　DSM-5-TR 对孤独症谱系障碍的分类是基于自发育早期出现的双重障碍特征，这些特征具有临床意义，且没有更好的解释。该分类方案允许对双重障碍特征中的每个要素的严重程度进行分级，并在诊断中附加说明

这些特征通常自幼儿早期就已出现，并且诊断时可以伴有相关的特定说明，这些特定说明有各自对应的诊断代码。

（四）临床医生使用哪种分类方案? DSM 还是 ICD ?

对于孤独症谱系障碍，NICE 和 SIGN 都建议临床医生使用 DSM 或 ICD。重要的是，无论使用哪种方案，它都必须是最新的版本，并且要保持单一体系的使用一致性，而不是采用两种方案混合使用，在这方面，考虑科室内部如何使用术语以实现与患者、家属和其他专业人员清晰一致的沟通很重要。两个方案的最新版本在术语方面非常相似。

五、阿斯伯格综合征与病理性需求回避

"阿斯伯格综合征"作为曾被广泛使用的术语（特别在孤独症群体中颇受认可），其临床应用存在诸多问题，主要体现在诊断标准的不一致性及与孤独症的鉴别困难。因此，早在 Hans Asperger 参与纳粹安乐死计划被揭露之前，这个术语就已不再使用。

近年来，病理性需求回避（PDA）一词及其作为单独诊断或与孤独症共同诊断的使用引起了广泛关注。虽然有人用它来描述孤独症患者（也可能是非孤独症患者）的一系列复杂行为，但它并没有在 DSM-5-TR 或 ICD-11 中被确定为一种独立的综合征。

这一术语很可能符合孤独症患者出现的一系列共同特征，因为孤独症患者这些特征的表现还受到某些社会、家庭和心理健康因素的影响（如同时存在焦虑症、注意缺陷多动障碍和对立违抗性障碍）。

六、流行文化中的孤独症

全球范围内对孤独症的认知度正在逐步提高，其在流行文化中的呈现也日益增多，包括小说、电影以及《良医》《非典型孤独》等电视剧。这类呈现普遍存在的难点不仅涉及真实性质疑，更在于单一角色根本无法展现该症候群临床表现的多样性。目前的角色呈现倾向于将神经多样性角色塑造为具有罕见天才能力的学者型人物——这种倾向可能导致公众误解。现代文学中描绘孤独症或疑似孤独症角色的作品包括《深夜小狗离奇事件》与《龙纹身的女孩》。此外，学界对历史上虚构人物（如福尔摩斯、斐利亚·福格）是否具有孤独症特质也持续保持着研究兴趣。

更具争议性的是，学界对历史人物可能患有孤独症的推测表现出浓厚兴趣。尽管关于艾萨克·牛顿（Isaac Newton）、保罗·狄拉克（Paul Dirac）和刘易斯·卡罗尔（Lewis Carroll）是否患有孤独症的探讨极具启发性，并能挑战公众对孤独症的固有认知，但此类"死后诊断"的效度与伦理问题值

得商榷——研究对象既无法给予知情同意，现有史料也往往存在信息不全与认知偏差等问题。

延伸阅读

American Psychiatric Association (2022). Diagnostic and Statistical Manual of Mental Disorders, 5e Text Revision. Washington, DC: American Psychiatric Association.

Farmelo, G. (2009). The Strangest Man: The Hidden Life of Paul Dirac, Quantum Genius. London: Faber and Faber.

Freeman Loftis, S. (2015). Imagining Autism: Fiction and Stereotypes on the Spectrum. Bloomington, IN: Indiana University Press.

Haroon, M. (2019). ABC of Autism. Oxford: Wiley. Hirota, T. and King, B.H. (2023). Autism spectrum disorder. A review. JAMA 329 (2): 157–168.

Lai, M.C., Lombardo, M.V., and Baron-Cohen, S. (2014). Autism. Lancet 383: 896–910.

Manouilenko, I. and Bejerot, S. (2015). Sukhareva – prior to Asperger and Kanner. Nordic Journal of Psychiatry 69: 479–482.

Murray, S. (2008). Representing Autism. Culture, Narrative, Fascination. Liverpool: Liverpool University Press.

O'Nions, E., Petersen, I., Buckham, J.E.J. et al. (2023). Autism in England: assessing underdiagnosis in population-based cohort study of prospectively collected primary care data. Lancet Regional Health-Europe 29: 100626. doi: 10.1016/j.lanepe.2023.100626.

Pugsley, K., Scherer, S.W., Bellgrove, M.A., and Hawi, Z. (2022). Environmental exposures associated with elevated risk for autism spectrum disorder may augment the burden of deleterious de novo mutations among probands. Molecular Psychiatry 27: 710–730.

第 7 章

儿童和青少年孤独症的表现、评估与诊断

Munib Haroon

概述

- 孤独症的特征性表现通常可在幼年时期识别。
- 核心症状在低龄儿童中可能不明显，有时直至青春期甚至成年期才显现——尤其是当个体面临新的压力源，或社会要求超出其应对能力时。
- 必须在儿童发育年龄及能力水平的框架下解读潜在的孤独症特征。
- 女性患者的临床表现常与男性存在差异，这可能导致诊断延迟。

一、首要关注的问题

孤独症所呈现出的症状、体征以及差异和困难之处具有多样性：没有单一特征能够确诊该病症。

孤独症的核心特征（图 7.1）涉及双重障碍（社交沟通和互动缺陷以及行为、兴趣和活动的局限、重复模式），但除此之外，孤独症儿童可能还会表现出许多其他的普遍、非特异性特征——尤其是在年龄较小时（例如语言发育迟缓）。

儿童也可能因共病或相关病症而出现相应的一些特征，如注意缺陷多动障碍（ADHD）、焦虑症、情绪障碍、癫痫和发育性协调障碍。当这些病症出现在尚未被诊断出孤独症的儿童身上，且症状较为明显时，它们可能会掩盖孤独症的体征，使其难以被察觉。

二、正常发育的识别

言语、社会沟通及社交互动技能的发育存在广泛的正常变异范围。临床医生必须准确判断儿童的发育进程是否处于正常范围，抑或偏离典型发育模式。发育可能表现为延迟（即遵循正常发育轨迹但晚于预期时间）或紊乱（即偏离正常发育轨迹），这两种情况可能并存。只有通过大量接触不同年龄和能力的儿童，才能准确理解"正常"的含义及其广泛性（表 7.1 展示了言语、沟通及社交技能发展的"典型"时间窗）。

从神经多样性视角审视"正常"与"异常"的界定尤为重要。许多偏离常模的表现往往被归类为"异常"，但实际上可能更宜视为"差异"。

特定发育表现是否正常需结合年龄判断。例如，2 岁儿童仍未出现单词言语应引

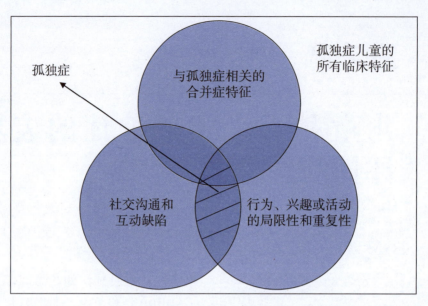

图 7.1 孤独症儿童可能有许多临床特征。孤独症的核心特征与双重障碍所描述的特征有关，包括社交沟通和互动缺陷，以及行为、兴趣或活动的局限性和重复性。孤独症儿童在这两方面都会有缺陷（或困难／差异），还可能伴有其他共病。

表 7.1　不同年龄阶段言语、沟通及社交能力发展特征

6 月龄	1 岁	18 月龄	2 岁	3 岁	4 岁
转向熟悉声源，能注视并追踪不在视野内的发声	对呼唤自己名字立即做出反应	能使用6~20个词语，理解词汇量更大	能使用50个以上词语，可将2个词语组合成简单句	能调节音量和音调，但仍存在自我中心性独白	言语完全清晰可懂
注视并跟随父母的面部表情	发出咿呀声，能追随成人视线	能通过指物和发声提出需求，并观察成人是否理解	能用名字或"我"指代自己	能表述情感并展现共情能力	理解玩笑并具有幽默感
能识别面部表情（如高兴）	会玩拍手游戏，能做挥手"再见"的动作	能执行简单指令（如"拉住我的手"）	存在长段自我独白，出现重复性语言，能进行简单角色扮演，可以轮流活动，但多为平行游戏（各玩各的，互不干扰）	能开展包含假想游戏的想象性游戏，具备玩具分享能力	想象力进一步发展，喜欢装扮类游戏

起警惕，可能提示需进行孤独症评估，而 9 月龄婴儿出现相同表现则属正常。低龄儿童的诊断存在特殊挑战：2 岁以下患儿可能仅表现非特异性症状，而非孤独症典型特征，因此目前尚难确定可靠诊断的最低年龄阈值。

鉴于临床表现随年龄变化的特点，建议分年龄段（如学龄前、学龄期及青春期后期）考察孤独症儿童的特征表现。当然，这些年龄段之间存在大量重叠，青春期后期患者的表现也与成人患者存在共同特征（详见第9章讨论）。

三、男性与女性

在孤独症的临床表现中，可能存在性别差异：女性患者往往在社会沟通和社会互动方面表现出更细微的差异，这些差异可能多年都未被他人察觉。

这可能源于两个因素：其一，女性孤独症患者在这些领域原本就存在较少的差异；其二，她们在成长过程中学会了"伪装"这些特征（有些研究者将孤独症女孩描述为高效的"社交模仿者"或"小哲学家"）。此外，兴趣特质也可能存在质性差异，例如某些年幼的女性孤独症患者可能对动物或玩偶表现出异常强烈的兴趣——这些表现很容易被忽视，医生会认为这与诊断无关。

部分患者在童年时期可能已意识到这些差异，但直到成年后开始思考自身可能存在某种神经多样性特征时，才会将这些表现纳入神经多样性的认知框架中。

最后需要指出的是，共病情况（如注意缺陷多动障碍）表现中的性别差异，会进一步增加识别女性青少年或成人患者转诊需求的难度。

四、学龄前儿童的孤独症迹象

孤独症的特征可能在患者很小的时候就被注意到，但父母有时只能在回忆时说他们在儿童还是婴儿时就注意到"有些不同"。虽然英国不会对幼儿进行正式的孤独症筛查，但从事幼儿工作的医疗保健专业人员必须了解孤独症的征兆和特征，以便在看到可能需要进一步评估的儿童时，能够采取适当的措施。

方框 7.1 列出了学龄前儿童孤独症的一些相关迹象和特征。

被怀疑患有孤独症的儿童可能会表现出其中的许多特征，也可能只有少数几个，而且，正如前面已经强调过的，在短时间的就医问诊中，这些迹象可能并不明显。因此，如果对家长描述的情况和进一步评估的必要性有疑问，就必须寻求更多的信息，例如从学前班获得信息。这些信息通常可以通过报告或孤独症筛查工具获得。有时更长时间的临床观察，如安排第二次随访儿童，也会有所帮助。

其中一些特征可能会导致儿童被老师或监护者视为"只是淘气罢了"，然而，尽管孤独症儿童和所有儿童一样，也会有淘气的时候，但重要的是不能只接受"淘气"的标签，而不去探究其背后的原因。毕竟，如果脱离了"淘气"的根本原因和解释，"淘气"还能真正被理解和管理吗？

五、学龄儿童

孤独症学龄儿童的特征会因年龄、个人性格和是否患有相关疾病而有明显差异。随着儿童的成长，学龄前注意到的特征可能会持续存在、变得更加明显或性质发生改变。有时，随着时间的推移，这些特征可能会变得不那么明显，只有在紧张或过渡时期才会显现（方框 7.2）。

方框 7.1   学龄前儿童孤独症的体征和症状

- 可能会出现口语表达迟缓或缺失。这种情况的程度不一，可能很快就会在临床上显现出来，也可能需要进行详细地评估和探究，以寻找除孤独症以外的其他原因。在年龄较大的学龄前儿童中，早期有些异常的言语模式会持续存在或突出表现，如重复性言语或模仿性言语。
- 据报道，儿童可能无法读懂面部表情，也无法对面部表情做出适当反应；但有些儿童可能会盯着别人看，或盯着别人的眼睛看（看似注视却目光涣散）。
- 异常的眼神接触：儿童在说话、做表情和手势时，可能会避免眼神接触或无法进行正常的眼神交流（例如，当儿童指向感兴趣的物体时，他们通常会使用声音和眼神接触来吸引别人的注意力）。
- 孤独症儿童的社交方式可能会与正常儿童有很多差异，包括对成年人和其他儿童表现出兴趣、轮流发言、主动参与社交游戏等活动如分享玩具或其他感兴趣和喜欢的物品等方面有所不同(患有孤独症的女孩可能看起来比男孩更善于社交——至少表面上如此）。想象力的差异可能表现为假扮游戏的减少或缺失。
- 可能会出现异常的手、手指动作或其他运动举止，如摇晃、旋转或踮脚行走。
- 日常生活的改变可能会导致儿童焦虑或过度不安（例如，改变了他们去幼儿园的路线）。
- 他们可能有不同的兴趣。幼儿可能不会以常规的方式玩玩具，例如他们可能不会把玩偶玩得很有想象力，或可能只对特定的玩具感兴趣（甚至玩得走火入魔），或者他们可能只对玩具的一部分或某种特征感兴趣，或只对把它们排成一排感兴趣，而不是真正玩它们。
- 对特定感觉刺激的异常喜好或回避尤为显著，包括对某些声音（吸尘器、烟花、儿童哭声）的厌恶，和（或）对触觉（袜子、衣物、洗头）、味觉及视觉刺激的异常敏感。

六、年长的青少年

年幼儿童的孤独症特征与青少年儿童可能出现的孤独症特征有很多重叠之处（方框7.3）。此外，许多青少年，尤其是年龄较大的青少年，也会有与成年人相似的特征。因此，参考有关学龄儿童和成年人的信息会有所帮助。

青春期的特点是激素变化明显，学业任务日益复杂，社交需求（包括个人情感关系）增多，还要面临考试压力，之后还会面临离开学校和家庭的情况，比如开始上大学或参加工作。这些压力源可能同时出现，它们可能会使那些此前处于隐性状态、未被注意到的孤独症特征显现出来，并引发如焦虑和情绪障碍等相关病症。

方框7.2　学龄儿童孤独症的体征和症状

- 可能会出现言语异常，包括正常发育的持续迟缓，从轻微困难到完全不会说话。其他常见的言语特征包括重复性言语、模仿言语；音量、语调、重音或语速异常；代词使用异常；或使用不寻常的代词，包括新词（"人造"词）和高级语言。有些患儿可能不愿意在社交场合说话，而有些患儿则可能显得喋喋不休，难以停止谈论某些话题。说话可能显得过于正式，有些儿童被形容为"小教授"。
- 理解能力可能有所不同，有些儿童对语言的理解更偏重字面意思，而无法理解讽刺或比喻手法。
- 非语言交流，如眼神交流、表情和手势的使用，可能明显异于常人。
- 社交行为差异：包括发起或参与游戏等活动的困难。患儿可能难以遵守基本社交规范（如侵入他人个人空间、无法容忍自身空间被侵犯，或在图书馆保持安静困难）。群体环境中易出现过度反应，与同伴或成人的互动方式存在质性差异——可能表现为回避或异常亲近。女性患者症状可能更隐匿，此时已学会掩饰部分困难。
- 与年龄较小的儿童一样，常规对这一年龄组的儿童是很重要的，尽管随着年龄的增长，有些儿童可能会比其他儿童更善于隐藏自己的问题。如果家里和学校的环境都是有条不紊、可预测的，那么有些儿童在处理常规的变化时遇到的困难可能在家里和学校都不会被引起注意，只有在发生意外变化（新的代课老师）或在过渡时期（出国度假、转学），问题才会暴露出来。
- 他们的兴趣可能各不相同。与年龄较小的儿童一样，孤独症儿童可能会有异常强烈的正常兴趣只收集《星球大战》公仔，而且只谈论《星球大战》）；或者对该年龄段的儿童来说有一些不寻常的兴趣（8岁的儿童对泰坦尼克号感兴趣，知道它在哪里制造、何时沉没，精确到什么时候及有多少乘客幸存）；或者他们的兴趣点可能很深奥，但很零散（他们对第二次世界大战的坦克"了如指掌"，但却不知道战争何时开始、原因或涉及哪些国家）。女孩对动物或宠物等事物有着浓厚兴趣或看似近乎"痴迷"，这很容易被忽视，因为这被认为是"所有女孩都感兴趣的东西"，但其痴迷程度实为异常特征。
- 感官上的兴趣可能与年龄较小的儿童相似。

七、病史采集

　　全面而详尽的病史采集需要具备以下要素：适宜的评估环境、主要家庭成员或照护者的参与、规范化的问诊流程以及充足的访谈时间。该过程不可仓促进行，否则可能导致关键信息遗漏。若首次评估未能获取完整资料，则需后续补充采集，这可能造成诊断延迟或引发不必要的复诊。核心问诊内容详见方框7.4。

　　在孤独症评估背景下，病史采集的核心目标在于鉴别被转介儿童是否符合孤独症诊断标准；排查其他可能导致当前临床表现的疾病；筛查可能的共患病／相关症状。

可采用符合 ICD 或 DSM 分类体系的孤独症专用评估工具作为医学病史的补充，此评估工具包括：ADI-R（孤独症诊断访谈量表修订版）、3DI（发展、维度和诊断访谈量表）、DISCO（社会交往与沟通障碍诊断访谈量表）。

八、检查

检查是病史采集的重要辅助手段，需要具备对不同年龄和不同发育阶段的儿童进行检查的经验。孤独症儿童或有发育或行为困难的儿童可能会面临某些挑战（如严重焦虑导致不配合），因此需要对这些情况进行预测和做好应对计划。第一次见面不能完成的检查可能要重新安排时间来完成，但通常要在愉快的环境中，在家长或照护者的陪同（带着儿童最喜欢的书或玩具）和游戏治疗师的支持下，进行清晰而平静的解释，会有很好的效果。同样重要的是，要掌握远距离观察儿童的技巧——通过观察他们，看他们是如何与环境和照护者互动的。

检查的目的是通过观察儿童和与他们

方框 7.3　孤独症在不同年龄的差异性表现

Isaac 今年 3 岁半。从很小的时候起，他的妈妈就注意到他对叫自己的名字没有反应，而且他的语言表达能力似乎有些迟缓——直到 20 个月大时他才开口说话。她对旋转的东西非常感兴趣，比如玩具车的轮子、风扇和洗衣机。他喜欢机械的东西，不喜欢和其他儿童一起玩，而是喜欢坐在他们旁边玩搭积木的游戏。

Sally 今年 7 岁。她已经达成了童年的所有发育里程碑，而且似乎善于交际，但她和别人的友谊总是短暂的。她非常循规蹈矩，坚持按自己的方式做事，有时会因为其他儿童不遵守游戏规则而与他们发生冲突。她往往一次只交一个朋友，当朋友和别人一起玩时，她会非常生气。她对常规活动非常执拗，当有代课老师或她最好的朋友生病请假时，就会不高兴。在家里似乎没有什么问题，她喜欢把大部分时间花在独自在卧室玩耍和做数学题上。

Joshua 今年 17 岁，目前正在准备英国普通教育高级证书考试（A-levels）。他立志考入剑桥大学三一学院攻读物理学专业。Joshua 一直是个勤奋好学的学生，性格较为内向。他有一两位志趣相投的朋友，共同热衷于科学和科幻题材。过去他常被称为"霸凌磁铁"（总是被霸凌），但在持续四年高强度空手道训练并获得黑带后（这对他的注意力缺陷多动障碍和发育性协调障碍症状有显著改善），这些问题基本消失。近几个月来，随着学年末考试临近，他逐渐出现强迫性行为表现，要求所有事项必须严格按计划执行，当同学或家人妨碍其计划时会异常焦虑。他抱怨同学喧哗吵闹，曾口出恶言并愤然离开教室。Joshua 长期存在挑食行为，近期进食量持续减少，体重已下降 5 公斤。其女友决定就读爱丁堡大学后，他出现明显的情绪表达障碍，睡眠质量急剧恶化。最终他通过 WhatsApp 发送了一条欠妥的信息，导致双方关系进一步恶化。

> **方框 7.4 孤独症病史采集的核心问诊要点**
>
> - 问题出在哪里？在什么情况下会发生？只是在家里、学校还是在多种场合？
> - 这些困难对儿童、家庭和同龄人有什么影响？
> - 时间：问题从何时开始出现，是否呈进展性加重？
> - 是否有任何明确的诱因或触发因素？
> - 有哪些孤独症核心特征：是否存在社交沟通缺陷和社交互动缺陷，以及行为、兴趣或活动的重复性和局限性？
> - 是否有其他相关特征，如睡眠问题、癫痫、进食问题、听力问题、自残行为或大、小便问题？
> - 是否有任何与孤独症相关的合并症，如注意缺陷多动障碍、发育性协调障碍、抑郁症、焦虑症、强迫症、抽动或妥瑞氏症。
> - 既往病史应包括产前病史，询问内容应包括产妇酗酒、用药和物质使用的情况，以及围产期、分娩期和新生儿期的情况。还应询问其他既往病史，包括行为、情绪和精神健康问题。
> - 除了了解孤独症、听力/语言异常或其他发育问题的家族病史外，还必须询问家族中是否有精神病史，如情绪和焦虑症、精神病、强迫症、双相情感障碍和人格障碍。
> - 应获取详细的发育史，询问发育迟缓或倒退的情况。可以使用正规的发育筛查工具，也可以采用非正式的方式。
> - 社会史/家族史应包括询问儿童的教育情况，了解他们在学校的学习情况，是否有学习障碍，采用了哪些支持体系，是否有教育、健康和护理计划。目前或过去是否有社会服务机构的介入（如被照顾者身份/参与保障）及其原因也很重要。最后，重要的是要清楚家庭结构，在儿童的一生中，家庭结构发生了哪些变化，原因是什么，以及询问住房和家庭成员就业方面的变化。

的互动，找出孤独症的特征，并帮助鉴别诊断和共病。同时，这也是对儿童进行全面检查的机会，可以了解他们的一般健康状况，如生长发育和营养状况——无论是否诊断出孤独症，这些都可能受到影响。方框 7.5 列出了检查儿童时需要考虑的一些方面。

孤独症专用诊断工具可作为临床检查的补充，其中包括孤独症诊断观察量表（第二版）（ADOS-2），它为评估儿童提供了一种可靠且有效的方法，约 1 小时即可完成。孤独症专用诊断工具，如 ADOS-2 和 ADI-R 应作为孤独症评估的补充而非独立的诊断工具。

其他辅助手段可以帮助全面了解儿童的优势和困难，完善评估背景，并对评估进行补充，包括从学校或托儿所和其他家庭成员那里获取信息，以及在学校或家庭环境中进行观察。使用孤独症专用工具，如吉列姆孤独症评定量表（第三版）

方框 7.5　检查儿童时应考虑的因素

　　一次检查不可能面面俱到,一名专业人员也不可能对所有这些方面进行详细地评估,因此,如果怀疑或担心有其他诊断,可能需要转诊到相关服务机构。

- 一般体格评估,包括生长和营养参数。
- 发育评估。
- 评估是否存在孤独症的迹象和特征。
- 评估是否存在合并症和其他鉴别诊断。
- 使用伍德灯检测神经纤维瘤病或结节性硬化症的皮肤红斑。
- 受伤迹象,如自残或虐待。
- 先天性异常和畸形特征,包括小头畸形、巨头畸形。
- 神经系统出现异常,包括细微特征和"软体征"。

(GARS-3),来收集这些信息可能更具有参考价值。

　　对言语或语言、沟通能力,以及智力、神经心理学和适应功能的全面评估也会有所帮助。

九、鉴别诊断和共病情况

　　完整评估应基于现行 ICD/DSM 诊断标准,明确儿童是否符合孤独症诊断(或存在其他替代诊断)。需要考虑的鉴别诊断如框 7.6 所示。需特别注意的是,这些鉴别诊断既可能独立存在,亦可与孤独症共病,同时常伴随功能性障碍(如喂养困难、睡眠障碍、排泄控制异常、便秘及视觉或听觉问题)。

十、生物医学检测

　　一般来说,医学检查不应作为常规检查,而应根据个体情况加以考虑,同时考虑是否存在畸形、神经皮肤病变、先天性异常、智力障碍及癫痫的可能性。资源限制也是一个重要因素。除了比较传统的检查,如比较基因组杂交(CGH)测试和脆性 X 染色体测试(必要时),可能还需要根据临床表现考虑全基因组序列分析。

　　除诊断孤独症外,还应进行其他检查,如脑电图(EEG)以确认癫痫的临床诊断,或听力评估以排除是否患有听力障碍。

十一、诊断

　　孤独症的诊断或排除诊断需要对收集到的所有信息进行研究后,根据 ICD 或 DSM 分类方案作出判定。

　　儿童有足够数量的双重障碍的慢性特征,这些特征出现在一种以上的环境中,并造成功能损害或其他问题,而且如果没有更好的解释,那么在完成评估后进行诊断就会相对简单些。

　　然而,偶尔也会有一些诊断上的不确定性。尤其是 2 岁以下的儿童、发育年龄小于 18 个月的儿童、缺乏发育信息的儿童(如被照护或被领养的儿童)、年长的青少年,或患有复杂的精神疾病、感觉障碍、脑瘫或其他运动障碍的儿童。如果儿童不

方框 7.6 评估儿童孤独症的重要鉴别诊断

神经发育、心理健康或行为障碍

- 言语和语言发育迟缓或障碍
- 智力障碍
- 全面性发育迟缓
- 创伤性脑损伤
- 发育性协调障碍
- 注意缺陷多动障碍
- 品行障碍
- 对立违抗性障碍
- 精神病
- 抑郁症
- 焦虑症（包括选择性缄默症）
- 依恋障碍
- 强迫症
- 伴有退行性表现的疾病
- 雷特综合征
- 癫痫性脑病

其他疾病

- 听力障碍
- 严重视力损害
- 虐待
- 遗传/染色体/线粒体疾病，如脆性X染色体综合征、Williams 综合征、Prader–Willi 综合征

适合诊断，但又存在相关或其他问题，则应考虑将其转介到其他服务机构。在诊断不明确但有可能的情况下，可能需要考虑补充检查，采取"继续观察"的方法，或转诊听取第二机构意见。

无论作出何种决定，都应以清晰、适合年龄和同理心的方式将评估结果告知照护者，并在相关情况下告知患者。虽然面对面的反馈有很多好处，但也应准备一份书面报告，并在征得家长同意后与全科医生和主要专业人员共享。

延伸阅读

Haroon, M. (2019). ABC of Autism. Chichester: Wiley.

National Institute for Health and Care Excellence (NICE) (2011). Autism spectrum disorder in under 19s: recognition, referral, and diagnosis. [NICE guideline CG128]. https://www.nice.org.uk/guidance/cg128

Scottish Intercollegiate Guidelines Network (SIGN) (2016). Assessment, diagnosis and interventions for autism spectrum disorders. https://www.sign.ac.uk/our guidelines/assessment-diagnosis-and-interventions-for-autismspectrum-disorders

Sharma, A. and Cockerill, H. (2014). Mary Sheridan's from Birth to Five Years. Abingdon: Routledge.

UK National Screening Committee (2023). A review of screening for autism spectrum disorders in pre-school children under the age of 5 years. https://view-health-screening-recommendations.service.gov.uk/autism

第 8 章

孤独症儿童和青少年的
干预措施

Munib Haroon

概述

- 药物和非药物干预并不能"治愈"孤独症的核心症状。
- 孤独症干预措施应遵循安全、及时、有效、高效、公平，并以患者为中心（STEEEP）的原则。
- 药物干预应被视为行为干预或非药物干预的辅助手段。

关于孤独症的干预措施、治疗及治愈相关问题常见于儿童、青少年或成人患者确诊后。尽管现有干预方案众多，但尚无任何一种能够治愈该疾病或消除其核心症状。此外，多数干预措施的有效性证据基础薄弱（可能源于证据缺失或确实缺乏临床获益），部分干预措施甚至可能产生危害。某些干预方案虽基于对孤独症病理特征的合理认知，并具有实用性的理论基础，但其实际疗效仍缺乏坚实证据支持。

多数干预措施需要家长或照护者参与实施（具备独立行为能力的青少年患者除外）。为此，临床医生（参见方框 8.1）需要提供专业支持或转介指导，这就要求他们必须接受规范化培训并掌握本地化服务资源。然而，当具备资质的专业人员（参见方框 8.2）无法提供可及性医疗服务（包括服务可及性、组织架构及实施体系等问题，见图 8.1）时，临床干预的实施将受到显著制约。

一、高质量干预措施

美国医学研究院（现更名为国家医学院）

方框 8.1 关于孤独症的准确信息与服务指引

家长 / 照护者应获取以下多领域信息：

- 疾病本质特征
- 干预策略
- 互助交流机会
- 专项培训课程
- 福利保障 / 合法权益
- 教育支持
- 社会支持体系
- 休闲活动
- 治疗方案
- 过渡期管理
- 短期照护与喘息服务
- 家庭整体援助途径

方框 8.2 提升孤独症儿童及青少年医疗可及性的环境调整方案

为提升医疗服务可及性，必须对患儿就诊环境（包括社会环境和物理环境）及诊疗流程进行系统性调整。在沟通方面，可采用视觉支持工具（如关键词汇、图示符号）；同时需重点考虑患儿在病房、候诊区、诊室及治疗室中的个人空间需求及感觉敏感性，这涉及座椅设置及听觉、视觉、嗅觉、触觉刺激的调控管理。

将孤独症患儿的就诊时间安排在诊疗时段的首末段，可有效减少候诊时间、缓解空间或噪声的相关问题，并降低对学校作息的影响，同时也有利于解决停车问题。在专设的"孤独症门诊"中实施此类调整可能面临更大挑战（因所有患者均为孤独症谱系障碍），但仍需评估哪些特定患儿可能从首末段就诊安排中获益最大。

多数患者倾向于选择熟悉且友善的医疗专业人员，这对重视常规性的孤独症患儿及其家庭尤为关键。根据笔者经验，患儿及照护者更倾向于选择可同时评估多种病症的神经发育综合门诊，而非分别就诊于 ADHD 专科与孤独症专科门诊。

于 2001 年发布报告，提出优质医疗服务的六大核心维度：安全性（Safety）、及时性（Timeliness）、有效性（Effectiveness）、高效性（Efficiency）、公平性（Equitability）及以患者为中心（Patient-centredness）（简称 STEEEP 原则）（见图 8.2）。针对孤独症的干预措施——无论属于非药物性还是药物性干预，乃至所有医疗实践均应遵循这些标准。需特别强调的是，孤独症干预的核心目标必须始终立足于患者自身的健康、福祉及临床获益，而非单纯满足其周围人员的便利需求。

二、循证医学

在探讨孤独症具体干预措施及其如何满足高质量照护的不同维度时，相关证据可来自多种研究类型或数据来源（图 8.3）。临床指南，如 NICE 和 SIGN 发布的基于现有证据提出建议的临床指南，其结论可能来自一系列临床研究，但有时在没有研究证据的情况下，也会根据专家意见提出建议。专家意见既可以基于指南制定小组的经验，采用非正式的共识程序，也可以明确采用德尔菲法等正式的共识方法。越来越多的指南和研究在设计时会考虑孤独症患者的意见。这种参与应该是具有实质性意义的，而不是走走过场。

三、儿童非药物干预措施

这类干预措施涵盖从简单到复杂的多种形式，既包括可由家长独立实施的方案，也包含需要专业人员持续支持的干预策略。由于医疗资源配置机制或干预质量评估等因素，并非所有干预类型都能便捷获取或具有显著的临床价值。当家长咨询是否可自费接受特定治疗方案时，临床医生应秉持客观的态度，明确指出多数干预措施证据基础有限的现状，确保家长在充分了解潜在疗效的前提下，审慎考虑是否选择高成本干预方案。

文献中用于描述干预措施的术语往往较为笼统。例如，"家长介导干预"可能涵盖多种干预方案，这些方案包含不同类型的个

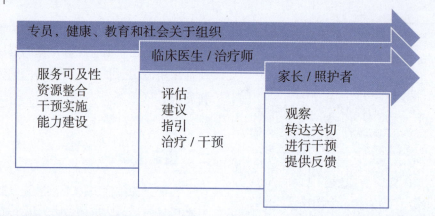

图 8.1 医疗保健干预措施需要家长或照护者、临床医生、委托机构和相关组织机构的参与，各自履行多项职责

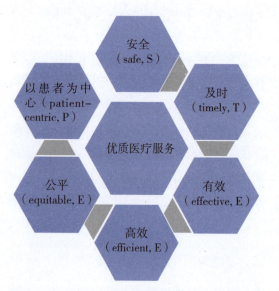

图 8.2 STEEEP：优质医疗服务的 6 个维度

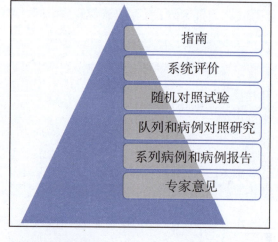

图 8.3 证据等级

体化干预措施，其持续时间和实施频率各不相同。此外，不同研究可能针对孤独症儿童的不同亚群，采用不同的评估工具测量不同的结局指标。这种临床与方法学的异质性使得文献评价和制定普适性建议变得困难。对于已证实能改善预后的干预措施，关键还需评估这种改善能持续多久——理想的干预应能带来持久或至少长期的获益。

一般而言，临床实践中应优先考虑行为干预而非药物干预，且药物治疗不应孤立进行，而应作为综合治疗方案的组成部分。与药物治疗类似，复杂的行为干预应由具备必要经验的专业人员实施或指导。这类干预措施的证据基础正在快速更新，可能导致 NICE 和 SIGN 等机构对现有建议进行修订。

干预措施可分为以下几类：针对孤独症核心特征的干预、挑战性行为干预、生活技能干预以及共患病干预。

（一）孤独症核心特征的干预措施

在社会心理干预方面，NICE 建议与父

母、照护者、老师或同伴一起制定与年龄相适应的、以游戏为基础的策略，以提高共同注意力、参与度和相互交流。

目前的证据显示，采用行为干预方法（如早期强化行为干预）、发展性方法（如个体发育差异）、自然发展行为干预及群体社交技能干预等模式都是有益的。重要的是要明白，试图改变某些特征对孤独症患者来说可能是无益或不愉快的，除了方便他们周围的人之外没有任何作用。重要的是要追问：这样做对谁有帮助，为什么有帮助。

（二）具有挑战性行为的干预措施

家长经常针对他们认为棘手的行为，或是提示孩子可能存在痛苦的行为而寻求咨询和建议。在处理这类情况时，应参照方框 8.3 中列出的原因，采取系统的评估来深入分析这些行为的潜在根源。这一过程可能需要多学科的综合评估，或者需要寻求其他专业人士或资深咨询师的协助与合作。

方框 8.3 评估挑战性行为时需考虑的潜在诱因 / 相关因素

- 沟通意图表达困难
- 共患躯体疾病（如耳痛、牙痛、未控制的哮喘）
- 共患精神障碍（如焦虑障碍）
- 共患神经发育障碍（如注意缺陷多动障碍 [ADHD]）
- 物理 / 社会环境问题
- 常规改变 / 情境变化 / 缺乏可预测性（如新学校 / 新教师）
- 发育期 / 青春期变化
- 剥削 / 虐待 / 欺凌
- 挑战性行为的无意强化

在排除明确的医学 / 心理健康或环境因素后，应进行功能性行为评估。需重点分析行为触发因素、发生规律、儿童潜在需求及行为后果，该评估结果将指导后续心理社会干预方案的制定。

社会心理干预应当采取系统化的方式执行，密切关注干预措施实施前后的行为变化。在实施过程中，应明确设定时间框架，确保所采取的策略得到各方的共识并持续应用。此外，干预的目标应聚焦于有效解决影响生活质量的问题，以达成适当且积极的结果。图 8.4 是一个非常简单的例子，说明了如何制定基本的干预措施。

（三）对生活技能的干预措施

对于孤独症儿童和青少年而言，提供必要的支持至关重要，这有助于他们制定切实可行的应对策略，从而更容易地获取日常生活不可或缺的服务，如公共交通、就业和休闲设施。正常人很容易就认为这些技能是理所当然的。例如，人们认为孤独症儿童会很容易掌握金钱和时间的概念，只是因为他们对数字有很好的掌握，但事实可能并非如此。

（四）对并存问题的干预措施

对于特定的精神健康和身体状况，包括神经发育状况，可能需要采取干预措施（有关精神健康和其他相关神经发育状况的详情，请参阅相关章节）。孤独症常见的症状包括睡眠困难（方框 8.4）和食物摄入量的减少。

挑食在儿童群体中相当普遍，但并非仅见于孤独症谱系障碍患者。若儿童能摄入各大类食物且生长发育良好，通常无需过度担忧。但出现以下情况时应寻求专业

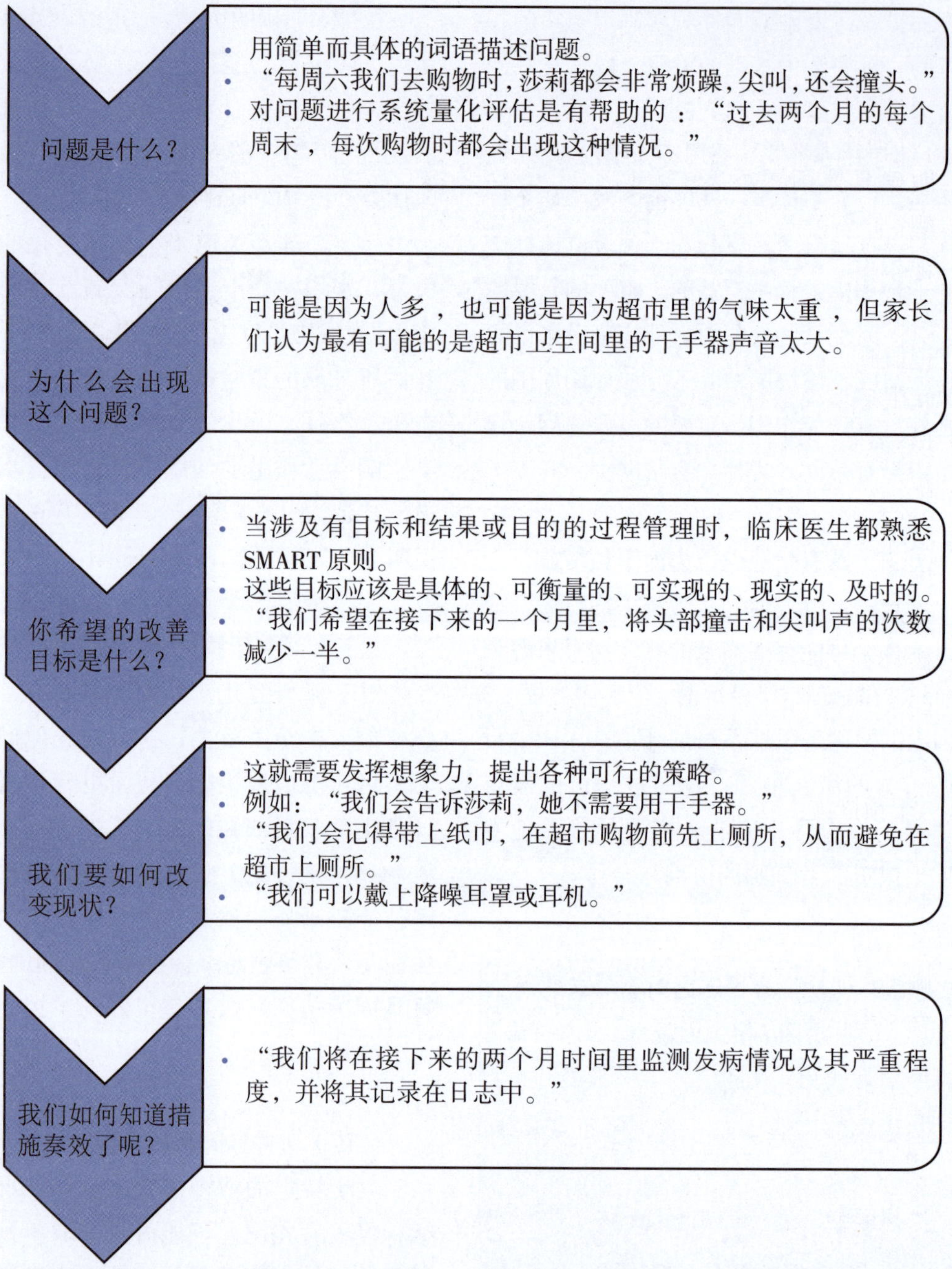

问题是什么？	• 用简单而具体的词语描述问题。 • "每周六我们去购物时，莎莉都会非常烦躁，尖叫，还会撞头。" • 对问题进行系统量化评估是有帮助的："过去两个月的每个周末，每次购物时都会出现这种情况。"
为什么会出现这个问题？	• 可能是因为人多，也可能是因为超市里的气味太重，但家长们认为最有可能的是超市卫生间里的干手器声音太大。
你希望的改善目标是什么？	• 当涉及有目标和结果或目的的过程管理时，临床医生都熟悉 SMART 原则。 • 这些目标应该是具体的、可衡量的、可实现的、现实的、及时的。 • "我们希望在接下来的一个月里，将头部撞击和尖叫声的次数减少一半。"
我们要如何改变现状？	• 这就需要发挥想象力，提出各种可行的策略。 • 例如："我们会告诉莎莉，她不需要用干手器。" • "我们会记得带上纸巾，在超市购物前先上厕所，从而避免在超市上厕所。" • "我们可以戴上降噪耳罩或耳机。"
我们如何知道措施奏效了呢？	• "我们将在接下来的两个月时间里监测发病情况及其严重程度，并将其记录在日志中。"

图 8.4 社会心理干预应该以系统的程序为基础，以提高成功的概率，从而确定干预的有效性。

建议：未达到基本饮食要求或回避特定食物类别的同时，并伴随以下任一特征：便秘或体重异常增减，龋齿，提示营养缺乏的行为 / 临床特征，误吸征象，因进食问题导致缺课或社交机会丧失。采用预防性策略对改善进食的相关问题行为具有积极意义，尤其在症状尚未严重化、不需要专业介入前实施效果更佳（方框 8.5）。

方框 8.4 孤独症儿童睡眠障碍的评估与干预方案

评估环节需重点关注以下方面：

- 明确具体问题类型：入睡延迟？早醒？夜间异常行为？日间嗜睡？
- 记录睡眠模式：日常作息规律、周末及假期表现（建议持续两周的睡眠日记监测）
- 睡眠环境评估：是否与父母合住？环境噪声水平？睡前电子设备使用情况？是否安装遮光窗帘？
- 日间活动量评估：体力活动与运动强度
- 身心健康状况筛查：疼痛、焦虑、应激状态、欺凌遭遇等
- 药物及饮食因素：兴奋剂类药物使用史、咖啡因摄入情况

干预措施：

- 优先处理评估中发现的可调控因素，制订个体化睡眠方案
- 当行为干预无效或睡眠问题已严重影响患儿 / 家庭功能时，应考虑药物干预（参见表 8.1）
- 根据临床指征转诊至睡眠专科，必要时提供短暂休息或临时护理。

方框 8.5 孤独症儿童进餐行为干预策略

- 规律性安排：固定进餐时间与场所
- 环境调整：提供适宜桌椅，营造安静舒适的进食环境
- 感觉刺激管理：减少无关感官干扰（背景音乐 / 电视需个体化评估）
- 社交支持策略：根据患儿需求选择同伴共餐或独立进餐
- 饮食多样性扩展：从已接受食物类别逐步引入新品种（如不同面包类型）
- 通用行为干预：运用视觉提示系统与正性强化技术
- 照护者情绪调控：避免表现出焦虑 / 紧张等负面情绪
- 渐进式目标设定：尝试微量新食物即视为治疗有进展

分。

应该是正确的药物，在恰当的时机，由正确的人给予合适的患儿。

在开始用药之前，必须评估药物针对的是什么病症或症状，从而选择适合患儿的药物（正确的药物）。不仅要对患儿的临床表现进行评估，还要对其更广泛的生活环境进行评估，包括学校和家庭的情况，以确定是否可以优先对这些方面进行调整（恰当的时机）。关键是要平衡药物治疗的利与弊，同时考虑儿童既往病史（合适的患儿），并确保儿童或患者和照护者讨论过并理解这些问题。重要的是，作为基线，要确定治疗要解决哪些目标症状。然后应制订计划，说明如何对儿童或青少年进行监控及如何管理药

四、儿童的药物干预方案

如前所述，药物治疗不能治愈孤独症，长期试验也未显示药物能改善孤独症的核心特征。因此，药物治疗仅适用于控制相关的精神和神经发育共病，或在中短期内解决特殊和严重的行为问题（或治疗癫痫等并存的疾病）。药物治疗不应单独使用，而应在必要时作为综合治疗方案的组成部

物。药物应该由具备相应资质的人（正确的人）开具，并参考适当的指南，如《英国国家处方集》（BNF）。

表 8.1 列出了一些对孤独症儿童的病症或问题有帮助和疗效的药物。

延伸阅读

Haroon, M. (2019). ABC of Autism. Chichester: Wiley.
Hirota, T. and King, B.H. (2023). Autism spectrum disorder. A review. JAMA 329 (2): 157–168.
National Institute for Health and Care Excellence (2011). Autism spectrum disorder in under 19s: recognition, referral, and diagnosis. NICE Guideline [CG128]. https://www.nice.org.uk/guidance/cg128

表 8.1 针对有额外医疗需求的孤独症儿童和青少年的有效药物

第二代抗精神病药 物，如阿立哌唑、利培酮	治疗 ADHD 的药物，如哌甲酯、托莫西汀	褪黑素
缓解易激惹症状和改善情绪失调： • 需充分告知患者 / 照护者可能出现的显著不良反应 • 用药 3 ~ 4 周后需进行疗效评估，若 6 周内未见效应立即停药 • 建立定期复诊制度，制定系统化监测方案，实施共享医疗管理模式 • 不得用于改善孤独症核心症状	对伴 ADHD 样症状的孤独症患儿具有明确疗效，循证医学证据支持哌甲酯与托莫西汀的临床应用（基于 meta 分析结果）： • 其他 ADHD 治疗药物在孤独症患者中的证据等级较低，需由具备相关临床经验的医生严格参照英国诊疗指南和英国国家处方集(BNF) 使用	需配合规律作息及睡眠卫生措施使用： • 适用于行为干预效果不佳或存在特殊临床需求的儿童及青少年患者 • 应在咨询具备相关专业知识的儿科医生或精神科医生后开始用药，用药期间需实施规范化监测，开处方者、护理人员和使用者都应该了解褪黑素的效果程度

第9章

成年人孤独症临床管理要点

概述

- 绝大多数在儿童期确诊的孤独症患者，在成年期仍符合诊断标准。
- 成人孤独症的诊断不足阻碍了其获取可改善生活质量及整体健康水平的支持服务。
- 孤独症的诊断需由合格专业人员通过临床评估完成，常规生物医学检测没有明确诊断的价值。
- 现已有多种心理、社会及医学干预措施，但需明确药物治疗并不能缓解孤独症的核心症状。
- 孤独症成人患者全职就业、独立驾驶及自主生活的概率显著低于普通人群，其自然与非自然原因导致的超额死亡率显著升高。

绝大多数在儿童/青少年期确诊的孤独症患者进入成年期后仍符合诊断标准，但有证据表明极少数个体随年龄增长可能不再满足诊断要求。这一现象的成因尚未完全阐明，可能涉及多重复杂因素：包括初诊或后续诊断的效度问题、个体确实随时间推移向神经典型性发展，或因其通过年龄增长和经验积累学会掩饰症状（见方框9.1）。但就大多数患者而言，孤独症的核心特征（社会交往与社会互动障碍，以及局限的、重复的行为模式与兴趣）持续存在——鉴于该病症的遗传学及神经生物学基础，这一现象符合发病机制。

孤独症定义为一种起病于童年期的神经发育障碍。然而，部分患者直至成年期才寻求诊断。造成早期漏诊的原因可能涉及多方面因素（方框9.2）。当成人期患者反思自身的神经多样性特质是否源于孤独症时，他们可能会追溯童年期存在的诸多孤独症特征性表现（参见前文章节及方框9.3）。其中部分个体可能长期存在孤独症相关疑虑；而另一些个体则可能因当前社会对孤独症认知度的提升，或通过相关研究及文化环境的接触后产生新的认识。无论何种情况，后续是否寻求诊断将受到以下因素影响：诊断服务的可及性（及经济成本）、对诊断结果社会认知的顾虑，以及对诊断获益的不确定性。因此，是否接受诊断并非简单的决策选择。

然而，未能获得孤独症诊断（该疾病在成人群体中存在诊断不足的现象）可能导致患者无法获得多元化的支持服务，进而影响其生活质量及健康相关结局。正式诊断可通过明确病因解释，为个体既往表现提供清晰

方框 9.1　M 的自述：关于孤独症、目光接触与掩饰行为

　　"我仍清楚记得青少年时期，一位同学直截了当地质问：'为什么和我说话时不看我？'当时我窘迫不已——虽然知道自己习惯性回避目光接触，但从未被当面指出。我玩笑般地搪塞说周围环境更吸引人，实则因持续的眼神交流令我感到'不适'。成年后这种感受依然存在，偶尔仍会造成社交困扰。但经年累月，我已通过自我训练在交谈时提醒自己保持短暂目光接触——或许这方法有效，抑或再未遇见那般敏锐的同学。颇具矛盾的是（或许并不奇怪），我对细微变化异常敏锐：新耳环、发型改变、发色轻微变化都难逃我的觉察。我并非主张改变本性迎合他人——当这些改变令你不适时，你理应被接纳。但就目光接触问题，这是我个人的应对策略。相信许多谱系个体都有类似经历，而这正揭示了诊断面临的特殊挑战：随着时间推移，这些娴熟的掩饰行为会巧妙掩盖核心症状。"

方框 9.2　孤独症儿童期漏诊的可能原因

- 医疗资源不足：如儿科／儿童和青少年心理健康服务机构 (CAMHS) 资源匮乏
- 家庭／儿童其他问题掩盖孤独症关注：如极端行为问题或儿童虐待等更紧迫状况
- 共病障碍影响：包括学习障碍、焦虑症、强迫症或遗传性疾病等
- 症状在儿童期并未显现出功能障碍：表现为"天使宝宝"或品学兼优的学生等
- 家族相似特征：儿童特质与家庭成员神经发育特征相似
- 代偿策略发展：儿童通过掩饰行为隐藏社交差异
- 历史认知局限：既往对孤独症的认识不足

的医学依据。但需注意的是，部分自认为神经多样性或孤独症的患者主张，实现自我认知与解惑并不必然需要经历复杂冗长的医学诊断流程。

一、成年人患孤独症的特征

　　就表现方面而言，成年人孤独症患者可能与青少年患者有许多相同的特征，不过，根据孤独症特征本身或智力、语言能力，有无综合征或其他合并症等因素，成年人的这些特征可能更微妙或更不明显。此外，成年人的生活和工作环境也可能对这些表现产生影响。

（一）社交沟通和社交互动困难

　　可能存在的特征范围很广，特定特征的缺失并不能排除诊断。同样，出现一些特征也并不意味着一个人就患有孤独症——诊断是基于临床评估，以确定"双重障碍"中的两个方面是否存在足够的特征。这些特征应从孩提时代起就以某种形式存在，并在生活领域或日常生活活动中引起显著问题。

　　有些女性可能特别善于伪装或掩盖自己的特征或刻意模仿公认的社会规范。她们也可能更容易将应对自身与众不同感或

方框 9.3　丽莎：在回忆中识别特征

"作为一名小学生，我很少与其他儿童接触。我做游戏的主要方式是重现我喜欢的动画片中的某些场景，而且我非常注重完全按照原著中的故事情节来演绎。当其他儿童找我一起玩时，我一般不会拒绝，但最终会因为他们试图改变故事情节或加入其他角色而感到不高兴，这导致我大多数时候选择自己跟自己玩。

中学时，我发现与女生交流相当困难。似乎有一些潜规则我一直都不明白。女生们一般都很好，但你必须凭直觉去了解她们对你的看法，如果有人不喜欢你，那为什么不喜欢你，你应该怎么做。在寻求合作时，你需要猜测是否可以接近某人。

另一方面，与男生的交流与合作则要容易得多。男生似乎对我不那么友好，但如果有人不喜欢你或你做错了什么，他们会让你知道，这让你更容易理解在需要时你可以接近谁，以及如何表现得恰如其分。"

对周围世界的感知过程内在化。

方框 9.4 至 9.6 描述了孤独症成年人可能出现的一些社交沟通和社交互动的特征。

需要强调的是（即便这看似显而易见），虽然这些差异会增加双向沟通障碍的发生倾向，但避免眼神接触、语气平淡或说话相对直率并不存在什么本质上的问题。孤独症患者遇到的很多困难都是感知问题，即神经典型人群是如何感知他们的。通常情况下，成年人（和年轻人）就诊的问题并不是差异本身，而是他们真实的自我不被接受所带来的

长期影响，以及污名化、刻板印象、歧视和社会边缘化带给他们的影响。

采用神经多样性视角将有助于理解这种社交沟通/互动困难：正常人群与神经发育障碍人群之间的交流障碍源于双向差异——这类似于西班牙语使用者与乌尔都语使用者在第三国偶遇并尝试交流时的情境（双方均无法认定自己的沟通方式才是唯一正确标准）。

（二）具有局限性、重复性的行为、兴趣或活动模式

在儿童早期或晚期出现的一些问题，到成年后可能会完全消失（许多刻板动作是儿童早期的典型特征，如旋转和拍打）。即使成年后仍存在，也可能被掩盖，只在特定的环境中（比如放松和在家时）才会表现出来，或者在压力大的时候才会显现。例如，在面对不确定因素时，他们可能会更加依赖严格的日常习惯来获得安全感，或者对原本不太引人注意的事物产生更浓厚的兴趣。表9.7 列出了成年孤独症患者可能出现的一些特征。

二、孤独症的评估和诊断

基本原则与儿童及青少年的评估诊断相似。需由专业团队实施综合性评估（包括病史采集与行为观察），并整合被评估者本人及其家庭成员、照料者或伴侣提供的证据。评估不仅应关注孤独症的核心特征，还需涉及儿童期发育历程、伴随的行为与功能问题、症状出现的具体情境（家庭、教育、职业及休闲环境）、共病的精神或躯体状况及其他神经发育障碍、自伤或伤人的潜在风险以及挑战性行为的存在与否。

方框 9.4　言语和非言语在使用与理解上的差异

- 手势可能会显得夸张，与谈话内容不符，或者与神经典型者的常规表现相比显得非常有限／甚至缺失。
- 社交凝视往往不同。由于父母或老师反复教导"与人交谈时要注视对方"，童年时典型的缺乏眼神接触的现象在成年后往往会消失，但眼神接触可能稍纵即逝或不太正常（由于缺乏社交本能，部分患者会计时／计算他们保持目光接触的时长，然后将目光移开，因为他们无法自然地做到这一点）。
- 面部表情可能不协调，如在讲述悲伤的故事时微笑／大笑、固定的咧嘴笑或无法表达自己心情的表情。
- 语调可能比神经典型者平缓，被描述为单调，或音调异常（高或低），或尽管生活在英国，但说话时可能带有美国口音（从迪斯尼电影中学来的）。
- 偶有不分场合开玩笑的情况，且可能难以理解某些幽默形式（当涉及非字面语言理解时尤为明显）。有时玩笑可能被误读为种族歧视或性别歧视等，但他们也可能对滑稽剧有出色的感知力，并擅长双关语和文字游戏。
- 理解讽刺与反语存在困难——可能按字面意义解读。这种字面化理解会引发其他问题，例如雇主讽刺性地说"你要是就打算做成这样，不如直接回家吧"，实则并非真要求其离开。
- 言语缺失或严重受限。部分孤独症患者选择不使用言语交流，或仅具备极有限的有效语言能力。在此情况下，绝不可低估其理解能力——不言语绝不意味着他们未准确理解你所表达的内容。

方框 9.5　成人孤独症患者可能存在的语言障碍

- 韵律异常：即缺乏能够传递意义的典型语调起伏，其声音变化可能被描述为类似计算机的机械模式。部分患者的语言表达习自电视或电影，因而其口音可能与其文化背景不符，显得突兀。
- 语言发展：医疗记录可能显示语言发展存在变异或延迟，但也可能完全正常甚至超前。成年后仍可能存在语言问题，即使语言发展未延迟，其言语运用仍显异常——例如在不必要的情境中使用异常复杂的语言，或反复出现与其智力水平不符的细微语法错误。
- 模仿言语（回声言语）：即重复他人话语。表现可能较细微，如仅重复对话者最后几个单词以示回应。可能伴随模仿动作（回声动作），即患者会复制互动对象的姿势或行为。
- 指代词误用：成人孤独症患者在自我指代时可能出现代词使用错误，例如用"他"或"她"替代"我"。
- 第三人称自我指代：患者可能以第三人称指代自己，即在自我表述时使用本名。研究提示这种现象可能不仅是语言问题，更与自我概念的形成有关。
- 其他语言异常：与精神分裂症等精神障碍中的言语紊乱存在诸多相似性，可能导致误诊。成人孤独症患者可能使用个人化术语或特殊词汇（新语症），其表达可能迂回冗长，以"实时解说"方式将每个想法言语化。

方框9.6　社交互动差异的临床表现

- 社交关系困难：患者可能难以建立并维持友谊。临床问诊时需关注其求学阶段的交友情况（如中小学及大学时期是否保持联系）、当前是否存在线下或线上互动好友。孤独症个体通常更易与同类群体建立联结。
- 常有校园被欺凌史。
- 社交信号理解障碍：表现为人际距离失当（如过度靠近）、无法感知倾听者的厌烦情绪或离场意图而持续发言。
- 他人意图与行为解读及预测困难。
- 社会性想象缺陷：对常规经验之外的情境构想困难（注：成年孤独症患者可能同时具有高度创造性）。
- 双重情感处理障碍：包括对他人的情绪识别或理解不足，以及自身情绪调节困难。
- 无意冒犯倾向：因社交认知差异导致（例如被询问着装意见时直言不讳）。需注意成年（尤其女性）患者可能通过习得性克制来避免此类社交失误。
- 神经典型情绪信号识别失败：难以察觉他人悲伤情绪，且因无法感知对方需求而未能提供安慰（并非共情缺乏，而是因为社交反馈机制障碍）。
- 非常规情绪表达和反应：如听闻噩耗时发笑。
- 情境解读异常。
- 个人事务管理与时间规划缺陷：此类执行功能问题可能进一步影响社交关系。
- 会话特征异常：表现为对话量贫乏、语言或内容非常规化、互动轮替模式非常规。

方框9.7　局限、重复的行为模式、兴趣或活动

- 刻板或局限的运动模式、物品使用或言语：部分成年患者虽不再排列玩具，但仍会排列其他物品，或在需要安抚时持续摇晃身体。可能出现特定短语的重复（如因某些词汇感觉"舒适"或有趣而重复），或使用特殊个人化表达。
- 对同一性、常规及仪式化行为或语言的强烈需求：孤独症患者通常缺乏灵活性，微小的变动或常规被打乱都可能导致他们明显的不适。例如，坚持固定通勤路线、停车位置，并以完全一致的方式问候他人，仅因偏好既定模式。
- 高度局限或固着的兴趣：表现为异常强烈的专注或看似特异的主题，如学术领域成为职业，或作为业余爱好；可能涉及物体（汽车）或理论（粒子物理学）。此类兴趣可能促使其在特定领域成为专家，但在社交互动中可能表现为过度冗长地谈论其热衷的话题。
- 感觉过敏或迟钝：可涉及任何感官。部分孤独症患者的痛觉阈异常，可能对他人无感的声响感到痛苦，或对特定触感、味觉、视觉刺激产生过度厌恶或愉悦反应。此类感觉异常可进一步影响其外在行为表现，甚至干扰其日常生活活动的参与。

学校报告等书面证据具有重要价值，标准化评估工具如 ADI-R、ADOS-2 或 DISCO 等均可辅助诊断（具体工具说明参见前文章节）。

NICE 指南指出，生物学检测、基因检测或神经影像学检查并非常规推荐项目。

三、干预措施

与儿童患者类似，建立有效的服务委托及照护体系至关重要，该体系需涵盖所有相关专业群体。同时，执行这些干预措施的专业人员须接受规范化培训。

如同针对孤独症儿童的治疗，成人患者的干预同样需要重视环境因素。包括确保个人空间、合理运用视觉支持工具、消除周边干扰要素（如噪声、照明条件、墙面与地毯的色彩图案搭配），以及科学设置评估时长。目前多数干预措施的疗效评

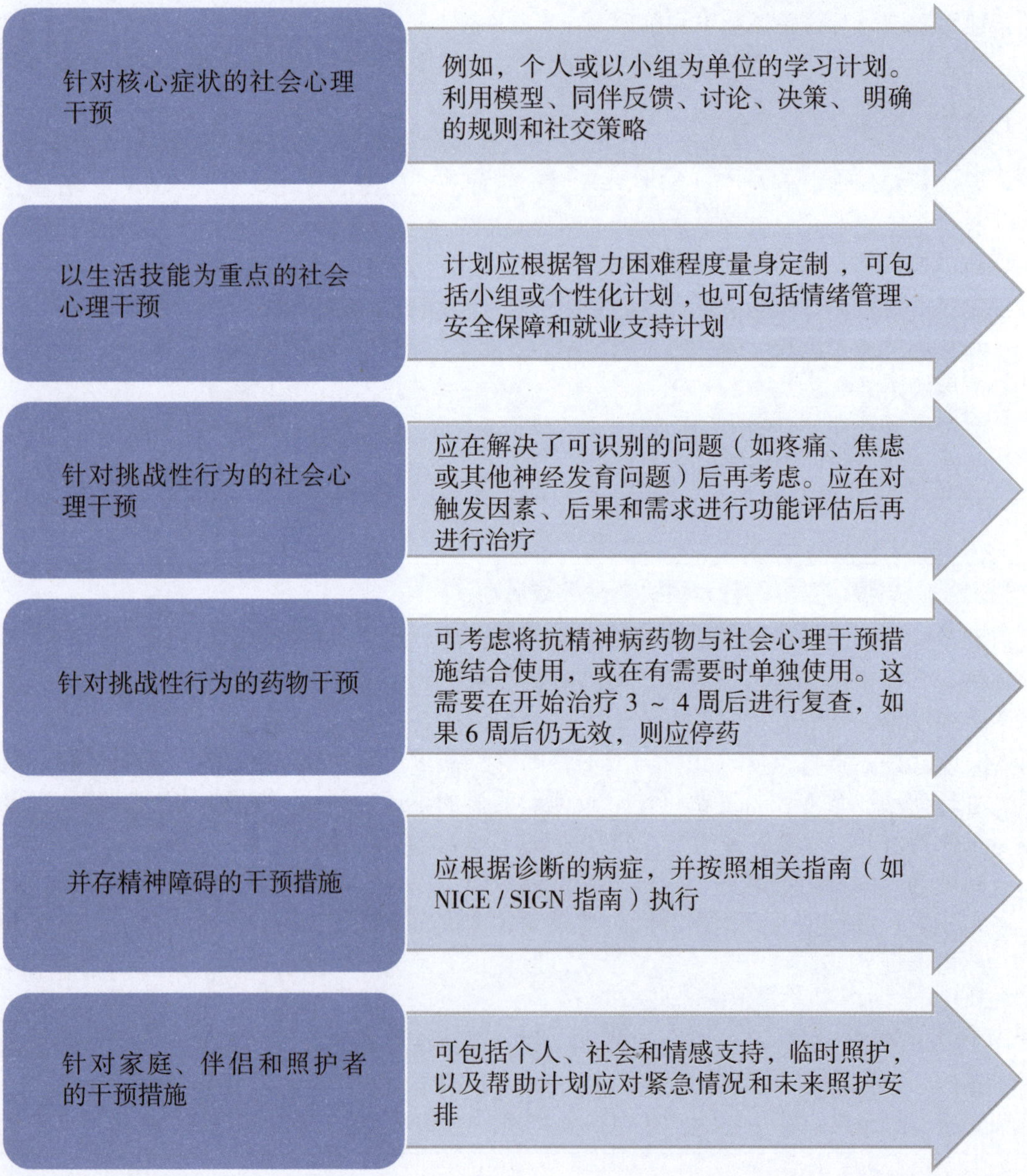

针对核心症状的社会心理干预	例如，个人或以小组为单位的学习计划。利用模型、同伴反馈、讨论、决策、明确的规则和社交策略
以生活技能为重点的社会心理干预	计划应根据智力困难程度量身定制，可包括小组或个性化计划，也可包括情绪管理、安全保障和就业支持计划
针对挑战性行为的社会心理干预	应在解决了可识别的问题（如疼痛、焦虑或其他神经发育问题）后再考虑。应在对触发因素、后果和需求进行功能评估后再进行治疗
针对挑战性行为的药物干预	可考虑将抗精神病药物与社会心理干预措施结合使用，或在有需要时单独使用。这需要在开始治疗 3 ~ 4 周后进行复查，如果 6 周后仍无效，则应停药
并存精神障碍的干预措施	应根据诊断的病症，并按照相关指南（如 NICE / SIGN 指南）执行
针对家庭、伴侣和照护者的干预措施	可包括个人、社会和情感支持，临时照护，以及帮助计划应对紧急情况和未来照护安排

图 9.1   有多种干预措施可供成年孤独症患者使用。这些干预措施应基于现有的最佳证据。鉴于孤独症表现形式广泛，且共病特征存在差异，尤其是智力障碍和心理健康状况方面的差异，并非每种干预措施都适用于每一个人，也并非每个人都需要所有的干预措施。需要注意的是，药物对孤独症的核心症状并无帮助。

NICE：是英国国家卫生与临床优化研究所；SIGN：苏格兰校际指南网络。

估仍存在困难，因其证据基础主要来源于儿童及青少年群体研究。

根据所要解决的问题，可以采取几种不同的干预措施。在英国，NICE 提供了进一步的指导。这些干预措施可能是针对孤独症的核心特征、挑战性行为或其他相关的合并症（身体、精神或神经发育）。应根据需求和能力评估确定干预措施。例如，方案是否合适会根据个人是否存在智力障碍以及对集体环境中的适应程度而有所不同（图 9.1 提供了更多细节）。虽然药物可用于治疗相关的医疗、精神和神经发育疾病或挑战性行为，但没有任何药物可缓解孤独症的核心特征。

四、孤独症患者的生活

儿童期的语言能力与认知功能通常是预测成年后独立生活能力及教育和就业结局的良好指标，但即便在此类能力较高的孤独症患者中，多数人回顾人生时仍会有未充分实现潜能的感受。统计显示，与神经发育正常人群相比，孤独症患者全职就业率、独立居住率及驾照持有率均显著偏低。尽管部分患者可能可以适应非全职工作或不开车的生活模式，这一差异仍揭示社会机会与结局的不平等性，其成因涉及生物学因素与社会环境因素的共同作用。

孤独症作为一种神经发育障碍，常共患其他疾病（如注意缺陷多动障碍、智力障碍等）。此外，成年患者可能合并多种精神及躯体健康问题（如癫痫、焦虑障碍、心境障碍等），这些问题可能影响长期健康的结局，并对日常生活功能造成限制。部分成年患者可能成长于不利环境，经历童年期不良事件（如在监护机构生活或创伤体验）。多数患者在成长过程中长期遭受误解、污名化、歧视及欺凌（跨多种社会环境），这些负面经历可能持续影响其生活，并成为诱发心理健康问题的重要风险因素。

研究一致表明，孤独症患者早逝的可能性更高。一项研究表明，孤独症患者平均可能比普通人早逝 16 年，而同时孤独症和学习障碍的患者平均可能早逝 30 年。2022 年对 12 项研究进行的 Meta 分析发现，孤独症患者的全因死亡率在男女两性中均有所增加，风险比为 2.37（95% 置信区间[CI]1.97 ～ 2.85）。研究指出，孤独症患者死于"自然"和"非自然"原因的人数都有所增加。其他一些研究也注意到孤独症与非自然死亡之间的联系，发现孤独症患者的自杀率高于普通人群。

五、结论

要全面支持孤独症成人患者及其家庭照料者，缓解因社会边缘化、医疗资源获取困难以及身心健康问题带来的挑战，还有许多工作亟待解决。这些问题的应对并非仅靠医疗体系（图 9.2）——尽管早期诊断与健康问题治疗、获得适当干预措施至关重要，但同样重要的还包括在教育机构（中小学、大学及职业学院）和职场中获得合理调整（家庭环境中的灵活适配也不可或缺）。部分解决之道还在于全社会对孤独症形成更准确的理解与认知：明辨其本质与误区。此外，建立完善的支援体系同样关键，这不仅需要相关组织的努力，更离不开每个患者的参与（方框 9.8）。

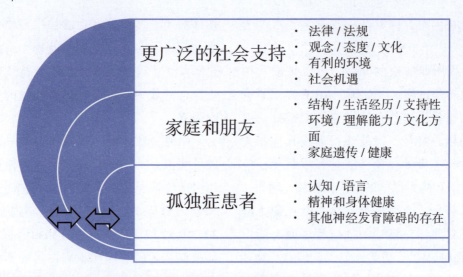

图 9.2 虽然语言能力和认知功能被视为预测孤独症谱系障碍患者独立生活能力、良好教育成效及就业前景的重要指标，但每个个体实现充实生活的潜能最大化可能受多重因素影响。这既涉及先天因素（如共病的精神健康状况和身体健康问题——这些本身可能受护理质量或欺凌经历等环境因素影响），也与社会支持性环境特征相关（例如生活环境的稳定性和可预测性），而后者往往与家庭成员的经历存在交互作用（此类经历又受到遗传与环境因素的共同塑造）。更广泛的社会维度同样会产生显著影响，包括法律法规、社会态度、学校及职场等支持性环境的建设水平，以及社会整体提供的机遇——这些要素存在跨国差异，并始终受到政治体制、经济发展水平和科技进步程度的制约。

方框 9.8 关于友谊

"我不想一概而论，但我不认为我要说的是'n = 1 的个例现象'。孤独症患者在交友方面可能会遇到困难，尤其是与神经典型的人交友。即使他们能够交到朋友，但是数量也不多。不过数量 ≠ 质量，不是吗？这并不是说友谊对我们不重要，恰恰相反，它很重要。

我不得不说，自从和另一名孤独症患者交朋友后，我发现友谊对我来说是多么重要。这有益于我的身心健康，是我寻找和发展兴趣的渠道，也是我与志同道合的人讨论重要问题的渠道。当然，我和其他人一样爱我的家人，但当你遇到一个有着如此多相同的经历（'你也有这样的经历？我怎么一点都不惊讶！'）、有着和你一样想法的人，并让你意识到自己并不是陌生宇宙中的一个 n = 1 的个例事件，一切都顺理成章了。"

延伸阅读

Catala-Lopez, F., Hutton, B., Page, M.J. et al. (2022). Mortality in persons with autism spectrum disorder or attention-deficit/hyperactivity disorder a systematic review and meta-analysis. JAMA Pediatrics 176 (4): e216401. https://doi.org/10.1001/jamapediatrics.2021.6401

Haroon, M. (2019). ABC of Autism. Chichester: Wiley.

Hirota, T. (2023). Autism spectrum disorder. A review. JAMA 329 (2): 157–168. https://doi.org/10.1001/jama.2022.23661.

Kölves, K., Fitzgerald, C., Nordentoft, M. et al. (2021). Assessment of suicidal behaviors among individuals with autism spectrum disorder in Denmark. JAMA Network Open 4 (1): e2033565. https://doi.org/10.1001/jamanetworkopen.2020.33565.

National Institute for Health and Care Excellence (2011). Autism spectrum disorder in under 19s: recognition, referral, and diagnosis. NICE guideline [CG128]. https://www.nice.org.uk/guidance/cg128

O'Nions, E. (2023). Autism in England: assessing underdiagnosis in a population-based cohort study of prospectively collected primary care data. Lancet Regional Health – Europe 29: 100626.

Pickles, P., McCauley, J.B., Pepa, L.A. et al. (2020). The adult outcome of children referred for autism: typology and prediction from childhood. Journal of Child Psychology and Psychiatry 61 (7): 760–767. https://doi.org/10.1111/jcpp.13180.

第 10 章

智力发育障碍概述

概述

- 智力发育障碍（IDDs）是一类发生于大脑发育阶段的疾病，其特征表现为智力功能和适应功能/行为表现受损。
- 在智力发育障碍显现前或同时，患儿可能表现出全面发育迟缓。
- 该障碍可能由先天性生物/遗传因素、环境因素或二者交互作用所致。

智力发育障碍（IDD）是指发生在大脑发育期（出生后至少持续 2 年）的疾病（方框 10.1）。可影响智力和适应功能及行为表现（方框 10.2）。

患有智力发育障碍的儿童可能会在智力发育水平和适应功能尚未得到准确判断之前就出现全面发育迟缓（但并非所有病例均如此）。所谓全面发育迟缓，是指 5 岁以下儿童在以下两个或多个领域出现明显的发育迟缓，包括粗大和精细运动功能、言语/语言功能和个人/社交功能。表 10.1 举例说明了典型的发育阶段性特点。值得注意的是，正常发育水平的范围可能很大。例如，有些发育正常的情况，儿童可能要 18 个月大时才会迈出第一步，因此，不符合表 10.1 中的参数未必一定异常。

随着年龄的增长，儿童开始上学，到了可以对智力进行测试的年龄，持续存在全面发育迟缓的儿童应该被诊断为智力发育障碍（临床可能存在漏诊）。当全面发育迟缓的诊断转为智力发育障碍时，应及时告知儿童的父母或照护者，以便他们获得适当的信息和支持。一般来说，在许多其他发育领域有更严重发育迟缓的儿童，更有可能被诊断为智力发育障碍。如果发育迟缓的程度较轻，受影响的发育领域较少，则不一定会被诊断为智力发育障碍。

在一些国家，"智力发育障碍"和"智

表 10.1 运动、言语/语言和个人/社会的典型发育参数

年龄	运动表现	言语/语言	个人/社会
6个月	前后翻滚 手掌能抓握	单音节的咿呀学语	对陌生人都很友好 能专心地玩玩具
1岁	迈出第一步 学会钳形抓握	能听懂简单的指令 能说出几个词语	挥手说拜拜 会用有盖的杯子喝水
2岁	会跑 模仿画出垂直线	将两个词组合表述 遵循两步指令	与其他孩子平行玩耍（无互动） 自己玩简单的装扮游戏
3岁	双脚交替上楼梯 会画圆	问"什么""哪里""谁"类型的问题 能数到10	与其他儿童一起做装扮游戏
4岁	单脚跳 会画"十"字	能数到20 理解简单的笑话	喜欢玩假扮游戏 关心受挫的同伴
5岁	沿直线行走 能画正方形（5岁半时能画三角形）	能说出姓名、年龄、生日，也许还能说出住址 语言表达流利 使用抽象词语	独自穿脱衣服

方框 10.2 智力和适应功能的示例

智力功能/表现（应以临床评估为基础，同时参考标准化常模参照智力测验结果）：

- 信息处理能力
- 事实性知识学习
- 经验学习（将规则迁移至新情境的能力）
- 推理与演绎能力
- 抽象概念学习

适应功能/表现（需综合评估家庭、学校、职场及社交场所等多领域表现）：

- 自理技能：包括洗漱、穿衣、进食、识读时间及货币使用
- 言语与非言语沟通能力
- 社交参与度：含建立及维持友谊关系的能力

方框 10.3 术语

学习障碍是指整体性智力功能和适应功能的受损。

学习困难（learning difficulty）非正式地指在某一特定学习领域存在的具体困难，但整体智力和功能并未受损。正式来说，这被归类为"特定学习障碍"。例子包括：

- 阅读障碍（以阅读和拼写方面的特殊困难为特征）。
- 计算障碍（以理解数字和计算困难为特征）。
- 书写障碍（以书写和组织语言困难为特征）。

力障碍"与"学习障碍"同义。这些术语已经取代了"智力迟滞"，后者现在被认为是贬义词。然而，不同的教育和医疗机构使用的术语不尽相同，"学习障碍"和"学习困难"之间可能存在混淆（方框 10.3）。

据估计，英国有2.7%的学龄儿童和2.17%的成年人患有智力发育障碍，而5岁或5岁以下的儿童中有1%~3%患有全面发育迟缓。

智力发育障碍的严重程度可分为轻度、

中度、重度和极重度（表 10.2）。

需注意的是，虽然该分级系统可大致反映患者的潜在能力水平，但每个个体都具有独特的优势与需求（参见表 10.4）。实际上，当前在评估智力发育障碍严重程度时，临床实践越来越强调适应功能水平而非智商（IQ）测试结果。这种评估方式更具临床价值，因为专业人员进行详细智商测试的时间有限，通过理解患者的功能水平能更准确判断其所需支持强度及实际能力，但是在智商区间低值段，测试结果的准确性会显著降低。

病因

智力发育迟缓的病因是多因素的，包括先天、遗传、医疗和环境因素对大脑正常发育和功能的破坏。在许多病例中，尤其是轻度智力发育迟缓的患者，可能无法确定病因。出现这种情况的原因可能是潜在的遗传病尚未被发现并在文献中有所描述，也可能是短暂的环境污染无法再检测所导致的。

一般来说，智力发育障碍的病因可根据致病因素发生的时间进行分类：产前、围产期或产后（表 10.3）。

虽然酒精是公认的神经发育障碍的病

表 10.2　不同严重程度的智力发育障碍的特征

严重性	占智力发育障碍总人口的比例（%）	智商（IQ）范围	大致的适应能力
轻度	85	50～69	智力障碍可能比较隐蔽，在儿童时期可能会被漏诊；可能在学业上有困难；能保持基本社交关系；日常生活技能仅需少量支持，如刷牙、洗漱、穿衣服；成年后，可能能够独立生活或只需要最低限度的支持
中度	10	35～49	语言和沟通能力通常足以表达他们的需求；可以学习一些日常生活技能；成年后，会需要不同程度的支持
重度	3～4	20～34	可能有严重的语言发育迟缓，与他人沟通有困难；精细和粗大运动功能可能明显受损；可能能够在监督下完成简单的任务，但成年后可能需要持续的支持
极重度	1～2	<20	严重的沟通障碍；可能难以表达自己的需求；通常伴有行动受限、大小便失禁和非常有限的自理能力；成年后需要持续的照护和支持；可能会出现听力和（或）视力损伤和癫痫

方框 10.4　临床提示

在与可能患有智力发育障碍的儿童沟通时，不要对他们的接受和表达交流的水平做出预判。他们能理解的可能比他们能表达的要多。临床医生应调整自己的沟通方式，确保能与患儿（而不仅仅是其家人 / 照护者）交谈，并让他们参与咨询。

表 10.3 按发生时间分类的智力发育障碍

	示例
产前因素	染色体及遗传异常：唐氏综合征（21 三体）、脆性 X 染色体综合征、拷贝数变异 代谢 / 酶缺陷疾病：如苯丙酮尿症、莱施 - 奈恩综合征 神经皮肤综合征：神经纤维瘤病、结节性硬化症 非遗传性先天畸形：小头畸形、脑积水 先天性感染：TORCH 感染（弓形虫病、风疹、巨细胞病毒、单纯疱疹及带状疱疹病毒）、寨卡病毒、梅毒 先天性甲状腺功能减退症 妊娠期物质滥用（如酒精） 致畸物暴露：如处方药物（丙戊酸钠）、铅、辐射
围产期因素	早产相关并发症：脑室内出血、高胆红素血症 产伤：如缺氧缺血性脑病 感染
产后因素	感染：如脑膜炎、脑炎 代谢异常：低血糖、高胆红素血症 创伤：意外或非意外性颅脑损伤 环境毒素暴露：铅、汞 缺氧：溺水 / 濒临溺水 严重忽视

因，但胎儿酒精谱系障碍或 DSM 术语中的"产前酒精暴露相关神经行为障碍"尚未被 DSM-5-TR 归类于特定疾病的诊断类别。然而，作为一种日益被认可的，具有神经发育 / 行为后果的障碍，有可能被 DSM 归类为神经发育障碍（NDD），该疾病将在第 24 章中进行讨论。

严重的忽视也会导致儿童缺乏学习机会，例如生活在大型孤儿托管机构中的儿童，他们很少与外界接触，这可能是造成智力发育障碍的一个可逆的原因。以前曾有研究表明，从这类机构转到家中并得到充分照顾和支持的儿童，20 年后智商会比仍生活在机构中的同龄人高。

当儿童出现可能的智力发育障碍时，需要进行全面的评估，以确定致病因素，从而使儿童及其家人 / 照护者能够了解预后，考虑对其他家庭成员进行基因检测，并获得适当的支持，包括同伴的支持。需注意的是，IDD 的病因学因素是多方面的，这进一步强调了 IDD 疑似患儿接受系统评估的必要性。

延伸阅读

American Psychiatric Association (2022). Diagnostic and Statistical Manual of Mental Disorders, 5e. Text Revision. Washington, DC: American Psychiatric Association Pusblishing.

Sharma, A. and Cockerill, H. (2014). From Birth to Five Years, 4e. Abingdon: Routledge.

第 11 章

儿童和青少年智力发育障碍的评估与诊断

概述

- 疑似患有智力发育障碍（IDD）的儿童可能会在许多不同的环境场景中被发现，包括医疗和教育机构。
- 确认智力发育障碍的存在及其潜在原因，对于确保儿童能够及时获得所需支持以充分发挥其潜能、提供准确的预后信息，以及为家庭提供必要的支持，具有至关重要的意义。
- 详细的病史和临床检查是诊断评估的关键。
- 认知评估包括测试智力功能和适应功能。
- 基因检测可用于确定智力发育障碍的具体病因。

在英国，疑似患有智力发育障碍（IDD）[或 5 岁以下儿童的全面发育迟缓（GDD）]的儿童可能首次就诊于许多不同的临床环境中。家长、健康访视员或托儿所（学校）的老师可能会有疑虑，从而把他们转介给全科医生。此后，患儿们可能会被专门研究发育迟缓 / 神经发育障碍的社区儿科医生或有相关专长的普通儿科医生、临床遗传学家或儿童和青少年精神科医生诊治。许多其他专科医生，可能以前就参与过，也可能同时参与诊治，这取决于儿童就诊的时间和其他共病问题（方框 11.1）。部分病例产前问题也可能存在（方框 11.2）。

儿童全面发育迟缓的诊断标准是在两个或两个以上的发育领域，包括言语和语言、精细和粗大运动功能、认知能力或日常生活活动方面出现明显的发育迟缓。这是针对 5 岁以下儿童的诊断。在某些情况下，全面发育迟缓可能是轻微的和一过性的。然而，全面发育迟缓可能预示着将来会被诊断为智力发育障碍。重要的是，要让家长清楚地认识到，在幼儿期作出的患有全面发育迟缓的诊断日后可能会被视为患有智力发育障碍，但也可能不会，这对儿童及其家人可获得的支持具有重要影响。有些服务可能是专门为智力发育障碍患者提供的，但家长可能没有意识到他们的儿童在幼儿期被诊断为全面发育迟缓也会被视为智力发育障碍。根据患儿的能力程度，他们可能未接受标准化认知测试。若未实施此类评估，则在判断儿童（或成年后）是否符合 IDD 分类时可能存在困难。

一、临床评估

对患儿的评估可涵盖多个方面，通常包括（可能在多次评估中完成）：确定是否符合智力发育障碍（IDD）的诊断标准，排除/纳入其他鉴别诊断，探查潜在病因，评估患儿功能状态及其他共患病、医学/社会问题的存在与否（图11.1）。评估过程可能存在较大个体差异。需特别注意的是，评估不应仅关注患儿本身，还需将其置于特定环境（如家庭、学校、学院或工作场所）中综合考量。不同环境可能产生特定需求。IDD/GDD患儿往往是社会中最脆弱的群体之一，其父母或照护者及兄弟姐妹通常同样脆弱。这种情况有时可能引发对忽视问题及儿童或青少年福利的担忧。

二、病史采集

从父母或照护者处获取详细病史是至关重要的第一步（见图11.2）。通常还需结合临床记录中的信息进行补充，这对年长患儿

（因记忆模糊）或被照管/收养的儿童尤为重要。在此类情况下，养父母可能仅掌握有限的背景信息，此时可能需要联系社会服务机构获取更多资料。

需预留充足时间用于收集这些信息，并应特别注意：鉴于此类疾病的遗传基础，父母自身可能存在信息记忆和沟通表达的困难。应重点询问的相关领域详见方框11.3。

三、检查

对儿童进行检查是下一个重要步骤。在新型冠状病毒（Covid-19）大流行之后，在

方框 11.1　可能参与调查患有智力发育障碍/全面发育迟缓儿童的专业人员

- 健康访视员
- 全科医生
- 社区儿科医生
- 普通儿科医生
- 儿童精神科医生
- 神经科医生
- 遗传学家
- 新生儿科医生
- 言语和语言治疗师
- 物理治疗师
- 作业治疗师
- 营养师
- 临床心理学家
- 教育心理学家

方框 11.2　产前筛查与智力发育障碍

在一些国家，常规产前筛查用于评估与智力发育障碍相关的特定病症的风险。在英格兰，怀孕 10 ~ 14 周，可通过超声进行颈项透明层检查，并结合血液检测，筛查出以下疾病：

- 唐氏综合征（21- 三体综合征）
- 爱德华兹（Edwards）综合征（18- 三体综合征）
- 帕陶（Patau）综合征（13- 三体综合征）

患者可以选择对其中一种或多种疾病进行筛查，也可以不进行筛查。

如果检查结果显示罹患其中一种疾病的风险较高，则需要进一步的检查，包括羊膜穿刺术和绒毛取样。如果这些诊断检测证实存在唐氏综合征、爱德华兹综合征或帕陶综合征，孕妇可能会面临是继续妊娠还是终止妊娠的艰难抉择。

产前筛查这些疾病是有争议的，重要的是父母能够获得关于预后的公正信息。

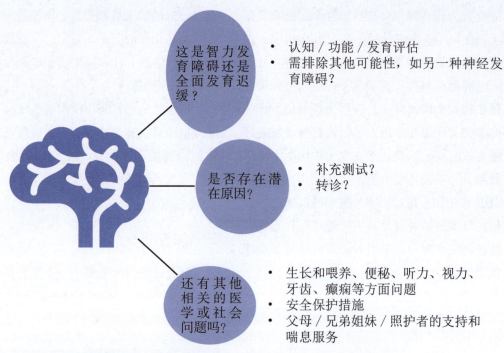

图 11.1　智力发育障碍 / 全面发育迟缓儿童 / 青少年的评估涉及多个不同方面

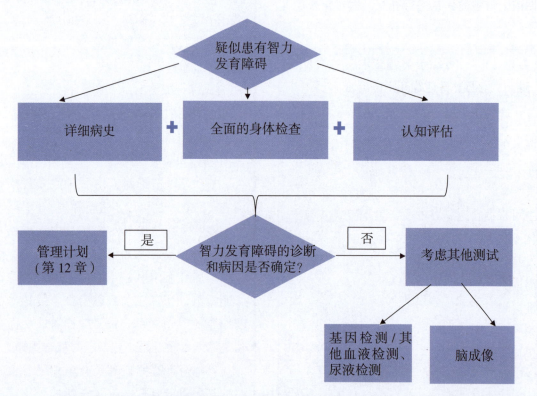

图 11.2　对可能患有智力发育障碍的儿童 / 青少年进行诊断评估的步骤。在对儿童进行评估时，可能需要根据委托安排和临床表现采取一定程度上灵活性和实用性的方法

这个视频会诊时代，值得思考的是通过视频会诊可以获得哪些效率的提升，同时又会失去哪些关键要素。

儿童的身体检查应当根据其个人需求与能力进行个性化定制，并且在执行过程中需要细致入微、充满同情心。一开始采取"非接触式"的方法，在对儿童治疗之前，通过观察儿童的行为和外表来收集尽可能多的信息，这一点很有必要。与儿童进行有效沟通同样至关重要，这不仅有助于安抚他们的情绪，让他们有参与感，而且对儿童的诊断也大有裨益。儿童往往能对自己的情况提供独到的见解，我们不应因误认为患有智力发育障碍的儿童无法提供有价值的信息而忽视他们的声音。临床医生或许需要调整沟通方式，比如使用简洁明了的语句，并给予儿童充足的时间，让他们用自己擅长的方式做出回应。应鼓励照护者携带任何有助于沟通的资料（如照片或符号）来就诊，临床医生应为就诊留出充足的时间。

进行全面体格检查以寻找潜在疾病的症状和体征（方框 11.4）固然重要，但发育／认知评估同样关键。医生通常不会进行非常深入的正式认知测试——这往往是教育或临床心理学家的专长领域，不过许多标准化发育测试也能在一定程度上评估认知能力。医生可根据普遍认可的发育里程碑或采用标准化工具（如《技能发育进度表》《格里菲斯发育评估量表第三版》）进行发育评估。但需谨记，"正常"发育的界定存在很大变异性。例如，虽然儿童通常在 12 月龄时迈出第一步，但若到 18 月龄才实现这一里程碑仍属正常范围。

对智力发育障碍（IDD）的诊断常需采取务实态度：既要考虑儿童／青少年的最佳利益，也要权衡现有信息和评估工具的完备

程度。采用此种诊断方法时，建议在病历中予以明确记录。

四、认知和适应功能评估

认知测试用于评估儿童与同年龄发育正常儿童相比的智力功能。在英国，韦氏儿童智力量表（WISC）被普遍使用，它可以对儿童的整体智商（IQ）进行评估。评估包括言语理解、视觉空间技能、工作记忆、问题解决和推理能力。重要的是，进行认知测试的临床医生要考虑任何听力或视力障碍因素。

与正常发育的同龄儿童相比，还需要对适应功能进行评估，以评估儿童进行日常活动的能力，例如自己穿衣服、自己吃饭和交流。

在解读这些测试结果时，临床医生需要审慎评估，探究其中发现的任何异常是否可归因于学习障碍。为实现这一目的，常需要启动跨学科的全面评估流程，旨在排除诸如注意力缺陷多动障碍（ADHD）、孤独症谱系障碍等其他神经发育障碍，以及语言障碍等，这些均可能是导致认知与适应功能测试表现不佳的潜在非学习障碍因素。

五、附加检查

在过度调查和调查不足之间需要取得平衡。检查手段可能具有侵入性，给患者带来不适；同时，伴随着显著的经济负担和时间消耗。此外，调查结果的不确定性也是一大挑战，假阳性结果可能引发一系列不必要的额外检查；但如果不能作出诊断，儿童或青少年可能因未能及时确诊而错失治疗良机或获得适宜的支持资源，无法获得与病情相关

方框 11.3　询问病史的相关方面

家族史
- 有无智力发育障碍 / 全面发育迟缓和其他神经发育障碍或遗传综合征的家族史
- 家族成员是否有就读特殊教育学校
- 近亲婚配史
- 母亲是否有反复流产、出生缺陷、婴儿死亡的病史

家庭组成
- 有无社会服务机构介入和监护（如收养和抚养）的经历
- 童年是否被忽视

产前史
- 受孕情况
- 多胎妊娠情况
- 筛查问题
- 母婴健康
- 药物使用情况（酒精，香烟，其他消遣性毒品和处方药如丙戊酸钠）
- 感染情况，如先天性风疹

出生史
- 早产
- 宫内生长发育和出生测量数据
- 有无窒息 / 败血症的证据，如 Apgar 评分、产妇 / 新生儿热病
- 新生儿常规筛查中有无代谢紊乱的证据
- 在特别护理婴儿病房 / 重症监护病房入住的时长及原因
- 机械通气？
- 并发症？
- 扫描结果？

发育史
- 发育里程碑达成情况
- 特异性发育模式
- 发育进程轨迹
- 发育里程碑延迟征象
- 发育退行性表现

特定系统病史和既往病史
- 神经系统问题
- 脑损伤，如意外或非意外头部受伤造成的脑损伤
- 癫痫
- 协调问题或运动问题，如运动障碍、脑瘫等
- 听觉 / 视觉问题
- 其他系统的症状：心血管、呼吸、胃肠、肌肉骨骼
- 生长、营养、睡眠、肠道和膀胱问题
- 手术 / 其他重大疾病（感染性疾病，如脑膜炎、脑炎）
- 其他神经发育障碍，如孤独症谱系障碍、注意缺陷多动障碍
- 用药史

教育
- 幼儿园阶段的异常表现
- 学业成就
- 现有的支持体系（如教育、保健和照护计划）

方框 11.4 相关检查方面

- 身高 / 体重 / 头围（与之前的测量结果对比）
- 头部 / 面部：面部畸形特征和颅骨形状；眼睛、耳朵、牙齿、鼻子、人中、上唇、内眦赘皮、上颚
- 骨骼结构：手、手指（潜在的骨骼问题）、指甲、掌纹、四肢、脊柱和肋骨
- 皮肤：神经皮肤损伤的迹象
- 心血管系统：心音、股动脉搏动、血压和脉搏
- 呼吸系统：有潜在畸形的迹象；有呼吸系统受损的迹象
- 腹部：器官（肝、脾、肾）肿大的迹象；肛门、疝孔、生殖器
- 神经学：音调、力量、反射、协调性、步态、感官；癫痫 / 异常运动
- 发育：通常与发育史同步进行；评估当前的发育状况；未能实现预期的进展？退化？
- 神经发育：有证据表明患有孤独症、注意缺陷多动障碍、妥瑞氏症等其他神经发育疾病

方框 11.5 智力发育障碍的一线检查

血液
- 全血细胞计数
- 铁蛋白
- 尿素和电解质
- 钙
- 磷酸盐
- 肝功能
- 碱性磷酸酶
- 尿酸
- 肌酸激酶
- 氨基酸
- 甲状腺功能
- 乳酸
- 超长链脂肪酸
- 酰基肉碱
- 转铁蛋白异构体

尿液
- 有机酸
- 氨基酸
- 糖胺聚糖和寡糖
- 唾液酸
- 亚硫酸盐

遗传学
- 染色体微阵列

放射学
- 磁共振成像（MRI）

的信息（如预后诊断），家庭成员也可能因此错失关键的遗传咨询机会。

不同地区所做的基线检测会有一定的差异，目前关于最佳基线检测方法的争论还在持续；随着更精细的基因检测变得更便宜、更快捷，基线检测方法也会随之改变。方框 11.5 列出了一些可能的基线检测项目作为参考；但更为具体和专业化的建议应来源于当地、区域或国家层面的专业指南，或直接咨询相关领域的临床医生。还应根据具体情况有针对性地进行检测，并以临床专业知识为指导。如果母亲有明确的先兆子痫病史或紧急剖宫产史，且在出生时虽经复苏但未见畸形或其他特定疾病征象的患儿，那么对其进行大量基因检查可能没有什么意义。

较少见的情况是，患有全面发育迟缓或智力发育障碍的儿童可能有临床特征或家族史表明患有某种特定的疾病。在这种情况下，更具体的基因检测会有所帮助——尽管这很可能是基因检测组合的一部分（见表 11.1）。

目前最有用的基因检测方法是染色体微阵列，据报道其诊断率为 10% ~ 12%。然而，这项技术的应用面临着几个显著的局限性。其中之一是可能识别出那些目前科学界意义未明的变异（VOUS），这给解释工作带来

表 11.1   具有特殊临床特征的智力发育障碍的特定基因检测实例

综合征	临床特征	受影响的特定基因
脆性 X 染色体综合征	长脸、前额突出、耳朵大、巨睾丸症	*FMR1*
科妮莉亚·德·朗格综合征	身材矮小、浓眉或连眉（眉间融合）、鼻子短而上翘、少指畸形（缺少一个或多个手指）、先天性膈疝，基于临床特征的评分系统判断是否需要进行基因检测	*NIPBL, SMC1A, SMC3, RAD21, BRD4, HDAC8, ANKRD11*
结节性硬化症	灰叶斑、皮脂腺瘤、鲨革斑块、纤维瘤、癫痫、心脏横纹肌瘤、良性肾错构瘤、牙釉质中的多发性凹陷	*TSC1, TSC2*
科芬－劳里（Coffin-Lowry）综合征	身材矮小、睑裂下斜、鼻梁扁平、手指短而细、额头突出	*RSK2*
雷特（Rett）综合征	发育正常，然后肌张力低下和失语；有目的地使用手和刻板的手部动作；步态异常	*MECP2*

困扰，此外染色体微阵列检测还可能偶然揭露一些与当前病症不直接相关的变异，这种"意外发现"可能引发复杂的伦理考量，例如发现一种使携带者易患痴呆症的基因。

基因检测的范围正在扩大，包括基因组检测、全基因组检测和外显子组测序。在特殊情况下，例如不明原因的全面发育迟缓或智力发育障碍病例，尤其是表现为中度至极重度且微阵列检测结果为阴性时，可能需要考虑进行这些基因检测（详见第 30 章）。

全基因组和外显子组测序通常由儿科、神经科或临床遗传学的临床医生进行。理想情况下，应该对儿童及其生母和生父进行检测，但如果无法做到这一点，如被收养的儿童，可以仅对儿童本身的单个样本进行检测。与染色体微阵列一样，由于可能会对受试者及其家庭造成影响，因此，对所有接受测序的个体进行全面的、细致

的咨询是不可或缺的。参与检测的家庭可能需要专业支持，以了解有关变异表达的可变性，以及环境因素如何影响基因型与表型之间关联的影响。随着对遗传变异及其与特定疾病关联认识的不断深入，遗传检测结果对个体及其家族的意义可能需要长期动态评估。这意味着，原本期待通过遗传检测明确 IDD 病因及预后的家庭，可能不得不面临长期的诊断不确定性。

影像学检查的选择同样需要审慎考量。虽然磁共振成像（MRI）具有重要诊断价值，但其存在空间幽闭感、可能需镇静或麻醉实施，且费用较高。尽管部分学者主张对 IDD 患者广泛采用 MRI 检查，但更多专家建议仅对合并以下症状者实施：小头 / 巨头畸形、异常神经系统体征（如肌张力异常、共济失调、视神经萎缩）、癫痫性疾病。

为了进行鉴别诊断，听力及视力障碍

的筛查具有双重意义：①鉴别诊断需要；②IDD 常共患听视觉损害。

这将最大限度地开发其潜能并改善生活质量。

六、结论

对于患儿的全面评估方案通常难以在一次就诊中确定，且往往超出单一临床医生的专业范畴。此类调查与评估需要采用多学科协作模式。建立高效的临床医生及其他专业人员联络网络至关重要，这有助于制定尽可能优化的评估方案，从而确保评估工作的高效实施。

早期诊断智力发育障碍（IDD）、明确其潜在病因及共患病，对于确保患儿及时获得支持、治疗和干预措施具有重大意义，

延伸阅读

American Psychiatric Association (2022). Diagnostic and Statistical Manual of Mental Disorders, 5e Text Revision. Washington, DC: American Psychiatric Association.

Mithyantha, R., Kneen, R., McCann, E. et al. (2017). Current evidence-based recommendations on investigating children with global developmental delay. Archives of Disease in Childhood 102: 1071–1076.

Vasudevan, P. and Suri, M. (2017). A clinical approach to developmental delay and intellectual disability. Clinical Medicine 17 (6): 558–561. https://doi.org/10.7861/clinmedicine.17-6-558.

第 12 章

儿童和青少年智力发育障碍的治疗

概述

- 除对智力发育障碍的干预支持外，患者可能还需同时治疗共存的神经发育障碍及相关或伴发的躯体疾病与精神障碍。
- 受认知和 / 或交流功能障碍影响，相关疾病的评估与治疗可能更为复杂。
- 行为改变可能是提示儿童或青少年患者存在疼痛症状的唯一指征。
- 需特别注意避免不当用药或过度用药，尤其针对多重诊断的儿童患者。

尽管智力发育障碍（IDDs）本身无法治愈，但需要多学科医疗团队共同参与治疗与支持（图 12.1）。包括：在功能训练与日常生活方面提供专业指导与支持（如适用）、协助获取进一步援助资源、解读问题行为、识别并治疗潜在病因、管理 / 治疗共病或并发的神经发育障碍 / 精神障碍及其他躯体疾病（方框 12.1）。

相关的神经发育障碍包括本书所述的孤独症与注意缺陷多动障碍（ADHD）等，还包括精神障碍问题，如焦虑障碍和心境 / 抑郁障碍，还有常见的躯体疾病包括睡眠障碍、便秘及牙科疾病（图 12.2）。由于 IDD 病因的异质性，可能累及任意器官系统，临床工作中需始终保持这一认知，并通过系统化问诊避免漏诊可治性疾病。

正如本书通篇所指出的，神经发育障碍会同时出现很多情况，因此，儿童或青少年面临一种乃至多种神经发育障碍的评估与治疗需求是极为普遍的。在此情境下，首要难题往往在于准确辨识哪些状况是真实存在的，因为众多特征间存在重叠，且其中一种状况可能掩盖或混淆另一种状况的真实面貌（方框 12.2）。因此，在处理神经发育障碍的多种诊断时，出现诊断延误的情况并不罕见，这导致患儿可能需要在多个诊所间奔波，直至获得明确的诊断。避免此类问题的有效方法是在同一就诊机构中综合考虑多种可能的诊断。这种情况更应该发生在由一名临床医生负责的专门的神经发育诊所里，而不是患儿在注意缺陷多动障碍诊所看病后，再到智力发育障碍诊所看病。另一种更为实际且可行的方案是，加强对医疗专业人员的培训，深化他们对这些疾病可能并存情况的理解与认知，从而降低他们在安排适当检查时的门槛。

诊断其他临床病症的另一个挑战是由于智力发育障碍患者在沟通方面可能存在的差

| 智力发育障碍患者的支持、指导和管理 | 共病神经发育障碍的治疗 | 伴发躯体疾病的治疗 | 共病精神障碍的治疗 |

图 12.1　医务专业人员可能会以多种不同方式参与对智力发育障碍儿童的支持

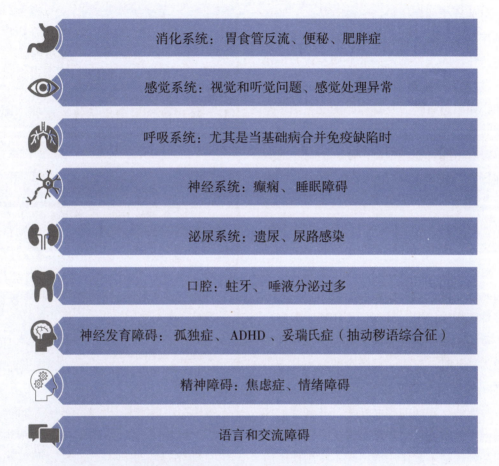

消化系统：胃食管反流、便秘、肥胖症

感觉系统：视觉和听觉问题、感觉处理异常

呼吸系统：尤其是当基础病合并免疫缺陷时

神经系统：癫痫、睡眠障碍

泌尿系统：遗尿、尿路感染

口腔：蛀牙、唾液分泌过多

神经发育障碍：孤独症、ADHD、妥瑞氏症（抽动秽语综合征）

精神障碍：焦虑症、情绪障碍

语言和交流障碍

图 12.2　智力发育障碍的儿童可能需要干预的多系统疾病

异和障碍。照护者和医疗服务提供者可能很难察觉儿童或青少年的疼痛症状，行为改变可能是唯一的表现（方框 12.3）。如果患有智力发育障碍的儿童同时还患有孤独症（有时可能会出现这种情况），那么高疼痛阈值或其他感觉处理异常［如疼痛感觉（处理）延迟］的存在可能会进一步加重识别难度。然而，有证据表明，专业人员有时会认为患有智力发育障碍的儿童和青少年的疼痛阈值较高，即使事实并非如此；这可能会潜移默化地影响他们对患儿疼痛的评估，导致他们在某些情况下使用的镇痛药少于所需的剂量。

解决智力发育障碍患儿在获取医疗支持方面遇到的障碍是国家医疗服务体系长期计划的一个重要目标（方框 12.4）。这包括向全科医生登记册上所有 14 岁及以上的智力发育障碍患者（也称为学习障碍登记册）提供年度健康检查，以满足可能被忽视的未得到满足的医疗服务需求。

当患有智力发育障碍的儿童接受其他神经发育疾病的治疗时，家人和照护者常难以理解每种治疗的具体目标。确立清晰、明确的治疗目标，对于帮助家人和照护者更好地理解治疗目的、管理他们的期望，以及促进治疗过程的顺利进行，具有至关重要的意义。例如，如果患有智力发育障碍的儿童因多动而同时接受注意缺陷多动障碍的治疗，则必须解释哌甲酯可能会抑制多动，但对焦虑等其他行为问题的效果可能有限。同样，虽然治疗注意力不集中可能有助于改善学习的某些方面，但对于患有潜在的智力发育障碍的儿童来说，所能达到的效果仍然是有限的。

对于罹患智力发育障碍及一系列相关疾病的儿童而言，他们可能会面临需要同时服用多种药物的情况，且剂量可能相对较高。至关重要的是，在任何情境下，特别是在病情较为复杂时，对每一种药物的使用都应进行详尽的审查，以考虑它是否适合这种情况，考虑药物之间的相互作用，并确定最佳剂量——是给药量过多还是过少？在有迹象表明某种药物不起作用或出现不良副作用后很久，医生仍继续开药是很常见的（方框12.5）。

医疗专业人员常被低估的一项重要职能，是为患者家属 / 照护者及患者本人提供支持、建议与心理疏导。这种支持可呈现多种形式，根据专业角色不同，既可能涉及基础行为指导，也可能需要转介至更专业的支持团队。虽然书面资料、推荐专业网站和书籍等辅助手段很重要，但人性化的沟通同样不可或缺。临床工作者常因门

方框 12.1　莉安娜的例子

莉安娜今年 8 岁，在 3 岁时被诊断患有孤独症。最近，一名教育心理学家和一名社区儿科医生对她进行了会诊，得出的结论是（经过多学科评估）她还患有智力发育障碍。她有睡眠障碍，目前正在服用褪黑素来帮助调节睡眠。她还患有癫痫，但服用丙戊酸钠后癫痫发作得到了很好的控制。1 个月前，她的睡眠状况恶化，短期增加褪黑素也没有效果。全科医生检查后发现她有牙周脓肿。经过抗生素治疗后效果良好，现在她的睡眠也恢复到了原来的水平。

方框 12.2　避免诊断遮蔽效应

必须警惕诊断遮蔽效应，这至关重要，即临床医生错误地认为智力发育障碍患者的行为表现是其智力发育障碍病症的一部分，而不考虑潜在的原因，如：
- 遗漏了的身体或精神健康问题。
- 感官障碍。
- 社会心理因素，如环境刺激不足、被忽视或虐待。

方框 12.3　疼痛评估

识别患有智力发育障碍的儿童和青少年的疼痛可能具有挑战性。建议采取以下方法：
- 从患者本人或其家人 / 照护者那里了解他们一般是如何交流的。与口头语言相比，他们可能更善于使用图片、符号、手语或辅助技术等手段。
- 询问患者本人及其家人 / 照护者他们是如何表达疼痛的。
- 核查他们是否有沟通护照，其中可能包括他们如何交流疼痛的信息。
- 高度重视其家人 / 照护者对患儿疼痛状况的判断。

诊繁忙而难以充分履行这一职能，如何有效实现这一目标值得深入探讨。

临床工作者还需明确自身建议的边界。例如，儿科医生可建议 IDD 患儿适用的教育干预措施或适宜的学校环境，但关于"教育与健康护理计划"（EHCP）的制定，或选择普通学校/特殊教育学校的最终决策，仍需地方教育部门的深度参与。

与所有医疗工作相同，完善的病历记录至关重要。这不仅便于家长查阅和与其他相关方（如未定期接收医疗函件的学校及其他医疗机构）共享，在家庭申请福利时，翔实的临床记录（包含疾病状况、日常功能及生活活动能力等关键信息）往往能作为有效证明——尤其当申请被拒需提请仲裁时，这些记录将发挥关键作用。

方框 12.4 解决智力发育障碍患儿面临的医疗障碍

作为英国国家医疗服务体系（NHS）长期计划的一部分：

- 英国国家医疗服务体系英格兰分部及改进部门提供了关于识别学习障碍/智力发育障碍患者的指导，以便准确地进行登记。
- 将在电子病历中使用智力发育障碍和孤独症的数字标记。
- 14 岁及以上的智力发育障碍患者有资格接受年度健康检查。
- 在专业寄宿学校就读的智力发育障碍儿童和青少年有资格接受常规听力、视力和牙科检查。

方框 12.5 避免患有智力发育障碍的儿童和青少年过度用药

英国国家医疗服务体系强调，必须避免对智力发育障碍的儿童和青少年使用不恰当的药物：

- STOMP（停止对有学习障碍、孤独症或两者兼有者的过度用药）旨在减少对有智力发育障碍和/或孤独症的儿童和青少年不恰当地使用精神药物，并明确指出应将精神药物视为最后手段，并且在开具处方时要定期进行审查。
- STAMP 项目（儿科治疗与合理用药支持）确保 IDD 和/或孤独症患儿及其家庭在出现行为管理困难时，能获得行为管理支持等替代治疗；确需用药时，应确保定期评估。

一、医院中的智力发育障碍患者

相较于普通儿童，患有智力发育障碍（IDD）的儿童住院率更高。该人群的可预防死亡率高于普通人群，且住院期间获得的医疗服务质量较低。2015 年，英国国家医疗服务体系（NHS England）启动了全球首个针对 IDD 患者死亡的国家级审查项目——"智力障碍患者死亡保密调查"，旨在通过分析可避免的死亡案例来降低该人群的过早死亡率。IDD 患儿的临床需求越复杂，发生不良事件的风险越高。这一问题可通过专业培训与知识普及加以改善——作为《NHS 长期计划》的重要组成部分，目前正在全英医疗卫生及社会护理机构推行针对智力障碍与孤独症的强制性培训课程。根据英国《2010 年平等法案》，医疗机构工作人员有义务进行合理调整，确保 IDD 患者能够平等获取医疗服务（参见方框 12.6 与 12.7）。所有合理调整措施都应与 IDD 患儿及其家属共同商定，因为每位患儿的临床需求都具有独特性。常见的合理调整措施包括：根据 IDD 患者特点调整沟通方式、个体化医疗服务方

方框 12.6　为智力发育障碍儿童制定合理调整方案：TEACH 原则应用

TEACH 记忆法可帮助医疗专业人员牢记针对智力发育障碍儿童需考虑的关键性合理调整措施：

T – 时间（Time）：智力发育障碍儿童需要更长的信息处理时间。常规提供双倍或更长的接诊时长将有所助益。安排当日首诊时段（此时候诊区更安静且不易延误）有助于缓解其就诊焦虑。

E – 环境（Environment）：需评估智力发育障碍儿童最舒适且能耐受医疗接触的环境。这可能包括提供上门服务（如术前评估），或进行环境调整（例如确保可使用安静候诊区，如果医务人员制服会引发焦虑则建议调整着装）。

A – 态度（Attitude）：每位儿童都应获得尊重与尊严对待。医疗专业人员应避免仅依据智力发育障碍就对儿童的接诊参与能力做出预判。同时须将家属／照护者视为"经验专家"，其提供的信息有助于更深入理解患儿状况。

C – 沟通（Communication）：医疗专业人员应调整沟通方式以确保智力发育障碍儿童可理解，例如使用简短句式，避免术语并解释新词汇。部分患儿可能更易理解图示而非文字，另一些则可能使用马卡顿手语、辅助技术或眼球运动等特殊沟通方式。切勿因患儿无言语能力就假定其缺乏理解力。

H – 协助（Help）：必须善用熟悉患儿的家属／照护者的专业知识，才能帮助医疗人员理解患儿情况。同时需注意其他辅助资源，如医院环境中的学习障碍联络护士。

方框 12.7　Karim 的案例

Karim，7 岁男性患儿，罹患唐氏综合征、智力发育障碍（IDD）、癫痫及哮喘。本次因肺炎入院治疗，期间伴随难以控制的癫痫。住院期间出现一次长时间癫痫发作，给其父母造成了极大心理压力，但患儿最终完全康复并于一周后出院。其父母致信科室主任表达感谢，并就 IDD 患儿的医疗改进提出建议。

家属认为医院应建立 IDD 患儿入院识别系统。建议加强医务人员培训，既要提升对智力发育障碍的普遍认知，也需强化唐氏综合征专项知识，同时强调应认可父母对患儿特有的专业认知。具体指出部分医护人员未采纳他们关于 Karim 挑战性行为发作的管理建议。

家属特别强调疼痛评估不应存在预设偏见。他们认为 Karim 的镇痛治疗不足，源于医护人员未能识别其疼痛行为表现（实际患儿通过行为反应明显处于严重不适状态），以及错误认为 IDD 患儿的痛觉敏感性较低。同时指出部分医务人员对管理 Karim 存在畏难情绪，导致过度依赖父母协助。

家属对以下措施表示赞赏：医护人员重视环境调控，通过安排隔离病床减少噪声及强光刺激；查房时仅允许一名医生进入以避免过度刺激；运用图片沟通及感觉统合辅助工具；病床护栏提供的安全保护。他们主动提出愿与科室交流，协助改善其他 IDD 患儿的医疗质量。

案，以及优化医疗环境等。

二、过渡期管理

患有智力发育障碍的儿童及其家人在获得适当的医疗服务以及在教育环境中获得所需的支持方面可能会面临重大障碍。过渡时期尤其具有挑战性，因为儿童及其家庭艰难争取的支持可能会突然消失。这个令人焦虑的时期，一旦患儿到了退出儿童和青少年服务机构的年龄，家长可能不知道哪些服务机构可以提供帮助。

《NHS 长期计划》已考虑到了这一点，作为该计划的一部分，将为患有智力发育障碍的儿童和青少年指定一名专属协调员，以帮助他们在过渡期间获取各种服务。医疗专业人员在支持儿童及其家庭应对过渡期管理方面也可以发挥重要作用。

延伸阅读

Mimmo, L., Harrison, R., and Hinchcliff, R. Patient safety vulnerabilities for children with intellectual disability in hospital: a systematic review and narrative synthesis. BMJ Paediatrics Open 2 (1): e000201.

Oulton, K., Wray, J., Kenten, C. et al. (2022). Equal access to hospital care for children with learning disabilities and their families: a mixed-methods study. Southampton: National Institute for Health and Care Researchhttps://doi.org/10.3310/NWKT5206.

Parkin, E. (2023). Learning disabilities: health policies. House of Commons Libraryhttps://researchbriefings.files.parliament.uk/documents/SN07058/SN07058.pdf

第 13 章

成年人智力发育障碍

概述

- 智力发育障碍（IDD）的诊断可能在儿童期被漏诊。
- 疑似 IDD 的成人患者通常在应对能力无法适应环境要求时就诊，例如在其家庭照护者去世后。
- IDD 成人患者在整个生命周期面临显著的健康不平等问题，包括可避免的过早死亡，年度健康检查是发现未满足健康需求的重要途径。
- 当 IDD 成人患者出现行为改变时，必须采用生物－心理－社会模式进行评估，以防止诊断遮蔽现象，并避免精神药物使用不当。
- IDD 成人患者的痴呆发病年龄通常较早，尤其是唐氏综合征患者。
- 在生命终末期，应让 IDD 成人患者及其照护者参与临终关怀和急诊护理方案的讨论。

虽然智力发育障碍（IDD，或称为智障）通常在儿童时期就会被诊断出来，但对于某些人来说，尤其是那些智力障碍程度较轻的人，可能直到成年后才会被诊断出来。本章将探讨诊断和管理成年人智力发育障碍所面临的具体挑战。

一、成人智力发育障碍的诊断

如方框 13.1 中 Alan 的案例所示，个体的智力发育障碍（IDD）可能直到环境变化（如工作困难或无偿／家庭照护者去世）使其接触法定服务机构时才被发现。Alan 的案例中表现出若干可能提示 IDD 的特征（参见方框 13.2）。

当存在多项潜在 IDD 指征时，应考虑进行正式的智力障碍诊断评估。未确诊的 IDD 可能导致低自尊、自我价值感低下或情绪低落，并影响人际关系和职业选择。尽管正式的智力障碍诊断评估可能带来潜在益处（方框 13.3），但 IDD 诊断也可能引发羞耻感和病耻感。成人 IDD 患者还易遭受骚扰、剥削和虐待。

正式的智力障碍诊断评估（方框 13.4）是一项需要多学科团队协作的专业任务，其目的在于排除其他潜在病因，并评估个体是否符合 IDD 的诊断标准。

二、成年期智力发育障碍患者的管理

对成年期智力发育障碍患者的管理是多

方框 13.1　Alan 案例

　　Alan，20 岁男性，独居于出租公寓，现任职于屠宰场。本次由其女友致电全科诊所预约就诊，并由女友母亲陪同前来——因 Alan 不熟悉公共交通路线。既往 16 岁时曾因在农场工作期间趾骨骨折去看过全科医生。Alan 当时已辍学且未获得任何学历证书。

　　Alan 向接诊的全科医生主诉夜间入睡困难。近期多次因迟到与雇主发生冲突，且频繁出现哭泣行为。自述收到多封催缴账单的信件（因阅读障碍需女友代为阅读），但对处理方式感到无助。女友因筹备婚姻要求其提供资金而产生矛盾。自述与原生家庭断绝联系：母亲有酗酒及暴力倾向，兄长目前正在服刑。否认个人酒精滥用史及非法药物使用史。

　　接诊过程中观察到：患者应答前存在明显延迟，对部分医学术语表现出理解困难。

种多样的，取决于个人独特的支持需求。一般来说，虽然一些患有智力发育障碍（尤其是轻度智力发育障碍）的成年人可以在社区生活，无需额外的正式支持，但许多人在教育、就业和日常护理方面仍需要支持。有些人（但不是所有人）需要社会护理服务的支持，而有些人（但不是所有人）需要专业医疗服务的支持，如社区学习障碍小组（如果有的话）。

　　检测是否存在未满足的健康需求及监测患者的慢性疾病是初级医疗中智力发育障碍管理的重中之重。更重要的是，要在医疗记录中将智力发育障碍患者明确标注出来，以便对医疗措施作出适当的合理调整（方框 13.5）。患者本人、其家人／照护者或代理人，以及医院的学习障碍联络护士（如有），可以帮助确定所需的合理调整方案。

　　应支持所有无偿照护者明确自身角色（而非仅以父母或兄弟姐妹等身份自居），并为其提供 IDD 患者照护支持资源的相关信息。需注意，照护者／家属无权代成年 IDD 患者做出医疗决策。在英格兰和威尔士地区，对 IDD 成人患者的医疗决策应遵循《2005 年心智能力法案》原则（参见方框 13.6）。该法案同样适用于其他生活决策（如性行为或婚姻决定）——此点可能与 Alan 的案例相关（参见方框 13.1）。

　　在医疗机构中，相关的临床医生负责评估患有智力发育障碍的成年人是否具有做出决定的心智能力（方框 13.7）——例如，如果全科医生希望对 Alan 进行血液检测，他们首先需要确定 Alan 是否同意医生这样做。

　　一个人可能具有做出某些决定的心智能力，但不具备做出其他决定的能力。例如，一名有智力残疾且腹部疼痛的女性可能有能力做出同意检查的决定，但可能没有能力做出同意进行宫腔镜检查的决定。因此，一概而论地认为某人缺乏作出医疗决定的心智能力是不正确的——心智能力既与时间有关，也与具体决策有关。

　　当判定患者缺乏决策能力时，需通过最佳利益决策机制确定最优方案。该过程应尽可能征询患者本人意见，并与其家属及照护者协商。成年 IDD 患者还可由心智能力独立倡导者参与，以确保其个人价值观与偏好被充分考虑。部分患者可能已由保护法庭任命健康与福利代理人，该代理人有权为无决策能力的成年患者做出特定决定。若各方无

方框 13.2   成年人智力发育障碍的病史采集的特征

病史
- 曾被诊断患有与智力障碍有关的综合征，如唐氏综合征
- 癫痫
- 其他身体残疾或感觉障碍

个人史
- 产前、围产期或产后与智力发育障碍有关的环境因素，如子宫内酒精暴露、分娩并发症等
- 智力发育障碍或其他神经发育障碍的家族史，尽管在前几代人中可能没有正式诊断，但是可能有亲属曾上过"特殊教育学校"或住过养护机构
- 儿童发育里程碑延迟

教育史
- 在"特殊教育学校"就读
- 学习困难，成绩差——没有正式学历就早早辍学，或在学校需要额外帮助，如在课堂上需要一对一支持（在英国，有特殊教育需求声明和 / 或教育、健康和护理计划）
- 因学习成绩差或看起来不成熟 / 与同龄人不同而受到欺凌

职业史（含有偿和志愿工作）
- 在工作中学习新技能或理解和记忆新信息方面存在困难，这可能导致与管理人员发生冲突
- 失业

恋爱史
- 难以理解社交暗示
- 可能有过被同伴利用的经历，例如被他人骗取钱财

日常生活技能
- 交流困难
- 在饮食、保暖、穿合适的衣服和保持个人卫生方面有困难（在这些方面需要的帮助可能较隐匿）
- 难以独立使用交通工具
- 在管理金钱方面有困难。例如，如果花 1.2 英镑买一条面包，要从 5 英镑中找出零钱

方框 13.3   诊断评估的益处

　　成年后进行智力残疾诊断评估的益处：
- 回答有关长期存在的和当前面临的困难的问题
- 获得支持的机会，例如在工作和获得医疗保健或社会护理支持时的合理调整
- 获得年度健康检查和健康行动计划的机会

方框 13.4 智力残疾诊断评估的组成部分

- 深入了解患者的病史，以及深入了解他们的护理人员 / 家庭成员 / 朋友
- 审查学校报告和儿童医疗记录
- 精神状态检查
- 体格检查以寻找是否有提示智力发育障碍潜在病因的特征，例如具有特定表型特征的综合征
- 调查可能包括基因检测（全球的检测方法各不相同，取决于当地的资源）；还可能进行脑成像检查
- 智力评估，例如使用标准化的、与文化相适应的智商（IQ）测试，同时考虑额外的感官障碍，如视觉或听觉障碍
- 功能性技能评估，例如对日常生活技能（如准备热饮）的能力进行标准化评估

方框 13.5 智力发育障碍（IDD）患者的合理调整措施

根据英国《2010 年平等法案》规定，公共服务机构（包括医疗卫生及社会照护系统）有法定义务确保残障人士（含 IDD 患者）的可及性。可通过以下合理调整措施实现：

- 以可理解格式提供书面信息（如采用"简易阅读"模式、符号系统、简明语言及短句）
- 延长服务时间
- 安排当日首诊或末诊时段（以利用较安静的环境）
- 设置安静候诊区
- 酌情允许陪护人员陪同就诊
- 许可陪护人员在住院期间全程陪伴
- 允许患者在计划性住院或诊疗操作前预先参观医院以进行脱敏适应，协调多项操作（如采血、牙科检查、眼科检查等）在单次镇静 / 麻醉状态下完成

方框 13.6 心智能力与决策

在英格兰和威尔士，《2005 年心智能力法案》规定，每名成年人，无论是否患有智力发育障碍，均享有自主决策权。该法案的五项主要原则是：

- 假设当事人能够做出决定。
- 尽一切可能支持当事人自己做出决定，例如提供无障碍格式的信息。
- 不要因为决策内容看似不明智，而否定其心智能力。
- 如果发现某人缺乏自己做出决定的心智能力，所做的决定必须符合该人的最大利益。
- 对缺乏心智能力者的任何决定、治疗或照护都必须是对其人权和自由限制最小的选择。

方框 13.7 心智能力评估

《2005 年心智能力法案》确立了心智能力的两阶段评估标准：

第一阶段：功能损害判定

- 当事人是否存在心智或脑功能损害（如因智力发育障碍所致）？

第二阶段：决策能力判定

- 该损害是否导致其在需要时无法做出特定决策？
- 如果当事人出现以下任一功能缺陷时，即被视为缺乏特定决策的心智能力：
- 信息理解障碍——应向当事人提供可理解的信息，并给予充分的时间与支持帮助其进行理解
- 信息保持障碍
- 信息运用障碍（无法在决策过程中使用或权衡信息）
- 决策表达障碍（可通过任何方式表达，如存在沟通困难的 IDD 成人可使用手势或眼神替代语言）

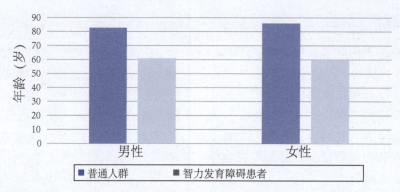

图 13.1　与普通人群相比，智力发育障碍患者的死亡年龄中位数。资料来源：数据来自 White et al. (2022)

法就最佳利益达成共识，则需提交保护法庭裁决。

三、身体健康

与普通人群相比，智力发育障碍患者在特定身体健康问题方面的患病率更高（方框 13.8），但他们在获得医疗服务方面面临的障碍导致他们错过或延误诊断和治疗。

智力发育障碍患者很难让他人理解自己，而且他们的表现可能是非典型的——行为上的变化可能是潜在健康问题的唯一征兆，因此检查他们的身体健康状况可能具有挑战性。

> **方框 13.8　智力发育障碍成年人常见的身体健康合并症**
> - 癫痫
> - 行动不便
> - 感官损伤，例如未被发现的视力损伤
> - 吞咽困难
> - 胃食管反流病
> - 口腔健康状况不佳
> - 便秘
> - 肥胖症

与普通人群相比，智力发育障碍患者会更早离世（图 13.1），每 10 人中就有 6 人在 65 岁前死亡，而 2021 年普通人群每 10 人中仅有 1 人在 65 岁前死亡。根据一份关于患有智力发育障碍的人群可避免死亡的报告（White 等，2022），智力发育障碍患者全因死亡中有 49% 是可避免的，而普通人群的这一比例为 22%。有智力发育障碍且同时有癫痫或是黑种人、亚裔或少数族裔背景的智力发育障碍患者也特别容易在年轻时死亡。制度性歧视是智力发育障碍患者本可避免的过早死亡的关键因素之一（方框 13.9）。

在英国，年度健康检查在确定智力发育障碍患者未满足的健康需求方面发挥着重要作用（见方框 13.10）。不应对患者的生活方式做出假设——他们可能性生活活跃、饮酒、吸烟或使用娱乐性药物。

应为患有智力发育障碍的成年人提供有关公共卫生筛查方面的无障碍信息，包括宫颈筛查、乳房筛查与自检以及睾丸自检。随着智力发育障碍患者年龄的增长，他们可能需要获得定期牙科检查、听力检查、视力检查和足病治疗方面的支持。

四、心理健康

患有智力发育障碍的成年人可能合并有其他神经发育疾病，如孤独症。对智力发育障碍成年人精神健康状况患病率的估计各不相同；但研究表明，与普通人群相比，患有智力发育障碍的成年人患抑郁症等疾病的概率更高。造成这种情况的原因很复杂，其中包括大脑结构的差异，以及不同的社会心理因素如贫困和社会排斥。

方框 13.9 造成智力发育障碍患者过早可避免死亡的因素

- 缺乏合理的调整，例如未能以无障碍格式提供信息
- 当家庭 / 照护者 / 相关机构强调关切问题时，社区缺乏调查
- 初级和二级医疗保健之间的信息共享不畅
- 对《2005 心智能力法案》的理解和应用不深
- 在做出"不尝试心肺复苏"的决定时，智力发育障碍患者及其家人 / 照护者 / 相关机构的参与度不高

资料来源：数据来自 White et al.（2022）

方框 13.10 年度健康检查

14 岁及以上患有中度、重度或极重度智力发育障碍的人，或患有轻度智力发育障碍并有其他共病（如孤独症）的人，有权在初级保健机构进行年度健康检查。

年度健康检查：

- 及早发现未被检出的健康问题
- 评估正在进行的治疗是否妥当
- 促进健康，如筛查和免疫接种

由于沟通障碍和非典型表现（方框 13.11），例如行为改变，评估患有智力发育障碍的成年人的心理健康可能具有挑战性。首先与他们交谈是很重要的（方框 13.12），但与长期熟悉他们的家人或照护者交谈也同样必不可少。对于他们来说，过渡时期尤其具有挑战性，而且可能是行为改变的关键诱因。

在英格兰和威尔士，社区学习障碍专科小组由专门从事智力障碍精神病学研究的精神科医生、心理学家、学习障碍护士、言语和语言治疗师及职业治疗师组成，为患有智力发育障碍和健康需求（如精神健康需求）的人提供专业精神健康评估和支持，这些需求是"主流"服务无法满足的。

当患有智力发育障碍的成年人出现行为变化时，有可能会将这种变化归咎于智

方框 13.11 智力发育障碍的成年人的心理健康问题表现形式

- 行为改变，例如言语增多
- 对平时喜欢的活动失去兴趣
- 社交退缩和回避
- 易怒
- 躁动
- 睡眠需求增加 / 减少
- 丧失日常技能，或在日常生活技能方面需要更多提示

方框 13.12 临床提示

患有智力发育障碍的成年人很容易受到虐待，这种虐待可能是由陪同患者进行医疗预约的护理人员、朋友或家人实施的。与患有智力发育障碍的人单独交谈是很重要的。

力发育障碍，而不去考虑是否有潜在的身体或精神健康原因，这就是诊断遮蔽效应（见第 12 章）。为避免这种情况，应采取生物 – 心理 – 社会方法进行鉴别诊断（方框 13.13）。

有时，患有智力发育障碍的成年人可能会做出"具有挑战性的行为"（方框 13.14）。这并不是一种诊断方法，必须探究其潜在原因（方框 13.13）。

一旦找出并解决了任何潜在原因，就需要对挑战性行为、其触发因素和后果进行分析，以便为患者提供支持的人员能够改进触发因素和后果，从而减少挑战性行为的发生，这就是所谓的行为管理计划。

对于患有智力发育障碍的成年人的挑战性行为，目前还没有获得许可的药物治疗方法。然而，当行为管理计划等社会心理干预措施无效时，或当行为对自己或他人造成严重危害时，可考虑服用精神药物对症治疗，例如选择性 5– 羟色胺再摄取抑制剂（SSRI）来减轻焦虑。

患有智力发育障碍的人面临着精神药物使用不当的风险，英国国家医疗服务体系（NHS）已做出 STOMP（停止对有学习障碍、孤独症或两者兼有者过度用药）承诺，以解决这一问题。

原则上，IDD 成人的精神健康问题应在社区进行评估和治疗。如果患者存在精神科专科医院（在英格兰和威尔士称为"评估治疗中心"）住院风险时，相关健康与社会照护团队必须共同商定最优管理方案，以确保住院治疗仅作为最终选择。

方框 13.13　以行为改变为表现的成年智力发育障碍患者需要考虑的潜在病因

生物因素：

- 疼痛，包括牙痛，或足趾甲嵌甲或感染
- 肠胃问题，尤其是便秘、胃食管反流
- 感染，如耳廓、泌尿系统、呼吸系统和皮肤感染
- 感官障碍，如视力损失（如白内障）、听力损失（如耵聍栓塞）
- 药物副作用

心理因素：

- 心理健康问题，如抑郁症

社会因素：

- 社会或环境压力，如失去照护者 / 亲属 / 同伴、虐待、忽视、无聊

方框 13.14　挑战性行为

行为的强度、频率或持续时间威胁到个人或他人的人身安全，或限制他们使用社区设施等：

- 攻击自己的身体，如咬自己或打自己
- 对他人进行人身攻击，如打、踢、咬
- 破坏环境或财产，如投掷和打碎物品

五、智力发育障碍患者老龄化

随着患有智力发育障碍的成年人年龄的增长，他们面临着与正常人类似的挑战，例如在性方面的挑战，应向他们提供关于理解性和关系的无障碍信息。患有智力发育障碍的成年人很容易受到性虐待和性剥削，如果对此有担忧，当地的成年人保护小组就应该参与进来。

一些患有智力发育障碍的成年人可能会为人父母，他们可能需要额外的支持来应对怀孕、分娩和为人父母的需求。

对于与父母一起生活的智力发育障碍成年人来说，父母的衰老和死亡可能尤其难以

应对。他们可能需要获得丧亲和创伤方面的支持。

六、痴呆症和智力发育障碍

虽然智力发育障碍患者中痴呆症的总体发病率与普通人群相当，但患有唐氏综合征的成年人患痴呆的发病率更高，在 60 岁及以上的人群中约为 56%。智力发育障碍患者患痴呆症的发病年龄较早，但由于表现不典型，诊断可能比较困难（方框 13.15）。

建议每个患有唐氏综合征的成年人都应在 30 岁之前进行一次痴呆症基线评估，以便在将来怀疑认知或适应功能发生变化时作对比。

作为健康行动计划的一部分，应考虑对 40 岁及以上患有唐氏综合征的成年人进行定期认知筛查。

（一）智力发育障碍患者痴呆症的诊断

与出现任何行为变化一样，当患有智力发育障碍的成年人出现疑似认知功能下降时，需要进行鉴别诊断（方框 13.16）。

方框 13.16 所列因素的筛查可在初级医疗机构中进行，如有必要，可转诊至二级医疗机构进行全面的痴呆症诊断评估。这可能需要使用专门为智力发育障碍患者定制的诊断评估工具。

（二）智力发育障碍患者合并痴呆症的管理

目前的研究表明，很难就药物干预对智力发育障碍成年人痴呆的疗效做出评估。

确保患者的照护人员接受过有关痴呆症的专门培训至关重要。

方框 13.15　智力发育障碍患者合并痴呆症的特征

- 记忆力减退可能不那么明显
- 逐渐丧失以往的自理能力可能是发病早期的特征
- 照护者可能会反映一种普遍的"迟钝"现象
- 进行性吞咽困难和窒息在唐氏综合征者患痴呆症的早期阶段很常见
- 癫痫的发作在唐氏综合征患者的痴呆症中很常见

方框 13.16　智力发育障碍患者痴呆症的鉴别诊断

感官障碍：
- 听力
- 视力

身体健康问题：
- 甲状腺功能减退症
- 维生素 B_{12} 缺乏
- 阻塞性睡眠呼吸暂停
- 处方药的副作用

心理健康问题：
- 抑郁症

环境因素：
- 家人、朋友、日常的照顾者或同伴的变化或丧失
- 更换住所，如搬到新房间或新家
- 缺乏刺激或感到无聊
- 虐待

七、智力发育障碍患者的临终与死亡

智力发育障碍的成年人及其家人、照护者或相关机构应参与有关"不要尝试心肺复苏"决定的讨论，以及有关紧急医疗计划的讨论。在生命末期，智力发育障碍不应被视

为拒绝提供临终关怀和治疗的理由，其本身也不应作为死因记录在患者的死亡证明上。

在英格兰和威尔士，全国死亡率审查项目（称为 LeDeR；White 等，2022）对所有4 岁及以上智力发育障碍患者的死亡（以及18 岁及以上孤独症患者的死亡）进行调查，目的是分析临床实践中的优劣案例，以防止今后发生本可避免的过早死亡。

延伸阅读

British Psychological Society (2015). Guidance on the assessment and diagnosis of intellectual disabilities in adulthood. https://www.bps.org.uk/guideline/guidance-assessment-and-diagnosis-intellectual-disabilities-adulthood

British Psychological Society and Royal College of Psychiatrists (2015). Dementia and people with learning disabilities. https://www.bps.org.uk/guideline/dementia-and-people-intellectual-disabilities

Equality Act 2010.https://www.legislation.gov.uk/ukpga/2010/15/pdfs/ukpga_20100015_en.pdf

Heslop, P., Blair, P.S., Fleming, P. et al. (2014). The confidential inquiry into premature deaths of people with intellectual disabilities in the UK: a population-based study. Lancet 383 (9920): 889–895.

Mental Capacity Act. 2005. https://www.legislation.gov.uk/ukpga/2005/9/pdfs/ukpga_20050009_en.pdf

National Institute for Health and Care Excellence (NICE) (2015). Challenging behaviour and learning disabilities: prevention and interventions for people with learning disabilities whose behaviour challenges [NICE guideline NG11]. https://www.nice.org.uk/guidance/ng11

National Institute for Health and Care Excellence (NICE) (2016). Mental health problems in people with learning disabilities: prevention, assessment and management. NICE guideline [NG54]. https://www.nice.org.uk/ guidance/ng54

National Institute for Health and Care Excellence (NICE) (2018). Care and support of people growing older with learning disabilities. NICE guideline [NG96]. https://www.nice.org.uk/guidance/ng96

NHS England (2017). Stopping Over-Medication of People with a learning disability, autism or both (STOMP): toolkit for reducing inappropriate psychotropic drugs in general practice and hospitals https://www.england.nhs.uk/wp-content/uploads/2017/07/stomp-gp-prescribing-v17.pdf

White, A., Sheehan, R., Ding, J. et al. (2022). Learning from Lives and Deaths People with A Learning Disability and Autistic people (LeDeR) Report for 2021. London: Autism and Learning Disability Partnership, King's College https://www.kcl.ac.uk/ioppn/assets/fans dept/leder-main reporthyperlinked.pdf.hyperlinked.pdf.

第 14 章

抽动障碍和妥瑞氏症概述

概述

- 抽动症在儿童期较为常见，好发于男性，最早可于 2 岁起病。
- 妥瑞氏综合征（Tourette's disorder）在儿童及青少年中的患病率约为 0.7%，属于原发性运动障碍。
- 抽动可分为运动性抽动和发声性抽动，虽然初期为不自主行为，但患者常会发展出先兆性抽动，从而能够抑制或延迟抽动发作。
- 妥瑞氏综合征患者常共患其他疾病，如注意缺陷多动障碍（ADHD）、强迫障碍（OCD）或孤独症谱系障碍（ASD）。

一、历史沿革

首例抽动症病例报告由法国医生 Jean-Marc-Gaspard Itard 于 1825 年发表。1885 年，Georges Gilles de la Tourette 发表了 9 例患者的病例系列研究（《抽动性疾病》），其导师 Jean-Martin Charcot 随后建议以这位学生的名字命名该新发现的疾病（即妥瑞氏综合征 / 妥瑞氏症）。20 世纪前该病被视为精神障碍，后因其对神经阻滞剂的治疗反应，学术界逐渐认识到其具有神经病学基础。

二、定义和特征

抽动症的主要特征是突然、反复、快速、无节律和不自主的运动，影响骨骼肌（运动性抽动）或喉肌（发声性抽动）。神经生理学研究证实了这些动作的非自主性，因为它们缺乏之前的"Bereichtschaftspotential"——该术语在德语中是"准备电位"的意思，是自主运动前在运动皮层和辅助运动区产生的一种放电现象。

与其他运动障碍不同，抽动症虽初期表现为完全非自主，但随病程进展患者常能感知到抽动前的先兆性冲动。这类感觉现象通常引发内在不适感，执行抽动后可暂时缓解。

抽动可以是运动性的，也可以是发声（语言）性的；可以是简单的，也可以是复杂的。常见的例子如表 14.1 所示。

随着时间的推移，患者会逐渐形成一套抽动动作。这些抽动动作会时有时无，并可能从一种类型转变为另一种类型。大多数动作是突然的，涉及肌肉或肌肉群的快速收缩，但也会出现肌张力失调性或强直性收缩。

表 14.1 运动性抽动和发声性抽动示例

	简单	复杂
运动性抽动	眨眼、耸肩、皱鼻	触摸物品、运动、做手势、猥亵行为、肌张力失调或强直性收缩
发声性抽动	抽鼻声、咳嗽声、清嗓声、无意义的发声	大声喊叫、秽语症（说污言秽语或不恰当的话/词）、模仿言语（重复听到的话）、言语重复（重复自己的话）

患者在紧张、疲倦或不适时更容易出现抽动，而在熟睡时抽动症状会减弱。抽动通常会在儿童放学回家或看电视的放松时间段发作。抽动频繁且突然，发生时几乎没有任何征兆，因此可能会造成轻微的损伤，以及因重复、剧烈收缩而引起的肌肉疼痛。

妥瑞氏症（或其他抽动障碍）的患者通常容易受到他人影响，因此在门诊就医时仅仅讨论抽动问题就可能引发抽动。此外，有些抽动可能是由外部刺激引起的。随着时间的推移，患者可能学会如何暂时地控制或抑制抽动。

通常，患者会从简单的运动抽动开始，随后（平均在出现运动抽动 1 ~ 2 年后）会出现更复杂的运动性抽动和发声性抽动。运动性抽动通常从面部、颈部和肩部开始，然后随着时间的推移会影响身体的其他部位。患者可能会出现一系列相关的复杂抽动，这些抽动通常与去抑制行为有关。注意缺陷多动障碍可能在幼年时就已存在，但强迫障碍相关的行为（如触摸或敲击）往往出现得较晚。

抽动可能有强迫因素，患者会觉得有必要平衡事物或矫正感觉。此外，复杂运动性抽动常伴发自伤行为，这类症状在共患ADHD 及暴怒发作的患者中更为常见。

三、分类

DSM-5-TR 和 ICD-11 的分类方法相似。

抽动障碍在 18 岁之前发病，与任何其他疾病（如亨廷顿病）或药物无关。在这个年龄之后开始出现抽动症的情况非常罕见，如果出现这种情况，通常会有一些其他可识别的疾病或原因，或者通过仔细询问会发现童年时有过抽动的病史。根据症状的慢性/持久性以及是否存在发声性或运动性抽动，或两者兼而有之，一般可将其分为妥瑞氏症、持续性（慢性）运动性或发声性抽动障碍、暂时性抽动障碍。妥瑞氏症患者会出现多种运动性抽动和一种或多种发声性抽动，但不会同时出现，这种抽动可能会时有时无，但会持续 1 年以上。持续性运动性抽动或发声性抽动障碍的主要区别在于，运动性抽动或发声性抽动不是混合出现的，而是只出现单一类型的抽动（可能有几种类型的运动性或声音性抽动）。暂时性抽动障碍的病程不足 1 年，因此如果持续存在，最终可能会转变为其他两类抽动障碍之一（图 14.1）。

四、流行病学

抽动在儿童时期很常见，即使曾被认为是罕见病的妥瑞氏症，现在人们也意识到其发病率占总人口的 0.3% ~ 1%。在丹麦进行的最大规模的研究中，发病率为 9.1/1000。大多数儿童的抽动是原发性的，但也可能继发于后天性脑损伤、遗传或代谢紊乱或药物副作用。抽动障碍、强迫症或 ADHD 通常都有家族史。

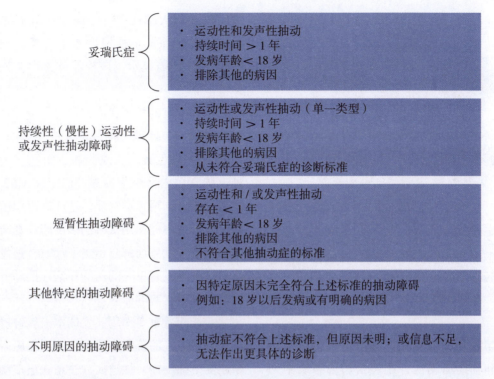

图 14.1　不同类型的抽动障碍特征。主要根据症状持续时间和运动性或发声性抽动的组合方式进行区分

抽动症在男孩中常见，男女比例为 3 ~ 4 : 1。通常在 5 岁左右开始发病，但也可能在更小的年龄出现。通常情况下，病情在初中毕业和高中开学（8 ~ 12 岁）时最严重，大多数患者在 18 岁时病情已经完全或明显好转，但症状可能会持续甚至加重至成年期。

虽然妥瑞氏症患者的智商（IQ）通常在正常范围内，但学习困难也很常见，这与患者的一系列合并症有关，不足为奇。

因此，患有妥瑞氏症会对生活质量产生不利影响。患者会产生功能性障碍，对社会产生影响，家庭功能也会受到影响，照护者和家人的精神疾病发病率也会升高。

五、合并症

妥瑞氏症患者可能仅以抽动为单一的临床表现，但更常见的是，如图 14.2 所示伴有其他合并症。这些合并症可能比抽动本身造成的问题更严重，可能在抽动发病前就已存在，也可能在儿童期后期才出现。表 14.2 列出了这些患者常见的一些问题。

患者往往可能同时存在多种合并症，这些问题会形成一个负反馈环路。

六、病理生理学

研究人员在了解抽动障碍和妥瑞氏症背后的机理方面取得了长足的进步，但仍未找到完整统一的理论。

皮质 – 纹状体 – 丘脑 – 皮质回路（CSTS）似乎是理解抽动本身、抽动前的先兆冲动，以及常见的强迫症和注意缺陷多动障碍相关行为的关键。大脑皮质中的各种区域似

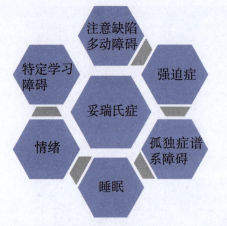

图 14.2　妥瑞氏症的常见合并症：注意缺陷多动障碍；孤独症谱系障碍；强迫症；特定学习障碍。睡眠和情绪相关问题也很常见

最后投射回大脑皮质。结构性 MRI 扫描显示，所述区域的皮质厚度水平异常，而功能性 MRI 扫描显示，该神经环路存在连接异常。

几乎所有的神经递质都参与了上述神经解剖结构，包括多巴胺、谷氨酸、γ - 氨基丁酸、5- 羟色胺、乙酰胆碱、组胺、去甲肾上腺素、内源性大麻素（CB1 和 CB2 受体）、腺苷和阿片类物质。这或许可以解释为什么具有不同作用机制的多种药物在改善抽动严重程度方面都显示出了疗效。遗憾的是，这也是没有单一的药物在治疗抽动方面显示出显著优势的原因。

遗传起着重要作用。妥瑞本人就曾提出过这一观点，而且大多数医生发现在患者的家族史中抽动症、强迫症、注意缺陷多动障碍等疾病的发病率增高。目前尚未发现单一一致病基因，而是多种常见与罕见等位基因复

乎都与妥瑞氏症有关，其中不仅包括运动前区和辅助运动区，还包括边缘系统中的情绪中心及前额叶的认知中心。这些区域与基底节、丘脑和小脑的许多部位相连，

表 14.2　妥瑞氏症的合并症

合并症	妥瑞氏症患者占比（%）	附加信息
注意缺陷多动障碍	60	
睡眠问题	60	
强迫症	30	
孤独症谱系障碍	20	
情绪问题	30	焦虑、抑郁、愤怒
自残行为	30	不仅与抽动严重程度有关，还与强迫症、愤怒发作和冲动有关
外化行为	14	品行障碍、对立违抗性障碍
其他神经发育障碍和问题	10 常见 常见，尤其是注意缺陷多动障碍患者	运动障碍 特定学习障碍 执行功能困难
感觉处理障碍	80（由妥瑞氏综合征患者自述）	对感觉敏感，可能导致过度回避或寻求感觉的行为
其他发病率较高的病症		偏头痛、癫痫、不宁腿综合征，以及哮喘、过敏和其他特应性疾病

杂交织的结果。这些因素会带来不同程度的风险，从而解释了患者间病情严重程度的差异性。考虑到遗传机制的错综复杂与多环路的相互作用，这一现象的出现并不令人意外。此外，表观遗传学的调控作用以及外部环境因素的触发，也被视为决定症状的显现时机与表现模式的重要考量因素。

炎症，包括与感染有关的炎症，似乎是某些患者的发病因素，急性感染与抽动的出现之间存在时间上的关联性。对链球菌感染的研究最为充分，下文将介绍熊猫病即伴有链球菌感染的小儿自身免疫性神经精神障碍这一特殊病症。其他传染性病原体也有描述，包括肺炎支原体、肺炎/沙眼衣原体、弓形虫、肠道病毒等。免疫学说的证据还包括妥瑞氏症患者体内细胞因子或自身抗体水平的改变，以及对抗生素或免疫调节疗法（包括类固醇、静脉注射免疫球蛋白或血浆置换法）的反应。此外，哮喘、乳糜泻和自身免疫性甲状腺疾病的发病率也显著增加。

据推测，患者可能遗传了异常的应激反应机制，从而影响了下丘脑－垂体－肾上腺轴，以及边缘和自主神经系统。并发感染时，分子模拟机制可能会使异常抗体（因感染而产生）靶向攻击 CSTS 回路，从而导致抽动障碍的各种表现。环境因素也可能通过表观遗传效应间接影响发病年龄。最后，人们越来越认识到肠道作为一个独特的神经系统在与中枢神经系统的相互作用中所起的作用，以及肠道微生物组对神经症状（包括妥瑞氏症）的影响。

七、伴有链球菌感染的小儿自身免疫性神经精神障碍

伴有链球菌感染的小儿自身免疫性神经

表 14.3　PANDAS 和 PANS 的诊断标准摘要

PANDAS	PANS
出现强迫症和/或抽动症状（通常是多重的、复杂的或不寻常的）发病年龄在 3 岁至青春期之间	强迫症或进食严重受限的突然急性发作
	无年龄限制
急性发病和复发/缓解病程	无法用已知的神经或医学疾病更好地解释严重的急性并发症状，以下类别中至少两种的严重、急性和并发症状
与 A 组链球菌感染有关	
与神经系统异常（运动功能亢进或舞蹈状动作）有关	焦虑 情绪不稳定/抑郁 易怒、好斗、严重的对抗行为
	行为（发育）倒退 学习成绩下降 运动或感觉症状 躯体症状/体征：睡眠障碍、遗尿或尿频

精神障碍（PANDAS）最早出现在 1998 年，当时人们认识到运动障碍（主要是抽动或舞蹈状的动作）与强迫症和链球菌感染之间存在关联。

在 2012 年，还发现了一种相关病症，即儿科急性发作性神经精神病学综合征（PANS）。

表 14.3 列出了最新提出的诊断标准，但在撰写本文时，这些标准尚未被归入 ICD-11 或 DSM-5-TR。

目前，美国和英国都有关于诊断、检查和治疗的临床医生指南，但最近的一份出版物并未发现链球菌感染与抽动症加重之间存在统计学关联。

英国儿科神经病学协会（British Paediatric Neurology Association，BPNA）在 2021 年发布的一份共识声明中总结道，该领域仍存在争议。主要问题在于缺乏随机对

照试验数据支持，且抗生素、非甾体抗炎药、类固醇和其他侵入性更强的免疫调节疗法的应用依据不足——现有证据既缺乏显著性也不具一致性，难以合理化这些可能引发严重副作用的治疗方案。BPNA 提出的建议包括：采取多学科诊疗模式，包括儿科神经病学和精神卫生等学科；考虑这些症状的广泛差异性；谨慎使用抗生素、糖皮质激素或其他免疫调节疗法。显然，还需要进一步的研究，以及与患者、患者家属、慈善机构和其他专业组织加强合作。

延伸阅读

British Paediatric Neurology Association (BPNA) (2021). Consensus statement on childhood neuropsychiatric presentations, with a focus on PANDAS/PANS. https://bpna.org.uk/?page=pans-pandas

Chowdhury, U. and Murphy, T. (2017). Tic Disorders: A Guide for Parents and Professionals. London: Jessica Kingsley Publishers.

Dalsgaard, S., Thorsteinsson, E., Trabjerg, B.B. et al. (2020). Incidence rates and cumulative incidences of the full spectrum of diagnosed mental disorders in childhood and adolescence. JAMA Psychiatry 77 (2): 155–164.

Forde, N.J., Kanaan, A.S., Widomska, J. et al. (2016). TS – EUROTRAIN: a European wide investigation and training network on the etiology and pathophysiology of Gilles de la Tourette syndrome. Frontiers in Neuroscience 10: 1–9.

Freeman, R. (2015). Tics and Tourette Syndrome: Key Clinical Perspectives. London: Mac Keith Press.

Geng, J., Liu, C., Xu, J. et al. (2022). Potential relationship between Tourette syndrome and gut microbiome. Jornal de Pediatrica 14: 1–6.

Girgis, J., Martino, D., and Pringsheim, T. (2022). Influence of sex on tic severity and psychiatric comorbidity profile in patients with pediatric tic disorder. Developmental Medicine & Child Neurology 64: 488–494.

Isaacs, D. and Riordan, H. (2020). Sensory hypersensitivity in Tourette syndrome: a review. Brain & Development 42 (9): 627–638.

Jafari, F., Abbasi, P., Rahmati, M. et al. (2022). Systematic review and meta-analysis of Tourette syndrome prevalence; 1986–2022. Pediatric Neurology 137: 6–16.

Martino, D. and Leckman, J. (2022). Tourette Syndrome, 2e. Oxford: Oxford University Press.

Martino, D., Schrag, A., Anastasiou, Z. et al. (2021). Association of group A Streptococcus exposure and exacerbations of chronic tic disorders. Neurology 96: e1680–e1693.

Openneer, T.J.C., Forde, N.J., Akkermans, S.E.A. et al. (2020). Executive function in children with Tourette syndrome and attention-deficit/hyperactivity disorder: cross-disorder or unique impairments? Cortex 124: 176–187.

Rae, C.L., Critchley, H.D., and Seth, A.K. (2019). A Bayesian account of the sensory motor interactions underlying symptoms of Tourette syndrome. Frontiers in Psychiatry 10: 1–15.

Singer, H., Mink, J., Gilbert, D., and Jankovic, J. (2021). Movement Disorders in Childhood, 3e. New York: Academic Press.

Swedo, S.E., Leckman, J.F., and Rose, N.R. (2012). From research subgroup to clinical syndrome: modifying the PANDAS criteria to describe PANS (pediatric acute-onset neuropsychiatric syndrome). Pediatric and Therapeutics 2 (2): 1–8.

Swedo, S.E., Leonard, H.L., Garvey, M. et al. (1998). Pediatric autoimmune neuropsychiatric disorders associated with streptococcal infections: clinical description of the first fifty cases. American Journal of Psychiatry 155 (2): 264–271.

Tourette Association of America (n.d.). Understanding behavioral symptoms in Tourette syndrome: TS is more than tics. https://tourette.org/resource/understanding-behavioral-symptoms-tourette-syndrome/#:~:text=TOURETTE%20SYNDROME%20BEHAVIORAL%20SYMPTOMS%201%201.%20DYSINHIBITION%20Difficulty,FLIGHT%E2%80%99%20…%208%20 8.%20DIFFICULTIES%20WITH%20TRANSITIONS%20

Ueda, K. and Black, K.J. (2021). A comprehensive review of tic disorders in children. Journal of Clinical Medicine 10: 1–32.

第 15 章

抽动障碍的评估和诊断

概述

- 诊断需通过病史采集、体格检查及异常运动评估（可在门诊或通过视频录像进行）。
- 妥瑞氏综合征属原发性诊断，通常无需进一步辅助检查。
- 现有多种经过验证的量表可用于评估抽动严重程度。
- 功能性抽动障碍已得到更广泛的临床认可。

一、初步评估

对于因动作异常而转诊的儿童或青少年，首先要做的是详细询问病史和进行体格检查。

表 15.1 列出了病史采集中值得探究的有用细节（以及对动作本身的描述）。

在评估患有运动障碍的儿童时，发病年龄和潜在病因是决定是否开展进一步检查（MRI、代谢检查、基因检测等）的关键考量因素。确定是否存在其他相关问题（学习障碍、上运动神经元体征、视力或听力功能缺陷、癫痫等）也很重要，因为这有助于识别特定的临床综合征。

详细的家族神经病史采集同样非常重要，因为特定基因（如 *CACNA1A*、*PRRT2*）可在家族中遗传，但会导致年龄和临床表现类型发生变化，如家族性偏瘫型偏头痛（FHM）、共济失调或发育性癫痫性脑病（DEE）。

患有抽动症的儿童和青少年很可能会在就诊过程中出现抽动症状，要么是自发的，要么是在讨论了各种动作之后诱发的，因为患者通常会受到周围环境的影响。如果在就诊中没有亲眼目睹患儿抽动，应鼓励家属在家中使用智能手机/平板电脑拍摄各种视频片段，展示患儿在家中出现的不同动作。

应进行全身检查和神经系统检查，包括评估身高、体重和头围，以及检查血压和筛查神经皮肤综合征，评估语言、步态和眼球运动及上下肢神经。

在病史采集或检查过程中，可能会发现其他异常动作，可以通过简单的操作来评估震颤、肌阵挛、舞蹈手足徐动症或肌张力障碍。原发性抽动障碍（如妥瑞氏症）患者的检查通常是正常的。表 15.2 详细列出了一些有助于区分抽动与刻板行为和肌阵挛的特征。

通过这种详细的临床评估，可以区分出一系列异常运动（图 15.1）。

抽动障碍 / 妥瑞氏症是一种临床诊断，通常是原发性疾病，因此通常不需要行进一步的辅助检查。

二、进一步评估

抽动症状严重程度和其产生影响的评估可以通过各种临床量表进行量化，其中最著名的是耶鲁全球抽动严重程度量表（YGTSS）。该量表根据当前和以往最严重的抽动程度对运动性抽动和发声性抽动进行评分，并采用不同的标准，包括数量、频率、强度、复杂程度和对自主活动的干扰程度。此外，还对抽动造成的损害程度进行最终评分，总分介于 0～100。该量表可在互联网找到（https://pandasnetwork.org/

wp content/uploads/2018/11/YGTSS.pdf），并可免费下载和使用。

妥瑞氏综合征（又称为抽动秽语综合征）临床诊断的有效性可以通过妥瑞氏综合征诊断可信度指数（Tourette Syndrome Diagnostic Confidence Index）来衡量。这与 YGTSS 有

表 15.1　从病史采集中探究的相关因素

历史背景细节	运动的具体细节
既往病史: 包括分娩; 药物治疗; 非法药物使用	发病年龄
	身体分布　时间模式
家族史: 运动障碍、强迫症、注意缺陷多动障碍、孤独症谱系障碍	对生活质量和教育的影响
	加重 / 缓解因素前的先兆
发育史和学习史	
情感问题 / 心理健康	

表 15.2　儿童出现的带有不同过度运动的刻板印象

	刻板运动	抽动症	肌阵挛
发病年龄	3 岁以下	4～8 岁	任何年龄
动作模式	保持不变; 父母可以预判	可变性: 从头到脚（从上到下）方向发展	通常不变
动作表现	拍手臂、躯干晃动或肌张力障碍样动作; 点头	可变性: 患者建立的全部动作会周期性增减	
发声特征	嗡嗡作响	可变性: 简单的声音或短语	喘息或喊叫: 膈肌强制呼气声
诱因	兴奋、疲倦、全神贯注、愤怒	压力、焦虑、兴奋	疲劳
持续时间	可持续几分钟	持续时间短，可重复出现	单个动作时间很短; 可成簇发作
先兆性冲动	无	有	无
注意力分散影响	是	暂时性	无
可抑制性	是	是	否
家族史	偶见	经常（抽动或合并症）	癫痫发作时会出现
脑电图	正常	正常	癫痫性异常
相关共患病	ASD、LD	ADHD、强迫症、ASD	癫痫
自然病程	可持续存在，尤其是在复杂或伴有 ASD/LD 的情况下	2/3 的病例将随着时间的推移得到解决或改善	因病因而异

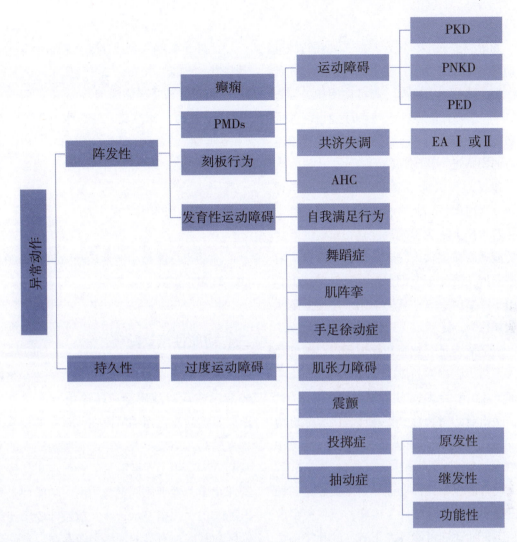

图 15.1 儿童运动异常。 AHC，儿童交替性偏瘫；EA，发作性共济失调；PED，阵发性持续运动诱发性运动障碍；PKD，阵发性运动诱发性运动障碍；PMD，阵发性运动障碍；PNKD，阵发性非运动诱发性运动障碍。

很好的相关性，但需要注意的是，某些临床特征，如复杂抽动或秽语现象，在患者较年轻时不可能出现，而这些特征是有利于诊断的（秽语现象是指淫秽的言语或手势）。

优势和困难问卷 (SDQ) 等筛查工具也会有所帮助。同样，也可以在互联网上（https://www.sdqinfo.org/a0.html）免费下载问卷并且可以手动评分。SDQ 可以进行在线电子评分 (https://sdqscore.org/SDQ)，需要设置管理员账号。2022 年起每位患者的问卷评分都

需要付费 0.25 美元。虽然医疗机构可能需要建立账户，但希望它很快能在整个英国国家医疗服务体系（NHS）中免费提供。

有多种调查问卷可以评估患有慢性病的患儿的生活质量（quality of life，QoL），其中包括一些专门为患有妥瑞氏症的儿童和青少年开发的问卷。

先兆冲动（儿童逐渐认识到这是抽动前的一种不适感，可以通过做抽动动作得到暂时缓解）也可以使用抽动前驱冲动量表

（PUTS）进行评定。

如果病史提示存在合并症，如注意缺陷多动障碍（ADHD）、强迫症（OCD）或孤独症谱系障碍（ASD），则可使用相关筛查工具——SNAP量表、康纳斯评定量表、耶鲁布朗强迫量表（Y–BOCS）等，并转诊给合适的团队进行详细评估。

建议进行教育心理学或神经心理学评估——这对于评估是否存在学习障碍及抽动症状对学校生活的影响程度是很重要的。执行功能障碍在妥瑞氏综合征中更为常见，对计划能力和情绪调节都有影响。有多种工具可用于评估这一点，其中使用最广泛的是执行功能行为评定量表（BRIEF）。

应把情绪是否健康和是否具有心理韧性纳入评估。有抑郁和焦虑的筛查工具如贝克抑郁量表（BDI）、医院焦虑抑郁量表（HADS）等，转诊至儿童和青少年心理健康服务机构（CAMHS）通常是有益的，具体内容将在第16章中讨论。

通常情况下，抽动症和妥瑞氏症是一种原发性（假定为遗传性）疾病，但在极少数情况下，抽动症可能继发于潜在的神经系统疾病，通常是由于脑损伤或遗传/代谢疾病造成的。这些疾病包括：

- 感染：脑炎、莱姆病、人类免疫缺陷病毒感染（HIV）
- 脑损伤：卒中、头部外伤、中毒（一氧化碳、汞）
- 遗传病：脆性X染色体综合征、雷氏（Rott）综合征、神经皮肤综合征
- 神经退行性疾病：神经棘形红细胞增多症、亨廷顿病、齿状核红核苍白球路易体萎缩症（DRPLA）、神经退行性病变伴有脑铁沉积（NBIA）
- 全身性疾病：贝赫切特综合征（白塞病）

此外，某些药物或违禁药物也会导致抽动症状，包括：

- 左旋多巴或神经阻滞剂
- 抗癫痫药，如拉莫三嗪、卡马西平、苯妥英钠
- 注意缺陷多动障碍（ADHD）治疗，如利他林
- 苯丙胺、可卡因、摇头丸

抽动也可能是功能性运动障碍（FMD）的一种表现形式。

三、功能性运动障碍

这种疾病最初在成年人中被描述，是神经病学或运动障碍诊所转诊患者的常见诊断。目前功能性运动障碍在儿童中的发病率越来越高。与成年人一样，在年龄较大的儿童和青少年中，女性更常见，但在年龄较小的儿童中，性别比例更为均衡。功能性磁共振（fMRI）扫描显示，涉及前额叶皮质、边缘区和基底神经节的网络之间存在异常信号传导，证实了这种功能性问题存在明显的生理性基础。

诊断的依据是对病史的临床评估及检查，辅以查看典型发作的视频录像。其他躯体症状及其他功能性神经障碍（FND），如解离性（非癫痫性）癫痫发作，更为常见。表15.3列出了一些诊断线索，不过这并非详尽无遗的清单。"泰然漠视"（La belle indifférence）字面意思是面对明显的严重疾病时表现出的一种"异常平静"状态。同步现象（Entrainment）指的是肢体运动体征的频率会随着另一只肢体敲击的频率而改变。

表 15.3　疑似功能性神经障碍患者在病史采集与体格检查中需探究的相关细节

病史采集	体格检查
突发且严重的起病	临床表现不一致性
与近期外伤或疾病相关	注意力分散
由近期心理应激事件引发	症状可被外界节奏影响（如动作跟随外界节奏化）
症状多变性	体征与神经解剖学原理不符
表现出"泰然漠视"（对症状缺乏合理关注）	特异性临床体征（如胡佛征）

采用更传统的心理学方法，往往可以找出易感因素、促发因素和维持因素。

与成年人相比，儿童和青少年功能性运动障碍的长期预后较好，但成功的关键在于，患者和家属要接受并理解功能诊断及获得适当的心理管理和支持。多学科团队协作方式通常至关重要，它能将社会关怀、教育支持和身体康复与心理治疗和神经学方面的专业诊疗相结合。

功能性神经障碍有多种在线资源和支持，包括功能性神经障碍指南网站（www.neurosymptoms.org）。该网站还有一个在线"症状分析工具"，允许患者或家属总结自己的症状及每种症状对日常生活的影响程度。该工具将所有输入的信息汇总成一份 PDF 格式的报告，可与医疗或教育专业人员共享。

四、功能性抽动样行为

功能性抽动历来被认为是功能性运动障碍的一种罕见亚型。然而，在过去几年中，该病的发病率急剧上升。这在一定程度上被认为是全球新冠肺炎大流行改变了儿童和青少年的正常生活规律，使他们感到不确定、恐惧和社会孤立感。另一个被认为导致儿童和青少年功能性抽动人数增加的因素受社交媒体的影响，尤其是 YouTube 和 TikTok 等视频分享平台。

与在癫痫患者身上看到的范例一样（除了典型的癫痫发作，他们后来还可能出现非癫痫性或分离性发作），一些功能性抽动样行为（FTLB）患者在年轻时可能有过更典型的抽动（在一些出版物中的数据高达40%）。更常见的情况是，患者在十几岁时迅速（有时甚至一夜之间）出现类似功能性抽动样的行为，且之前没有任何病史，而且女性患者明显偏多。通常，典型抽动症患者的典型合并症（如孤独症或多动症）发病率不会增加。

有些人可能有其他功能性症状，也可能有明显的诱因，如焦虑或创伤。焦虑症或抑郁症的发病率较高。这些儿童和年轻人更有可能出现在急诊室，因为他们发生自伤和攻击性行为的概率更高。他们更有可能出现长时间的"抽动样发作"，伴有运动调节失常，通常伴有类似焦虑或恐慌发作的症状。

他们的运动性抽动可能看起来很相似，但涉及头部和面部的可能性较小，而且往往不那么刻板。他们的抽动症状更为复杂，秽亵行为（秽语或不恰当的手势）也更为常见。秽语抽动和其他复杂的发声性抽动的发病率也有所上升。功能性抽动样行为具有暗示性（与典型抽动症相似），但也容易分散注意力。

这些儿童和青少年往往缺乏年龄相仿的典型抽动患者常有的先兆冲动，因此很难抑制自己的抽动。典型的日复一日的自然病史经常缺失，而且功能性抽动样行为通常会影响正常活动，尤其是令患者认为不愉快的活动。因此，与典型的妥瑞氏症相比，患者上学出勤率受到很大影响。

管理方法与治疗其他功能性神经障碍的方法类似：明确解释病情的性质，采用多学科协作方法，并提供临床或神经心理学支持。保持正常的生活规律，养成健康的饮食、睡眠和运动习惯会对缓解病情有所帮助。识别和减少正向或负向强化也很重要。这些患者通常对抗抽动药物反应不佳。

功能性神经障碍指南网站上有一份关于功能性抽动的宣传页可供使用（ https://www.neurosymptoms.org/en_GB/symptoms/ fnd–symptoms/functional–tics ）。

延伸阅读

BBrandsma, R., Van Egmond, M.E., and Tijssen, M.A.J. (2021). Diagnostic approach to paediatric movement disorders: a clinical practice guide. Developmental Medicine & Child Neurology 63: 252–258.

Eapen, V. and Usherwood, T. (2022). Assessing tics in children. BMJ376: 1–5.

Han, V.X., Kozlowska, K., Kothur, K. et al. (2022). Rapid onset functional tic like behaviours in children and adolescents during COVID-19: clinical features, assessment, and biopsychosocial treatment approach. Journal of Paediatrics and Child Health 58: 1181–1187.

Horner, O., Hedderly, T., and Malik, O. (2022). The changing landscape of childhood tic disorders following COVID-19. Paediatric and Child Health32 (10): 363–367.

Larsh, T., Wilson, J., Mackenzie, K.M. et al. (2022). Diagnosis and initial treatment of functional movement disorders in children. Seminars in Pediatric Neurology 41: 1–12.

Leckman, J.F., Riddle, M.A., Hardin, M.T. et al. (1989). The Yale global tic severity scale: initial testing of a clinician-rated scale of tic severity. Journal of the American Academy of Child and Adolescent Psychiatry 28 (4): 566–573.

Openneer, T.J.C., Tarnok, Z., Bognar, E. et al. (2020). The premonitory urge for tics scale in a large sample of children and adolescents: psychometric properties in a developmental context. An EMTICS study. European Child and Adolescent Psychiatry 29: 1411–1424.

Robertson, M.M., Banerjee, S., Kurlan, R. et al. (1999). The Tourette syndrome diagnostic confidence index: development and clinical associations. Neurology 53 (9): 2108–2112.

Silveira-Moriyama, L., Kovac, S., Kurian, M.A. et al. (2018). Phenotypes, genotypes, and management of paroxysmal movement disorders. Developmental Medicine and Child Neurology 60: 559–565.

Su, M.T., McFarlane, F., Cavanna, A.E. et al. (2017). The English version of the Gilles de la Tourette – quality of life scale for children and adolescents: a validation study in the United Kingdom. Journal of Child Neurology 32 (1): 76–83.

Woods, D.W., Piacentini, J., Himle, M.B., and Chang, S. (2005). Premonitory urge for tics scale (PUTS): initial psychometric results and examination of the premonitory urge phenomenon in youths with tic disorders. Developmental and Behavioural Pediatrics 26 (6): 397–403.

第 16 章

抽动障碍的管理和预后

概述

- 所有抽动障碍患儿均应接受充分的疾病解释和支持（即心理教育）。
- 家庭和学校需采取一致的应对策略，并识别潜在的加重或强化因素。
- 共患病的处理可能比抽动症状的控制更为重要。
- 心理支持是关键干预措施。
- 药物治疗仅适用于少数因抽动导致躯体、心理、社交或教育功能显著受损的患者。

本章阐述适用于慢性抽动障碍（如妥瑞氏综合征）患者的多种治疗方式。图 16.1 基于循证证据，总结了阶梯式、实用性的干预流程。

一、心理教育和支持

对患有慢性抽动障碍的儿童和青少年进行管理时，首先要向他们及其家人解释诊断结果。讨论的内容包括病情的性质、常见的相关问题，以及家庭和学校可以为患者提供支持的方式。

学校／教育机构的参与非常重要，这样他们才能以非评判和非惩罚的方式对待儿童或青少年及其抽动。情感支持和学习支持是关键，所有与患者有关的人都应采取一致的应对方式。这种信息的提供和全面支持被称为心理教育，对所有新确诊的患者都至关重要。部分患者仅需此措施即可适应疾病，直至青春期预期的自发症状改善。识别加重／缓解因素及抽动行为无意中被强化的情境也具临床价值。

支持与培养自尊心和适应力非常重要，发展课外活动和业余爱好，尤其是体育或音乐，往往会产生有益的影响。有一些慈善机构为抽动症和妥瑞氏症患者提供支持。英国慈善机构 "Tourettes Action" 网站（https://www.tourettes-action.org.uk）为患者、家属、临床医生和教师提供了大量有用的信息。该网站还为患者提供可下载的文件，包括妥瑞氏综合征 "护照" 和有关抽动发作的信息。加拿大和美国都有自己的慈善机构，加拿大儿童与家长资源研究所（Canadian Child & Parent Resource Institute）也提供了有用的信息（https://www.leakybrakes.ca/brake-shop/brake-shop-virtual-clinic）。

二、治疗合并症、睡眠和疼痛管理

如前所述,应识别并适当管理合并症。这可以减轻儿童或青少年的压力,从而减少抽动的加剧。此外,用于治疗某些合并症(如ADHD或强迫OCD)的药物也可能具有减少抽动的辅助作用,可乐定和胍法辛就属于这种情况(方框16.1)。

睡眠问题很常见,不仅会加剧抽动症状,还会加重情绪和学习障碍。在睡眠诊所进行评估、调整作息时间,短期服用褪黑素等药物,都会产生有益的效果。

强迫性运动抽动会因重复或剧烈的肌肉收缩而导致身体疼痛。疼痛反过来又会加重抽动,并导致患者功能受损。长期以来,人们一直认为任何原因引起的慢性疼痛都会影响心理健康,这一点在长期抽动的患者身上尤为明显,他们的生活质量评分较低,抑郁率较高。严重时,抽动会造成伤害或身体损伤,即"恶性"抽动。治疗不仅要解决疼痛本身的问题,还要解决其对社会心理的影响。因此,除了镇痛、转移注意力和放松技巧外,还需要提供支持治疗。按摩、拉伸、热敷或冷敷等自助技术都会对改善病情有所帮助。

三、心理干预

转介到儿童和青少年心理健康服务机构(CAMHS)通常是下一步的管理措施。它可以为焦虑、抑郁、愤怒或自残等一般情绪

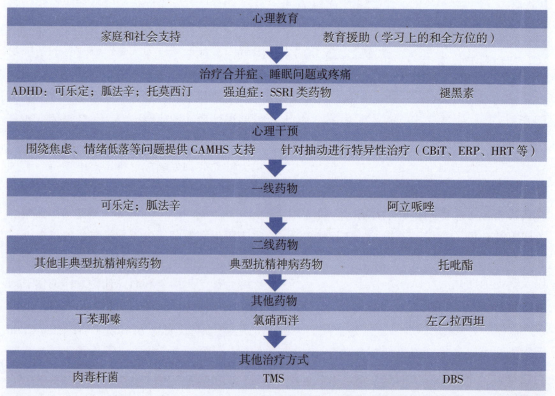

图16.1 治疗策略摘要。CBiT:抽动综合行为干预治疗;DBS:脑深部电刺激;ERP:暴露和反应预防;HRT:习惯逆转训练;SSRI:选择性5-羟色胺再摄取抑制剂;TMS:经颅磁刺激

方框 16.1　治疗并发抽动障碍的 ADHD 或强迫症

抽动障碍和 ADHD

对于同时患有抽动症或被正式诊断为妥瑞氏症的患者，仍可使用哌甲酯等标准的 ADHD 药物，这一点在英国国家卫生与临床优化研究所（NICE）的 ADHD 治疗指南中已有明确规定。在极少数情况下，服用兴奋剂的患者可能会出现抽动症状。若确认为药物的副作用，应权衡治疗的益处和抽动引起的问题。应与家人讨论减少剂量或改用其他治疗的药物。另外，抽动的发生可能是一种巧合，与抽动和妥瑞氏症的自然消长规律有关。针对此类问题，α–肾上腺素能受体激动剂（可乐定和胍法辛）可用于治疗。现有公开的证据显示，这些药物对治疗抽动症状有疗效。

抽动障碍和强迫症

NICE 在 2019 年更新了 OCD 管理指南，本章不对此进行详细回顾。欧洲妥瑞氏综合征研究协会的指南指出，患有妥瑞氏综合征的儿童在使用选择性 5–羟色胺再摄取抑制剂（SSRIs）治疗时，其效果与未患该综合征的儿童相当，认知行为干预也是如此。然而，该指南也引用了其他试验的证据，表明可能需要更高的药物剂量，但这也会随之增加副作用的风险。对于难治性病例，虽然可以在使用 SSRIs 的基础上添加抗精神病药物，但相关的研究证据有限，并且需要对药物安全性进行监测。同时服用抗精神病药物和 SSRIs 的患者，发生抗精神病药恶性综合征（NMS）的风险会增加。

问题提供支持。多家机构提供心理健康问题的在线资源，包括 www.kooth.com 和 www.youngminds.org.uk。

一旦完成基础干预，就可以开始针对抽动进行特异性的集中治疗，包括抽动综合行为干预治疗（CBiT）和暴露与反应预防（ERP）。

CBiT 整合了心理教育、习惯逆转训练以及其他辅助性治疗模块，包括放松训练，并着重帮助患者理解抽动症状的诱发情境。该疗法系统分析可能触发或加重抽动的环境因素，同时评估抽动行为带来的非预期后果（包括正性强化和负性影响）对抽动循环的维持作用。当患者能够识别先兆冲动及伴随抽动后，治疗将集中于发展"竞争性反应"（即抽动阻断技术）——这是一种通过主动动作来抑制抽动发生的干预手段，要求动作设计简便且不影响患者日常活动。标准治疗方案通常为 8 ～ 10 周的每周一次疗程，期间患者及家属需配合完成家庭训练，并通过工作手册记录治疗进展。

CBiT 和 ERP 都是循证有效的治疗方法，不过这两种方法都要求儿童或青少年能够意识到伴随抽动而来的先兆冲动，因此通常只适用于年龄较大的儿童。这些疗法旨在调控内外部触发因素，以减少抽动的频率和降低严重程度，从而将其影响降至最低。现有令人信服的证据支持这些行为疗法的疗效，当然也避免了药物的副作用。传统上，这两种治疗方法需面对面进行，但越来越多的证据表明，通过虚拟方式（如远程医疗）实施同样有效——这种方式在新冠疫情期间成为必要选择。

此外，认知行为疗法对老年患者也有帮助。

四、一线药物管理

抽动症药物治疗通常是在心理治疗方案无效或有客观证据表明抽动会对患者造成伤害的情况下才使用的。这种伤害可能是身体上的（疼痛或受伤）、心理上的、社会上的或教育上的。

目前，英国 NICE 还没有专门针对抽动症和妥瑞氏症治疗的指导方针，但美国神经病学会和欧洲妥瑞氏症研究学会都制定了循证指导方针。

所有药物都应由具有相应经验的人员根据相关的国家指南/处方开具。

（一）胍法辛

不同药物的疗效（最多可减少 30% 的抽动症状）必须与其潜在的副作用相平衡。胍法辛（通常为缓解剂型，商品名 Intuniv）的半衰期较长，这意味着与可乐定相比，它的耐受性通常较好，副作用较少，而且还可以每天给药一次。一般来说，开始用药时剂量为 1mg（6 岁以上、体重 25 kg 以上者），然后根据《英国国家处方集》（BNF）每周调整剂量。疗效可能需要几周时间才能显现，这需要向儿童或青少年及其父母/看护人解释清楚。需要谨慎调整药物剂量，并持续监测生长参数和血压/脉搏。服药期间有低血压的风险，尤其是在突然停药后可能出现反跳性高血压，应避免这种风险。

（二）可乐定

普通儿科医生可能更熟悉可乐定，有证据表明可乐定对治疗抽动症状也有一定的益处，而且通常耐受性良好，对大多数人来说没有明显的副作用。

可乐定有 25μg 和 100μg 两种片剂。还有 50μg/5ml 无糖液体制剂和透皮贴剂。抑郁症、缓慢性心律失常、便秘和心力衰竭患者应慎用。

一般建议从 1.5～3μg/（kg·d）剂量开始，分 2～3 次服用。根据患者的体重和吞咽药片的能力，通常最容易从 25μg 开始，夜间给药，增加到每天 2 次或 3 次。每日总剂量可每隔 3～5 天增加一次，缓慢增加剂量可提高耐受性，并有助于家人判断其改善抽动的次数和强度方面的疗效。一般来说，这种药物的耐受性良好。常见的副作用包括疲倦、头晕（尤其是体位性眩晕）或口干。

治疗抽动的维持剂量为 3～5μg/（kg·d），最大剂量为 300μg/d。

如果要停药，建议缓慢减量，以避免反弹性高血压。

（三）托莫西汀

托莫西汀是一种突触前选择性去甲肾上腺素再摄取抑制剂，作为有效的 ADHD 治疗药物，在患者无法耐受标准兴奋剂时可考虑试用。相较于可乐定/胍法辛，其在治疗抽动障碍方面的疗效证据较少。

五、二线药物

（一）抗精神病药物

为了平衡疗效证据和减少副作用，非典型抗精神病药阿立哌唑通常首选进行试验性治疗。利培酮、喹硫平和奥氮平也被使用过。通常使用的剂量比精神分裂症低，这有助于提高耐受性。

也曾使用传统的典型抗精神病药物，如氟哌啶醇、匹莫齐特或舒必利。但这方面的证据有限，而且发生不良反应的风险也会增加。

这些药物需要进行严格的管理和监测。每种神经阻滞剂都有特定的副作用（包括嗜睡、认知影响、肥胖和心电图的变化）。根据作用方式的不同，有些药物可能会产生抗毒蕈碱的副作用，或使泌乳素升高，导致男性乳房女性化甚至溢乳。锥体外系副作用（包括静坐不能、帕金森病或迟发性运动障碍）。虽然罕见，但也有发生抗精神病药物恶性综合征的风险。

（二）抗癫痫药物

托吡酯、可乐定和左乙拉西坦是治疗抽动症最常用的抗癫痫药物。托吡酯的公开证据最多，美国和欧洲的指南都建议将其用于耐药性病例的治疗。

六、其他药物

目前还没有令人信服的证据支持使用Ⅱ型囊泡单胺转运蛋白（如丁苯那嗪）或多巴胺拮抗剂（如甲氧氯普胺）。

七、其他治疗方式

肉毒杆菌毒素（Botox）已被用于治疗局部特定区域的持续性抽动，但只在年龄较大的青少年和成年人中试用过。

另一种方法是无创性脑磁刺激，如重复经颅磁刺激（rTMS），它产生的磁场穿过头骨，可以影响大脑皮质的兴奋性，通过测量运动诱发电位来评估。经颅磁刺激可以连续或间歇地进行，通常是通过 θ 短阵快

速脉冲刺激。另一种方法是经颅直流电刺激（tDCS），这种方法目前还不太成熟，但具有成本更低、更易于实施的潜在优势。这些治疗方法针对的是浅表的区域，如辅助运动区和初级运动皮质，因为基底神经节位置太深，浅层电流无法到达。

对于少数心理治疗和药物治疗无效的严重抽动患者，脑深部刺激手术已被证明是有帮助的。由于针对的部位不同，它还可以帮助治疗强迫症的症状。目前只有少数专业中心可以提供这种治疗。

有临床观察证据显示，大麻二酚（CBD）对成人患者具有一定疗效。其中四氢大麻酚（THC）浓度较高的制剂可能疗效更显著，但同时也更易引发不良反应。目前在英国，医用 CBD（商品名：Epidyolex）的处方许可仅限于三级神经医学中心用于治疗特定基因型的癫痫。

目前尚无确凿的公开研究数据支持镁剂、锌剂、B 族维生素或 ω-3 脂肪酸等膳食补充剂对神经发育障碍的临床应用，但有个别案例报告显示患者症状可能获得改善。

八、预后、转归和成年人照护

转归传统上分为三类，其中 1/3 的人发现他们的抽动症状会随着时间的推移而缓解；1/3 的人有持续的抽动症状，但没有童年/青春期那么严重，但强迫症成了他们的主要问题；最后 1/3 的人持续存在抽动问题（图 16.2）。最近的研究表明，女性患者预后可能较差。一小部分患者在成年后抽动会持续严重或恶化。

许多持续轻微抽动的患者学会了在日常生活中适应抽动，他们可能会发展爱好，甚

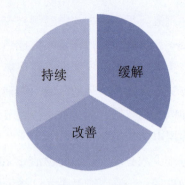

图16.2　儿童和青少年患妥瑞氏症的预后

至从事需要集中注意力的职业，因为这可以减轻抽动症状，如运动、演奏乐器和砌砖。长期抽动症状的预测因素可能包括复杂抽动的次数和严重程度，以及家族有无抽动病史。ADHD或强迫症的共病可能与成年后的社会心理功能障碍有关，但很难分清究竟是这些共病的直接影响，还是持续抽动的继发结果。

成年人患者中功能性抽动的比例较高，而且（如前所述）功能性抽动可能与妥瑞氏症同时存在。

用于治疗抽动的药物（疗效有限，并可能导致严重的副作用）对功能性抽动无效。应采用生物-心理-社会模式来了解症状表现，并由心理科/精神科来进行治疗。

妥瑞氏症与其他慢性健康问题，包括糖尿病、自身免疫性疾病和心脏病之间存在联系，会导致发病率上升并影响生活质量。

与普通成年人的标准化死亡率相比，抽动患者死亡率很高。其中有些可能与慢性健康问题有关，但自杀的比例过高，这在合并症和精神健康困难造成重大影响的情况下更为常见。此外，还与社会剥夺（同样类似于癫痫）和童年的不良经历有关。

尽管抽动障碍是一种对身心健康有重大影响的常见疾病，但英国国家医疗服务体系（NHS）中并没有关于如何管理这些成年人患者的规定。许多地区综合医院的成年人神经科可能会有一名专门治疗运动障碍的顾问，但他们可能会专注于帕金森病或亨廷顿病等疾病，而不接受妥瑞氏症患者的转诊。妥瑞氏症患者及其并发症患者可能需要长途跋涉到三级中心才能看到专科医生。慈善机构和患者权益组织都在强调这一制度的差异和缺陷。

延伸阅读

American Academy of Neurology (2019). Practice guideline recommendations: treatment of tics in people with Tourette syndrome and chronic tic disorders. https://www.aan.com/Guidelines/home/GuidelineDetail/958

Behring, E., Farhat, L.C., Landeros-Weisenburger, A., and Bloch, M.H. (2022). Meta-analysis: efficacy and tolerability of vesicular monoamine transporter type 2 inhibitors in the treatment of tic disorders. Movement Disorders 37 (4): 684–693.

Cavanna, A. (2020). Pharmacological Treatment of Tics. Cambridge: Cambridge University Press.

Dyke, K., Jackson, G., and Jackson, S. (2022). Non-invasive brain stimulation as therapy: systematic review and recommendations with a focus on the treatment of Tourette syndrome. Experimental Brain Research 240: 341–363.

Hollis, C., Pennant, M., Cuenca, J. et al. (2016). Clinical effectiveness and patient perspectives of different treatment strategies for tics in children and adolescents with Tourette syndrome: a systematic review and qualitative analysis. Health Technology Assessment 20 (4): 1–496.

Jankovic, J., Hallett, M., Okun, M.S. et al. (2021). Principles and Practice of Movement Disorders, 3e. London: Elsevier.

Malmivaara, A. (2021). What is the effect of pharmacological treatment for attention deficit/hyperactivity disorder in children with comorbid tic disorders? A Cochrane review summary with commentary. Developmental Medicine & Child Neurology 63 (1): 14–15.

Müller-Vahl, K.R., Szejko, N., Verdellen, C. et al. (2022). European clinical guidelines for Tourette syndrome and other tic disorders: summary statement. European Child and Adolescent Psychiatry 31 (3): 377–382.

National Institute for Health and Care Excellence (NICE) (2019). Attention deficit hyperactivity disorder: diagnosis and management. NICE guideline [NG87]. https://www.nice.org.uk/guidance/ng87

National Institute for Health and Care Excellence (NICE) (2023). British National Formulary for Children (BNFC). https://bnfc.nice.org.uk/

Pringsheim, T., Okun, M.S., Muller-Vah, K. et al. (2019). Practice guideline recommendations summary: treatment of tics in people with Tourette syndrome and chronic tic disorders. Neurology 92: 896–906.

Pringsheim, T. and Piacentini, J. (2022). Internet based cognitive behavioural therapy for Tourette syndrome – meaningfully improving access to behavioural therapy for tics. JAMA Network Open 5 (8): 1–3.

Seideman, M.F. and Seideman, T.A. (2020). A review of the current treatment of Tourette syndrome. Journal of Pediatric Pharmacology & Therapeutics 25 (5): 401–412.

Taylor, E., Anderson, S., and Davies, E.B. (2022). 'I'm in pain and I want help': an online survey investigating the experiences of tic-related pain and use of pain management techniques in people with tics and tic disorders. Frontiers in Psychiatry 13: 1–15.

第 17 章

发育性协调障碍概述

概述

- 发育性协调障碍（DCD）的核心特征为：运动技能发育延迟或持续存在障碍，影响日常生活活动，且症状始于儿童期，并排除其他更合理的解释。
- DCD 在儿童中的患病率约为 5%~6%。
- 其遗传及环境危险因素已较明确，且常与其他神经发育障碍共病。
- DCD 与多种躯体及心理健康问题相关，其潜在诱因可能源于运动控制异常本身。
- 研究证实，DCD 的症状可延续至成人期。

发育性协调障碍（DCD）有 4 个特征（图 17.1）：第一，一个人的运动技能要么发展缓慢，要么持续落后于其实际年龄（并不是因为没有足够的机会学习这些技能）。这可能涉及大运动技能的延迟，如爬行（可能表现为使用不同的运动方式，如贴地移动）、走路、跑步、骑车，或精细运动技能的延迟，如学习写字或使用餐具、剪刀或系扣子、拉链和鞋带（DSM–5–TR 没有明确指出发育性协调障碍的类型，但大或精细运动技能障碍可能占主导地位）。第二，

运动障碍严重且持续，影响日常生活活动。在年长儿童和成年人中，这可能表现为使用键盘或学习演奏乐器或驾驶汽车时的困难。第三，这些症状在儿童时期就已出现（尽管可能直到青春期或成年期才被发现）。第四，这些观察到的缺陷无法用其他医学情况（如智力发育障碍、视力障碍，或影响运动的神经系统疾病如脑瘫或肌肉萎缩症）或非医学原因（如社会／文化因素）来更好地解释。

发育性协调障碍一词与"运动障碍（dyspraxia）"一词有很多重叠之处；然而，国际上并未就如何使用"运动障碍"一词达成共识，建议优先使用 DCD 这一术语。

一、流行病学

发育性协调障碍的发病率很难精准确定。一项研究显示，在英国，1.8% 的 7 岁儿童被诊断为发育性协调障碍（另有 3% 的儿童可能患有发育性协调障碍，其相关的日常问题也暗示其患有这种疾病）。其他国家和地区的患病率更高，加拿大、瑞典和中国台湾地区的患病率为 7% ~ 9%。人们似乎经常引用接近 5% ~ 6% 的数据，但估计值波动范围较大，0.8% ~ 20% 不等。这种差

异可能与病例确定和研究中对该疾病的定义有关，但众所周知，该疾病日常诊断不足，而且临床医生对该疾病的了解可能存在地域差异。男女比例介于 2 ：1 到 7 ：1 之间。

二、病因学

与许多神经发育疾病一样，发育性协调障碍似乎也有遗传和环境基础。这种疾病与早产和出生体重过低有关，但似乎也存在发育性协调障碍的易感基因，包括与其他并发神经发育疾病共有的基因（方框17.1）。神经影像学研究的证据表明，与具有更典型运动发育模式的同龄人相比，患有发育性协调障碍的儿童在大脑结构和功能方面存在差异。

方框 17.1　克劳德的案例

克劳德为 8 岁男童，因疑似发育性协调障碍（DCD）就诊于儿科医生。其家族史显著：两名兄弟确诊 DCD，父亲自述童年期存在类似症状。目前克劳德仍无法系鞋带或骑自行车，书写困难已需在校使用笔记本电脑辅助。儿科医生记录显示，患儿存在运动发育里程碑延迟（独走时间晚于正常范围），且系早产儿，曾在新生儿重症监护病房住院 1个月。作为初步评估环节，医生已联系新生儿病房调取出院摘要。

三、相关疾病

除了与其他神经发育疾病相关之外，发育性协调障碍还与其他身体健康问题相

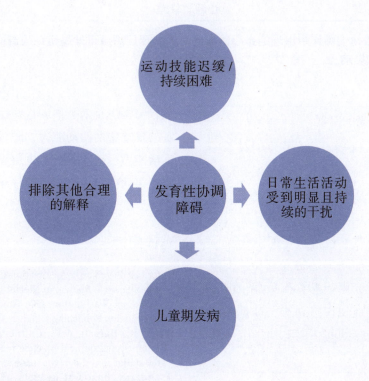

图 17.1　发育性协调障碍的四个基本特征

关，如超重或肥胖、关节活动过度、免疫力下降及参与体育和社会活动减少。患有发育性协调障碍的儿童、青少年和成年人也有可能出现心理健康问题，包括与同伴相处困难和抑郁症状（方框17.2）。许多身心健康问题的主要压力源可能是运动协调困难，它的存在导致了一连串的影响，这被称为环境压力假说（图17.2）。

四、成年期与发育性协调障碍

对成年人发育性协调障碍的研究还不像对儿童的研究那么深入，但研究表明，发育性协调障碍的症状会持续到成年（可能有50%～70%的病例会持续到成年），许多相关疾病也会如此；例如，发育性协调障碍的成年患者普遍报告存在显著的心理健康问

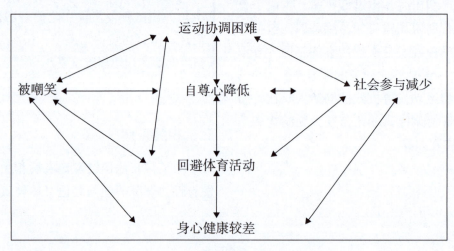

图17.2　发育性协调障碍中出现的身心健康问题的主要压力源可能是运动控制的异常，以及由此产生一系列的影响。

方框17.2　吉米的案例

吉米今年14岁。他在9岁时被诊断出患有发育性协调障碍，自幼就有运动障碍。上高中后，他在体育活动中受到了一些欺凌和嘲笑，虽然他对足球很感兴趣，但他感觉"被排挤"而退出校队选拔。这似乎加剧了他的害羞和社交障碍（他被评估为可能患有孤独症，但不符合标准），他现在感到悲伤和孤独。Covid-19大流行期间，似乎加剧了他的这些负面感觉。

题。与青少年期类似，这些症状可能影响患者的日常生活活动能力，同时还会对其独立生活能力、就业状况产生负面影响，甚至可能损害驾驶等成人期关键技能的掌握。

延伸阅读

American Psychiatric Association (2022). Diagnostic and Statistical Manual of Mental Disorders, 5e. Text Revision. Washington, DC: American Psychiatric Association Publishing.

Blank, R., Barnett, A.L., Cairney, J. et al. (2019). International clinical practice recommendations on the definition, diagnosis, assessment, intervention, and psychosocial aspects of developmental coordination disorder. Developmental Medicine and Child Neurology 61: 242–285. https://doi. org/10.1111/dmcn.14132.

Gentle, J., Brady, D., Woodger, N. et al. (2021). Driving skills of individuals with and without developmental coordination disorder (DCD/dyspraxia). Frontiers in Human Neuroscience 15: 635649. https://doi.

org/10.3389/fnhum.2021.635649.

Harris, S.R., Mickelson, E.C.R., and Zwicker, J.G. (2015). Diagnosis and management of developmental coordination disorder. Canadian Medical Association Journal 187 (9): 659–665.

第18章

发育性协调障碍的评估和诊断

概述

- 发育性协调障碍（DCD）的评估包括获取家长／患者的病史、从其他来源收集信息、进行身体检查及进行客观的运动功能测试。
- 对5岁以下儿童的诊断可能不可靠。
- 尚无证据支持筛查能够实现早期诊断。
- 作为评估的一部分，可能需要进行标准化认知测试。
- 评估应着重鉴别DCD是否是最佳诊断，或其表现是否可能由其他原因引起，以及是否可能有其他共存的病症。
- 也可以对成年人DCD进行评估和诊断。

一、发育性协调障碍的评估

患者可能会因为家庭、学校或工作中出现的问题而被转介接受评估。儿童在掌握运动技能的时间上差异很大，因此当发现问题时，可能需要经过一段时间的监测才能转介儿童接受进一步的评估。各地的评估流程可能会有一些差异，但一般来说，在英国，对儿童发育性协调障碍的评估需

要一名治疗师（职业治疗或物理治疗）和一名医生的参与。

与许多疾病一样，DCD及早发现可以及早干预。这就引出了筛查的问题。筛查需要可靠、有效、可接受、具有成本效益和省时的工具。由于缺乏这样的工具，所以筛查仍然存在困难。同样，虽然尽早作出诊断看似合理，但这种方法也存在问题。因此，通常不建议对5岁以下儿童进行诊断（方框18.1）。

诊断评估主要是对运动功能问题的持续时间、程度、模式和严重性进行评估，从而确保发育性协调障碍是最合适的诊断；也就是说，要确保症状表现及其发展过程与发育性协调障碍一致，并且排除其他可能的诊断（图18.1）。

发育性协调障碍的诊断属于临床诊断。这涉及传统的医学方法，即病史采集（方框18.2）和检查儿童（方框18.3），但除此之外，还必须评估来自家长／儿童以外的信息，尤其是学校的信息。信息的形式可以是手写的报告、问卷调查或两者结合，并应详细说明患儿运动功能、认知功能／学业成绩、行为问题及对发育性协调障碍和其他神经发育疾病的情况。根据笔者的经验，一般来讲，在接诊儿童之前收集这些信息最为有效。认知

方框 18.1 不建议对 5 岁以下儿童进行诊断的原因

- 早期发育迟缓的儿童可表现出自发追赶性发育。
- 年龄较小的儿童可能不太配合检查，导致结果不可靠。
- 幼儿掌握日常生活活动 (ADL) 技能的速度不一。
- 有关早期干预价值的数据有限。
- 有资料表明，幼年诊断缺乏稳定性。

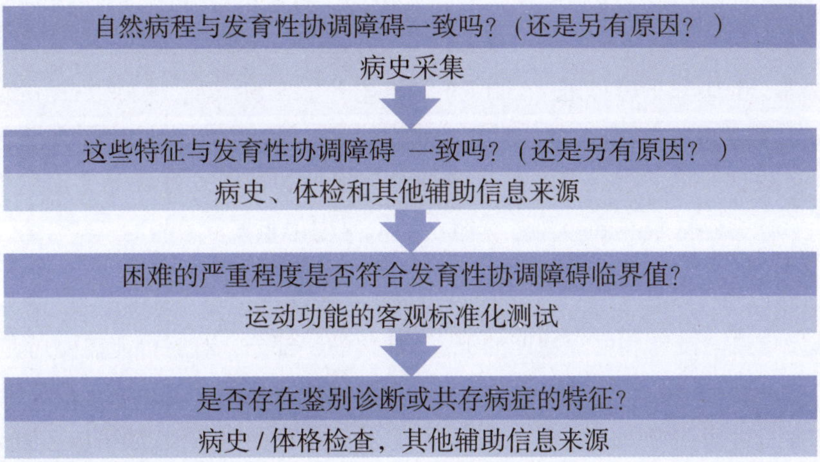
自然病程与发育性协调障碍一致吗？(还是另有原因？)
病史采集
这些特征与发育性协调障碍 一致吗？(还是另有原因？)
病史、体检和其他辅助信息来源
困难的严重程度是否符合发育性协调障碍临界值？
运动功能的客观标准化测试
是否存在鉴别诊断或共存病症的特征？
病史 / 体格检查，其他辅助信息来源

图 18.1 发育性协调障碍的评估

能力的评估很重要，但如果学校对此并不担心，则可能不需要进行标准化测试。

评估还包括使用标准化的运动功能测试工具，这些通常由作业治疗师 / 物理治疗师实施。经过充分验证的评估工具包括《儿童运动评估成套测验》（第二版）（MABC-2）和《布鲁尼克斯 - 奥塞雷茨基运动熟练度测验》（第二版）（BOT-2）。这些测试工具的灵敏度低于 90%，可能会漏诊约 10% 具有 DCD 特征的儿童。因此，当儿童表现出 DCD 特征但未达到某项测试的诊断标准（如运动功能低于第 16 百分位）时，现行建议应考虑采用第二种测试工具，或由另一位专家进行二次评估。

在病史采集 / 体格检查中发现与发育性协调障碍无关的视觉 / 神经特征时，应立即排查其他疾病；如果存在学习障碍，则应考虑运动障碍是否与儿童智力发育水平相一致（这不应考虑诊断为发育性协调障碍），或者运动障碍是否比智力发育更加迟缓（理论上仍可考虑诊断为发育性协调障碍的诊断）。

二、临床特征

发育性协调障碍（DCD）的临床表现因年龄而异。部分患儿可能出现运动发育里程碑的延迟，但许多 DCD 儿童仍可在正常年龄范围内达成。DCD 患儿的非运动发育里程碑通常比较正常，如果存在异常，则需考虑其他潜在诊断或共患病。患儿可能表现出多种技能发育迟缓，包括精细运动（如书写）和大运动（如投球）。功能障碍可表现为任务执行困难或显著的动作迟缓，例如书写障

方框 18.2　发育性协调障碍病史采集时应询问的方面

- 现病史。这包括获取有关问题的持续时间及程度的信息，并询问有关日常生活能力的情况：自理能力（如扣纽扣、拉拉链、洗脸、穿衣）、在学校正式上课时的活动（如使用键盘、写字、做运动），以及户外活动如休闲 / 职业运动（如游泳、骑自行车、接球 / 踢球）。还必须考虑文化因素。
- 既往病史。这应从孕妇怀孕开始，包括使用药物、分娩和相关并发症、早期疾病和状况，以及有关伤害（意外伤害和非意外伤害）和可能 / 已确诊的神经系统疾病和精神疾病的信息。
- 系统回顾。应考虑进行全面回顾，使临床医生能够考虑到更广泛的神经系统表现，以及可能的精神 / 心理表现和其他常见的神经发育疾病。
- 发育史。这应涵盖儿童 / 个人的整个生命周期，并涉及运动和非运动问题，如语言和社交 / 沟通问题。随着年龄的增长，获取早期发育史的准确性会变得更加困难。
- 教育史。应询问从幼儿园开始的进展情况，记录进展、成绩、关注的问题和支持性措施，如教育、健康和护理计划（EHCP）、一对一教学和其他支持性措施的使用，如给予额外的考试 / 测试时间或使用计算机键盘。还应要求学校的治疗师提供意见。
- 家庭 / 社会病史。除了有关家庭成员中神经、精神和神经发育状况的信息外，询问家庭结构、社会经济状况和参与社会照护的情况也很重要。

碍可能同时涉及字迹清晰度和书写速度的下降。

一些患有发育性协调障碍的儿童会表现出额外的运动活动，如无支撑肢体的舞蹈状运动和镜像运动。这些表现在诊断中的作用尚不明确。

重要的是要对其他身体和神经发育状况或心理问题的特征保持警惕。患有发育性协调障碍的儿童和青少年可能更容易自卑或受到他人伤害。虽然发育性协调障碍主要是一个运动问题，但其他生物学和环境因素的存在可能会对儿童 / 青少年的整体身心健康产生更广泛的影响。

三、其他检查

评估运动障碍程度的标准化测试是核心评估的一部分，有时可能需要对儿童的智力功能进行评估。不过，也有常规检查排除不了其他疾病的可能性。如果担心肌肉萎缩症，则需要进行肌酸激酶等血液检查；如果担心脑瘫，则可能需要进行脑 MRI 检查。根据具体情况，可能需要转诊进行视觉评估。

四、最终诊断

诊断的途径各不相同，但会涉及许多不同的专业人员，如物理治疗师 / 职业治疗师和儿科医生。得出诊断结论通常需要共同讨论，或由专业人员根据其他评估结果对儿童进行评估，并确定儿童或青少年是否符合 DSM–5–TR（或 ICD–11）中发育性协调障碍的标准。

方框 18.3 发育性协调障碍患者的体格检查

- 进行全身检查。注意慢性疾病的征兆、生长状况、畸形特征和神经皮肤疾病的征兆。
- 神经系统检查。检查应寻找其他运动障碍或神经系统疾病的特征，包括与视觉、听觉、平衡、直觉有关的感官问题。
- 神经发育、心理、精神评估。由于这方面的调查可能非常冗长，因此应根据具体情况量身定制。
- 认知能力。当存在学习困难的问题时，这一点就变得越来越重要。同样，这也需要根据具体情况而定。
- 运动功能。这可能包括观察儿童/成年人扣纽扣、拉拉链、系鞋带，看他们穿衣/脱衣、接球和投球、写字和画画、走路、跑步，以及进行其他与协调/运动有关的活动，例如穿鞋带或用剪刀剪东西。

五、成年人发育性协调障碍

DSM-5-TR 在 DCD 诊断标准中同样适用于成人，欧洲儿童残疾学会（参见延伸阅读）通过调整部分与日常生活活动（ADL）相关的术语，使其适用于成人评估。例如，除询问与儿童期重叠的 ADL 外，还需关注成人特有的更广泛困难领域，包括职业相关技能（如特定工作能力）、家务与 DIY 活动，以及其他必备技能（如驾驶机动车）。

尽管诊断标准本身不构成成人诊断障碍，但成人服务的缺失可能成为阻碍，且这一情况存在着显著的地域差异（包括英国境内不同地区）。成人诊断途径可能更为多元化，例如当工作或大学环境中发现功能障碍时，初始评估可由作业治疗师、心理学家或教育心理学家完成。成人评估原则与儿童类似（包括病史采集、信息整合、体格检查及其他标准参照评估，如运动功能测试），但目前针对成人的标准化、已验证的评估工具仍较为有限。

延伸阅读

American Psychiatric Association (2022). Diagnostic and Statistical Manual of Mental Disorders, 5e. Text Revision. Washington, DC: American Psychiatric Association Publishing.

Blank, R., Barnett, A.L., Cairney, J. et al. (2019). International clinical practice recommendations on the definition, diagnosis, assessment, intervention, and psychosocial aspects of developmental coordination disorder. Developmental Medicine and Child Neurology 61: 242–285. https://doi.org/10.1111/dmcn.14132.

Harris, S.R., Mickelson, E.C.R., and Zwicker, J.G. (2015). Diagnosis and management of developmental coordination disorder. Canadian Medical Association Journal 187 (9): 659–665.

第 19 章

发育性协调障碍的治疗和干预措施

概述

· 如果儿童和青少年被诊断为发育性协调障碍 (DCD)，通常需要进行一定程度的干预。

· 除了针对运动方面的干预外，患有 DCD 的儿童和青少年可能还需要针对身心健康和相关的神经发育状况进行干预。他们还可能需要在家庭或学校获得社会适应性支持。

· 针对 DCD 有两种干预方法：以身体功能为导向和以活动为导向。

· 增强体质可能代表着"三赢"，既能提高运动控制能力，又能改善身体和心理健康。

当儿童的运动功能被诊断为发育性协调障碍（DCD）时，很可能需要采取某种干预措施。

对儿童患发育性协调障碍的干预应考虑到儿童个体化的功能障碍和优势，同时注意到出现症状的环境或背景。理想的情况是，通过综合的评估来获得全面的支持。患有发育性协调障碍的儿童可能还有其他身体、精神或神经发育方面的问题，需要相应的指导和支持（图 19.1）。他们还可能有其他社会适应需求，因此可能需要包括治疗服务（物理治疗 / 职业治疗）、儿科、儿童和青少年心理健康服务机构（CAMHS）、社会服务、教育心理学和教师等众多专业人员在内的协作干预。

在这一切干预过程中，必须考虑到儿童 / 青少年及其家庭的需求、愿望和目标。

一、发育性协调障碍的干预措施

对于某些患有发育性协调障碍的儿童来说，可能只需要对周围环境进行调整，就能帮助他们解决运动障碍 / 迟缓问题。

精细动作方面如写字、使用餐具或扣纽扣和系鞋带，或大动作方面如走路、跑步或需要更高水平协调和平衡的活动，都可能需要提供支持。

（一）以活动为导向和以身体功能为导向的方法

有两种传统的针对发育性协调障碍患者的干预方法。以身体功能为导向的干预方法主要针对的是导致表现问题的根本原因，而针对特定困难领域的干预方法则被称为以活动为导向的干预方法（图 19.2）。

英国儿童残疾协会（BACD）最近发布

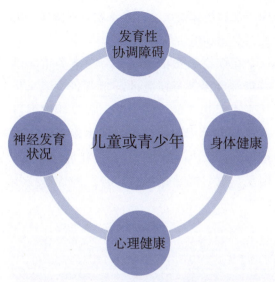

图 19.1 患有发育性协调障碍的儿童或青少年可能需要一系列不同的与健康相关的干预措施。这将包括针对发育性协调障碍核心特征的干预，但也可能需要针对精神或身体健康方面及是否存在其他神经发育问题进行干预

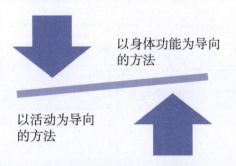

图 19.2 发育性协调障碍的干预方法有两大类：一类是关注表现问题的根本原因（以身体功能为导向的方法），另一类是关注具体的困难领域（以活动为导向的方法）

的《欧洲残疾儿童发展指南》主要推荐以活动／参与为导向的方法；这是基于对随机对照试验（RCT）数据的 Meta 分析所得出的结论。这些方法侧重于日常生活活动，包括个人护理、游戏、休闲／运动、艺术和手工、学习和职业任务。建议此类干预措施尽量在不同的活动和环境背景下推广，并让家庭、教师或其他重要方参与进来，以促进在广泛

的活动领域中实践／表现的机会。这并不是说，每种类型的此类干预都有 Meta 分析或甚至单项随机对照试验的支持性证据（例如，对有手写困难的儿童进行手写训练和早期键盘技能教学的证据等级就相对不足；方框 19.1），但越来越多的证据表明，此类方法往往比其他方法更有效。

以活动为导向的方法可能会把儿童认为困难的复杂活动或任务分解成一系列较小的步骤，让他们单独练习、定期练习。握笔器或经过特殊改装的电脑鼠标等改装件和辅助工具可能会对书写和计算机操作等活动有所帮助。

以往推广以身体功能为导向的方法，其核心理念在于，通过提升个体的身体机能，特别是运动控制能力和本体感觉，来简化执行特定任务的过程。尽管这一理念背后确有一定证据支撑，但仍然很有限。鉴于此，BACD 提出了更为具体的建议，在使用此类方法时，应更加紧密或直接地聚焦于那些期望得到改进的实际活动上，以确保干预措施能够更直接、更有效地服务于目标。

还有证据表明，其他"辅助干预"如电子游戏训练和体能提升，也能发挥作用。整体体质的提高（图 19.3）还能带来"三赢"，不仅有助于提高运动技能，还有助于身体健

方框 19.1 汤米的案例

汤米，8 岁，尽管接受过书写训练，但在书写方面一直有困难。他已经学会了键盘输入技巧，并有一台笔记本电脑供他在学校和做家庭作业时使用。虽然这对他有所帮助，但他仍然觉得完成书面作业很难，而且很可能在考试期间需要额外的做题时间。

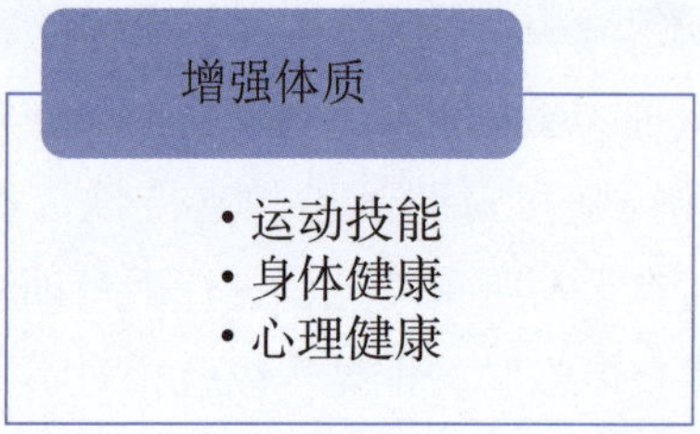

増强体质

- 运动技能
- 身体健康
- 心理健康

图 19.3　运动 / 体育锻炼可带来"三赢"效果，不仅有助于提高运动技能，还有助于改善身体健康和心理健康

康（如避免体重增加过多）和心理健康（如改善焦虑和情绪低落症状）。

在探讨干预措施时，一个至关重要的考量维度是孩子所处的环境背景，因为依托于小组形式的干预策略，不仅能够促进群体间的动力生成与社交能力发展，还直接针对发育协调障碍的核心症状进行干预；但是，这可能会让那些对自己的运动技能

方框 19.2　萨拉案例

莎拉，24 岁，医学预科培训生。童年时被诊断为发育性协调障碍 (DCD) 和孤独症谱系障碍，既往通过基础适应性调整及限制休闲活动进行代偿。然而，目前因担忧 DCD 可能影响 / 正在影响其职业发展目标，遂向治疗师寻求专业建议。治疗师评估发现，获取驾驶执照是其最优先诉求。经共同商讨，建议采取以下干预策略：寻找具有特殊人群教学经验的驾驶教练、选择自动挡车辆进行训练、在低压环境下逐步重建驾驶信心。针对网球发球动作障碍，治疗师提出将技术动作分解为可单独练习的步骤；关于大提琴学习障碍，则建议物色具有包容性的专业教师，并强调成人乐器教学多采用一对一模式而非团体授课。后续计划包括：首先与职业健康部门、学院导师及英国皇家外科医学院进行协商，以确定合理的工作调整方案并获取职业发展指导。

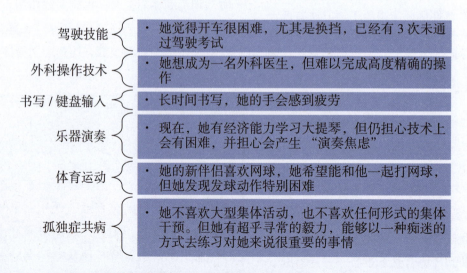

图 19.4　为患有发育性协调障碍的成年人萨拉提供的支持

特别焦虑的儿童望而却步。至于干预方案的具体细节，比如其持续的时间长度、实施的频率及涵盖内容的深度与广度，目前尚缺乏明确且详尽的界定。

（二）成年人干预措施

本章强调的许多原则也适用于成年人。发育性协调障碍的核心特征可能需要支持，在处理时应关注个人的困难、优势、环境、目标、愿望和优先事项（方框 19.2 和图 19.4）。此外，相关的身体健康和心理健康问题及其他神经发育问题也可能需要支持。关于特定的个别方法在成年人中的有效性的证据有限，但以活动为导向的方法在儿童和青少年中的证据基础表明，与以身体功能为导向的方法相比，这种方法可能对成年人更有效。

对于那些成年后受发育性协调障碍影响的人来说，发育性协调障碍仍然是一个重要的问题。它可能会妨碍许多日常生活和生命活动，其重要性不容忽视。

延伸阅读

American Psychiatric Association (2022). Diagnostic and Statistical Manual of Mental Disorders, 5e. Text Revision. Washington, DC: American Psychiatric Association Publishing.

Blank, R., Barnett, A.L., Cairney, J. et al. (2019). International clinical practice recommendations on the definition, diagnosis, assessment, intervention, and psychosocial aspects of developmental coordination disorder. Developmental Medicine and Child Neurology 61: 242–285. https://doi.org/10.1111/dmcn.14132.

Gentle, J., Brady, D., Woodger, N. et al. (2021). Driving skills of individuals with and without developmental coordination disorder (DCD/dyspraxia). Frontiers in Human Neuroscience 15: 635649. https://doi.org/10.3389/fnhum.2021.635649.

Harris, S.R., Mickelson, E.C.R., and Zwicker, J.G. (2015). Diagnosis and management of developmental coordination disorder. Canadian Medical Association Journal 187 (9): 659–665.

第 20 章

特定学习障碍概述

概述

- 特定学习障碍（SpLD）是一种常见的神经发育障碍，发病率约占总人口的10%。
- 特定学习障碍被定义为在掌握学习技能，即阅读、写作和算术方面存在困难。
- 目前还没有根治的方法，但适当的干预和支持可以减轻影响，使个人的职业生涯取得成功。

一、定义

特定学习障碍（SpLD）是一种常见的神经发育性疾病，表现为在特定的学习技能，即阅读、拼写、书写和算术方面存在困难（表20.1）。这些困难必须具有持续性，且针对特定领域的干预措施未能有效改善。鉴于不同学习技能的掌握都可能受到影响，可以将

表 20.1 特定学习障碍概述

阅读障碍	书写障碍	计算障碍
阅读不准确和/或单词拼写困难	拼写和组织写作有困难，包括语法和标点符号	计算不准确、数字意识薄弱、难以记住算术知识

其视为一组障碍，而不是单一的障碍，每个特定的困难领域都有不同的术语。

英国常用的术语有：

- 阅读障碍——在单词水平上阅读不准确和/或拼写困难。
- 书写障碍——拼写和组织书写有困难，包括语法和标点符号的使用障碍。
- 计算障碍——计算不准确，数字意识和记忆算术事实方面存在困难。

尽管上述三类障碍看似相互独立，但考虑到继发性困难（参见第21章）等因素，各特征常存在交叉重叠，因此采用"特定学习障碍"这一统称更为严谨。但该定义存在争议点：其未能明确区分个体在学业技能获取中具体受影响的要素。

二、历史

1877年，阅读障碍（dyslexia）最早在德国被发现，其研究起源可追溯至眼科学领域。当时临床观察发现，部分成年患者在阅读印刷文本时存在困难，由此产生了"词盲症（word blindness）"这一术语。后为与其他描述类似症状的医学术语保持一致，改称为"阅读障碍"。二十世纪上半叶，随着大

脑优势半球研究的进展，该障碍被重新归类至认知发展领域。

二十世纪六七十年代，阅读障碍的诊断标准已基本确立，但围绕其作为"中产阶级疾病"的争议持续存在——部分中产家庭常以此解释子女学业表现不佳的现象。当时的诊断主要采用差异模式（discrepancy model），即对智力正常但存在读写困难的儿童标注为"阅读障碍"。具有讽刺意味的是，数学能力常被用作对比参数，但现有研究证实：虽然 10% 的阅读障碍患者数学能力突出，但 40% 的患者同样存在数学困难。

计算障碍（dyscalculia）早在 1919 年就被发现，其专业术语于 1940 年代开始使用，但学界普遍认为直到 1974 年才被明确定义为学习障碍。书写障碍（dysgraphia）则在 1960 年开始作为独立病症进行研究，当时学者发现某些书写困难无法用阅读障碍理论合理解释。

进入 21 世纪后，特定学习障碍（SpLDs）已被教育系统广泛认定为特殊教育需求。根据英国教育部与卫生部 2015 年联合文件要求，这类患者需要获得"区别于神经典型（neurotypical）同龄人的差异化支持措施"。

三、流行病学

据估计，约有 10% 的人口受到特定学习障碍的影响，其中约有 4% 的人受到严重影响。男孩和女孩的发病比例为 3：1。

四、病因学

确切原因尚不清楚。早产和极低出生体重会增加患特定学习障碍的风险。人们还认为这与遗传因素有关，尤其是在阅读障碍方面，因为阅读障碍往往是家族遗传。虽然遗传因素已被广泛接受，但可能还有其他的环境因素在起作用，那就是有阅读障碍的父母不太可能在家里帮助儿童完成阅读和拼写任务。

尽管特定学习障碍目前尚无法根治，但存在一些保护性因素能够为其带来积极的辅助与支持。其中，具备良好的语言技能被视为一种尤为关键的保护性特质。另外，及早发现并干预学习困难也是至关重要的保护性措施。

五、主要特征

所有特定学习障碍都有 4 个共同特征：

- 工作记忆能力薄弱。
- 尽管采取了适当的干预措施，但困难依然存在。
- 技能内在化进程迟缓。
- 可在整个智力范围内发生。

上述特征须排除以下情况：

- 视力或听力障碍。
- 精神障碍。
- 神经系统疾病。
- 社会心理适应困难。
- 语言差异。
- 缺乏获得技能的充分机会。

六、预后和转归

虽然特定学习障碍是无法治愈的，但通过有效的干预措施，包括使用辅助技术，可使个人取得良好的学业成绩。对许多人来说，患有这种疾病并不会阻碍他们取得成功（方框 20.1）。

> **方框 20.1 有特定学习障碍的一些知名人士**
>
> 理查德·布兰森（Richard Branson），企业家——有阅读障碍
>
> 安·班克罗夫特（Ann Bancroft），极地探险家——有阅读障碍
>
> 亨利·温克勒（Henry Winkler），演员、导演——有阅读障碍和计算障碍
>
> 凯拉·奈特利（Keira Knightley），演员——有阅读障碍

2014 年出版的《阅读障碍辩论》（*The Dyslexia Debate*）指出，虽然有些人可能会因教育系统的限制而遇到困难，但他们也有其他特质可以为某些职业和生活领域提供优势。例如，普通人中有 10% 患有特定学习障碍，而在皇家艺术学院 (Royal College of Art) 的学生中，这一数字高达 29%。

延伸阅读

Butterworth, B. (2019). Dyscalculia, from Science to Education. London: Routledge.

Department for Education/Department for Health (2015). Special educational needs and disability code of practice: 0-25 years. Statutory guidance for organisations which work with and support children and young people who have special educational needs or disabilities. https://assets.publishing. service.gov.uk/government/uploads/system/ uploads/attachment_data/file/398815/SEND_Code_ of_Practice_January_2015.pdf

Elliott, J. and Grigorenko, E. (2014). The Dyslexia Debate. Cambridge: Cambridge University Press.

Rapp, B. and McCloskey, M. (ed.) (2018). Developmental Dysgraphia. London: Routledge.

Reid, G. (2016). Dyslexia: A Practitioner's Handbook, 5e. Hoboken, NJ: Wiley-Blackwell.

Snowling, M.J. (2019). Dyslexia: A Very Short Introduction. Oxford: Oxford University Press.

第 21 章

儿童和青少年特定学习障碍的评估与诊断

概述

· 对特定学习障碍（SpLD）的任何评估都需要考虑到家长的关切、接受教育的机会、为解决困难而采取的干预措施及这些干预措施的进展情况。

· 评估由具有特定学习障碍专业资质的人员或教育／儿童心理学家完成。

· 有严重困难的学生可能需要教育工作者申请额外资源来满足他们的需要。

当家长、监护人或老师担心孩子在阅读、写作或数学技能方面有困难，并认为这可能是特定学习障碍的征兆时，就应带孩子去看医生。如果家长本身有特定学习障碍，或者家族中有特定学习障碍的病史，就有可能出现这种情况。父母可能会反思这段经历对他们的影响，担心儿童会有类似的、可能是负面的经历。英国国家医疗服务体系（NHS）不提供特定学习障碍评估，但了解 DSM-5 评估标准、评估过程和家庭可获得的支持是非常重要的。

儿童在 7 岁之前家庭成员可能已发现其学习异常，但这个年龄段的儿童在掌握阅读、写作和数学技能方面的能力仍然存在相当大的差异。应在早期就确定其需要、提供额外的支持和干预措施，但不建议在 7 岁之前对患儿进行正式诊断。在小学后期，随着儿童努力发展特定的学习技能，他们与同龄人之间的差距会越来越大，困难也会越来越明显。

当家长因担心孩子存在特定学习障碍（SpLD）而带孩子就诊时，医生需全面了解孩子的优势与困难领域。关键要确认家庭是否已就相关担忧与教育机构沟通，以及已实施哪些干预措施和支持方案。如果孩子接受家庭教育，家长应能够分享哪些基于证据的系统性干预措施已经实施，以及孩子在这些措施中的进展。

《特殊教育需求与残障实践守则》（2015 年）规定，教育工作者应针对儿童的需求采取分级应对措施。应该有一个"评估－计划－实施－审查"的过程（图21.1），如果儿童没有取得进步，支持的程度就会增加。每个教育机构都必须有一名合格的教师作为特殊教育需求协调员（SENCO），其职责是确定儿童的学习需要，并监督为他们取得进步所需的干预和支持。学校工作人员应针对儿童的需要，为他们所需的支持及其进展情况制订支持计划。该计划必须与家长共同制定，以便家长充分了解学校为其子女提供了哪些支持。相关文件可作为临床咨询的法定依据。

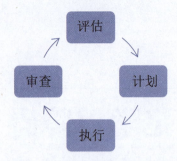

图 21.1　评估 – 计划 – 执行 – 审查循环

应将特定学习障碍视为连续谱系障碍，那些仅对日常功能和受教育机会产生轻度至中度的影响特定学习障碍儿童，无论是否有正式诊断，都应得到学校工作人员的相应支持。只有那些特定学习障碍严重影响其日常功能的儿童才有可能获得专业机构支持并得到正式诊断。

在某些地区，可通过咨询教师服务提供额外的评估和支持，这些服务可通过学校联系获得，并由特殊教育需求协调员（SENCO）负责协调。这些咨询服务可为满足儿童的学习需要提供评估和建议。在无法提供此类支持的地区，如果儿童的需求非常强烈，学校的 SENCO 可以将其转介至当地的教育心理服务机构。

家长可通过私立评估服务机构进行特定学习障碍的筛查和诊断。这种评估可能包括家庭病史和儿童在评估中的反应，并应由英国健康与护理专业委员会 (HCPC) 注册的教育心理学家或持有专家评估标准委员会 (SASC) 颁发的评估执业证书的专业人员进行。如果私人评估确定儿童有轻度至中度的障碍，按规定，相关教育支持则仍应利用学校的资源和"评估 – 计划 – 执行 – 审查"循环来满足这些需要。

在全科医生初次会诊时，了解家庭的学习需求史，包括家庭接触书籍和阅读材料的

情况，是非常重要的。家长可能会因为自己的特定学习障碍需求而对诊断感到焦虑，而儿童也可能会因为这种焦虑而在阅读材料 / 算术支持方面受到限制。

一、评估标准

虽然特定学习障碍有多种评估标准，但有一些方面是共同的。

第一，评估必须证实儿童在以下至少一个方面的学习和学术技能有困难：阅读不准确或缓慢 / 吃力；阅读理解障碍；拼写困难；书面表达障碍；掌握数感、数字记忆或计算障碍；或数学推理障碍（图 21.2）。每个方面都可能有单独的诊断标准，例如阅读障碍或计算障碍。

第二，这些困难应大大低于同龄人的预期学习能力水平，并对其学习成绩或日常生活技能产生重大影响。

第三，这些学习困难必须在学龄期（7 ~ 18 岁）进行观察，但也可能要等到他们离开正规学校，学业要求超过了他们的

特定学习障碍		
学习能力显著低于同龄人预期		
阅读不准确或缓慢 / 吃力	拼写困难	数字记忆和计算方面的障碍
理解障碍	书面表达障碍	数学推理障碍
能够获得教育机会和干预措施，且不存在任何医疗方面的困难或学习的语言并非母语的影响		

图 21.2　特定学习障碍的特征

技能时才能被发现。不建议在 7 岁之前进行评估，因为 7 岁之前的技能差异很大，可能并不代表长期的普遍性障碍，而且在某些文化背景下，有些儿童直到 7 岁才接受正式的阅读指导。

第四，评估须优先排除其他可能的解释，包括智力障碍、感觉障碍、躯体疾病或神经系统疾病。需通过完整病史确认其困难并非家庭环境、语言作为第二语言（ESL）、教育缺失或干预机会匮乏所致。若存在更合理的解释，则不宜诊断为 SpLD。

评估过程应核实这些方面是否得到满足，并确定所遇到困难的各个领域。诊断时需要综合个人病史、教育工作者提供的信息和教育评估结果。详细的评估标准既适用于识字障碍，也适用于计算障碍。

英国读写障碍协会和以教育为基础的专业人士通常使用 Rose 报告（2009 年）中关于阅读障碍的定义作为评估标准（方框 21.1）。

二、专家评估

特定学习障碍（SpLD）的评估可由经过专项培训的相关专业人员或教育心理学家实施（方框 21.2）。不同地方教育行政部门及专业人士采用的术语可能存在差异——相较于"阅读障碍""计算障碍""书写障碍"等具体术语，他们更倾向使用"特定学习困难"这一统称。由于"阅读障碍""计算障碍"等术语更为公众熟知，学校教职员工及家长对"SpLD"这类专业标签的理解程度往往较低。

对特定学习障碍的评估是在儿童正常获得学习机会和干预措施之后进行的，因此，在实施和监测干预措施并作出诊断之前，需

方框 21.1　Rose 报告对阅读障碍的定义

- 阅读障碍是一种学习困难，主要影响准确、流利的阅读和拼写单词的能力。
- 阅读障碍的特征是语音意识、言语记忆和言语处理速度方面的困难。
- 阅读障碍会发生在不同智力水平的人身上。
- 最好将其视为一个连续谱系，而不是一个明确的类别，并且也没有明确的分界点。
- 在语言、动作协调、心算、集中力和个人组织能力方面可能会同时出现困难，但这些困难本身并不是阅读障碍的标志。
- 通过观察患儿个人对有充分依据的干预措施的反应或曾经的反应，可以很好地了解阅读困难的严重性和持续性。

方框 21.2　谁可以评估特定学习障碍？

可通过以下方式完成评估：
- 接受过特定学习障碍额外正规培训的教育专业人员
- 教育和 / 或儿童心理学家

要解决获得教育机会少或不正常的问题。评估和诊断通常由以教育为基础的团队完成，因为在采取适当的干预措施后，需要对教育进展进行监测，或者由私人机构或个人完成。

由于这一过程可能需要大量的时间，并且需要通过教育机构获得评估和干预服务，家庭可能会感到沮丧。这反过来又可能导致家庭寻求医疗解决方案。重要的是要与家庭讨论他们与教育工作者之间的沟通，并审查

目前是如何满足教育需求的。

三、评估工具

各地方当局如何识别特定学习障碍存在相当大的差异，所使用的评估工具可能因从业人员和他们所接受的培训而异。专业人员使用的一些评估工具包括：

- 语言基础临床评估第五版（CELF-5）
- 语音评估成套测验第二版（PhAB 2）
- 语音处理综合测验第二版（CTOPP-2）
- 约克阅读能力评估 (YARC)
- 格雷口语阅读测验第五版（GORT-5）

教育心理学家可能会使用认知评估工具和专项测验，如：

- 英国能力量表第三版 (BAS 3)
- 韦氏儿童智力量表第五版（WISC Ⅴ）
- 韦氏个人成就测验第三版（WIAT Ⅲ）

一些非专业教育工作者可能会使用阅读障碍筛查工具。这些测试可以提示存在特定学习障碍的可能性，但不应被视为诊断性测试，它们仅可能表明需要进一步地评估或干预。

四、合并症和继发因素

被诊断患有特定学习障碍的儿童和青少年还可能受到一系列其他因素的影响，从而影响他们在教育环境中的适应能力。这些因素包括：

- 大运动和 / 或精细运动技能异常
- 组织能力的差异
- 序列记忆减退
- 工作记忆能力下降
- 左右定向混淆

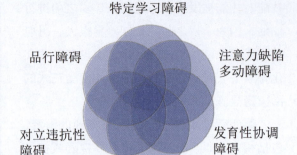

图 21.3　共病因素的维恩图

- 忘记指令
- 视觉和听觉信息处理困难
- 阅读 / 写作需要额外的努力，从而导致疲劳

其他合并症包括（图 21.3）：

- 注意缺陷多动障碍（ADHD）
- 发育协调障碍 (DCD)
- 视觉压力 /Meares-Irlen 综合征
- 对立违抗性障碍 (ODD)
- 品行障碍

有特定学习障碍的儿童和青少年可能会受到与学业困难相关的心理健康问题的影响，容易受到欺凌。其他因素可能包括：

- 自尊心降低，不把自己当作学习者
- 学习任务完成焦虑
- 回避识字 / 算数活动，影响学业进步
- 动机不足或注意力不集中
- 变得孤僻或有破坏性行为
- 变得与社会隔绝

不应低估特定学习障碍对心理的影响，因为这些儿童和青少年需要在日常学习活动

中付出巨大努力，却持续面临日益加重的困难；他们可能已经接受了持续的干预活动，但尽管如此，在他们的学习困难领域收效甚微。

据预测，多达 10% 的人口可能患有特定学习障碍，其严重程度遵循正态分布。至多有 6% 的特定学习障碍可被归类为轻度，即在教育环境中通过适当的差异化教学来满足大多数需求。如果被确定为中度，则需要接受持续的干预，并在学习活动中获得一些额外的支持。在这种情况下，学校教职员工可以利用他们的授权资源提供这种支持。

在被诊断为特定学习障碍的儿童和青少年中，多达 4% 的人被归类为重度学习障碍，他们很可能需要高水平的支持，以获得专门的教学和干预。他们还可能需要阅读笔等专业设备，以及在考试和评估方面的安排。为了提供这种个性化的支持，家长或学校特殊教育需求协调员（SENCO）可能希望申请教育、健康和护理计划（EHCP）评估。

如果年轻人上了大学后，其课程的要求超出了他的能力范围，他可以通过大学相关部分要求进行特定学习障碍评估。许多大学都会为有特定学习障碍的年轻人提供额外的学生支持和 / 或学生残疾津贴，用于获得额外的设备和支持。

延伸阅读

British Dyslexia Association (2022). The Dyslexia Handbook 2022. Bracknell: BDA. www.bdadyslexia.org.uk/shop/books/the-dyslexia-handbook-2022

Department for Education and Department of Health(2015).Special educational needs and disability code of practice: 0 to 25 years. https://assets.publishing.service.gov.uk/media/5a7dcb85ed915d2ac884d995/SEND_Code_of_Practice_January_2015.pdf

Rose, J. (2009). Identifying and Teaching Children and Young People with Dyslexia and Literacy Difficulties. Nottingham: DCSF.

SpLD Assessment Standards Committee (SASC) (2019). SASC guidance on assessment of dyscalculia and maths difficulties within other specific learning difficulties. http://www.sasc.org.uk/media/3gtdmm0s/assessment-of-dyscalculia-maths-sasc-nov-2019.pdf

第22章

特定学习障碍的干预与管理

概述

- 针对特定学习障碍的干预措施必须与个人的需求相匹配。
- 干预措施应该以证据为基础，多感官、有条理、有顺序，并提供适当学习的机会。
- 应考虑使用辅助技术来支持更广泛的学习。

一、作为诊断过程一部分的干预措施

特定学习障碍（SpLD）定义中部分内容指明：即使个体已获得适当的学习机会，其障碍仍持续存在。对干预反应的细致监测可反映该障碍的严重程度。

儿童们在学习过程中偶尔遇到困难并不罕见，包括那些可能提示存在特定学习障碍的技能，如阅读、拼写或算术方面的困难。家长和教育工作者的担心是可以理解的，但造成这些困难的因素有很多，因此，立即将其诊断为特定学习障碍是没有帮助的。从特定学习障碍的流行病学特征来看，大多数困难都是暂时性的，可通过高质量的干预措施得到改善。只有那些持续存在困难的患者才需要进行正式诊断。

二、干预的目的

重要的是要记住，特定学习障碍是终身性疾病，无法治愈。干预的目的是解决在获得特定技能方面遇到的困难。

在课堂环境中，可以采取多项措施帮助 SpLD 学习者。研究发现，将电子白板的背景颜色改为柔和的颜色，可以使文字在学习者眼中变得稳定。不要求有特定学习障碍的学生在课堂上朗读课文，可以减轻他们的焦虑和尴尬。使用规划表格和图形组织器可以帮助有书写障碍的学生安排书写结构，而使用具体的设备来模拟算数过程可以帮助其更好地理解。所有这些措施都不需要额外的人员或资金投入，也不需要任何诊断。

三、干预的主要原则

MOSS 缩写是制定干预措施的良好起点（表 22.1）。

我们还发现，"少量多次"的干预方法也是有益的。每周 3 次、每次 20 分钟的训练比每周一次、每次 1 小时的训练更有利于技能的保持。

四、助教的使用

有一种普遍存在的误解，认为所有有特殊教育需求的儿童或青少年都需要一名助教坐在他们身边，帮助其完成作业。研究表明，事实并非如此，这可能会对学习者不利，因为助教往往会代替儿童或青少年完成作业，从而导致学习过程并未真正发生。这就形成了一种习得性依赖。事实还表明，只与助教合作会妨碍儿童或青少年与同龄人合作。

当助教在教师的指导下进行短期的有实证依据的干预时，他们才可以发挥作用。教师最有能力识别患儿在学习中的差距，并根据学习者的需求情况采取相应的干预措施。他们还可以监测进展情况，必要时，如果儿童或青少年没有取得进展，可以及时改变干预措施。

五、干预措施的选择

许多干预措施可以从教育出版市场获得，尤其是针对阅读障碍的干预措施，但针对书写障碍和计算障碍的干预措施相对匮乏。重要的是，要确保所选择的干预措施与学习者的具体困难相匹配。

表 22.2 至表 22.4 分别列出了针对阅读障碍、书写障碍和计算障碍的干预措施的主要特点。表中举例说明的都是英国主流学校常用的干预措施。由于干预措施需要根据学习者的具体需求量身定制，因此需要注意的是，这些干预措施并不是建议，而是可以为学习者提供支持的指示性干预措施。必须仔细监测学习者对干预措施的反应，必要时调整作业或采用其他干预措施。

基于软件的干预措施可能是有益的，因为它们通常具有一定程度的人工智能，可以

表 22.1　用于制定干预措施的 MOSS（多感官、反复学习、结构化、序列化）原则

多感官 涉及视觉、听觉和动觉元素	反复学习 不仅提供单次学习技能的机会，而且提供反复学习和应用技能的机会
结构化 每节干预课程都遵循既定模式，只在教学内容上有所改变	序列化 通过巩固已学内容，确保知识牢固掌握，同时引入下一个学习内容

表 22.2　阅读障碍干预措施的特点

通用特征	系统性拼音与字形的联结 高频字多感官记忆 工作记忆与句子训练
示例	用磁贴拼合"木"+"目"="相"，并朗读"xiāng →相，互相的相！" 闪卡游戏——卡片正面写"水"，背面画上图案，孩子拍卡片读"shuǐ"。 词语接龙"白→白云→云朵→花朵"→逐步延长到"白云飘在蓝天上"。

表 22.3　书写障碍干预措施的特点

通用特征	汉字结构可视化 多感官笔画训练 书写压力缓解
示例	田字格写"大"，用红笔标"横→撇→捺"，口诀"一横长，撇捺像人张开手"。 沙盘写"山"，边写边说"竖→短竖→长竖，像三座山峰"。 先口头描述"我今天吃了苹果"，再分段写下"我 / 吃了 / 苹果"。

表 22.4　计算障碍干预措施的特点

通用特征	实物操作与数感培养 生活化数学策略 分步解题法与图示法
示例	筷子分堆——"5 根筷子 =2 根 +3 根"，再写算式"2+3=5"。 超市购物——给孩子 10 元，买苹果（3 元）和香蕉（2 元），计算找零"10-3-2=5"。

根据学习者的需求调整所提供的程序。例如，程序会从用户犯的错误中学习，学习者就会被提供更多的实例和练习机会，以确保所学到的知识能够牢固掌握。同样，如果学习者需要更多时间来完成任务，该程序将放慢提交项目的速度。在英国，教育捐赠基金会制作了一个教学工具包，讨论了不同干预措施和教学方法的效果。它还编写了一份关于使用助教的指导报告（详见"延伸阅读"）。

六、辅助技术

近年来，支持学习障碍者学习完整课程的技术已变得更加完善。

笔记本电脑和平板电脑上的辅助工具可以让用户更改文字显示的背景颜色。它们还可以向用户朗读文本，反之，用户也可以口述自己想写的内容，并将其以文本形式呈现。

打字是一项生活技能，可以帮助书写有困难的人。拼写检查器的使用对有拼写困难的人尤其重要。这些技术甚至还可用于外部考试场景，必要时可配备抄写员。

阅读笔可以阅读任何印刷文本。这些笔在历史等课程中可能特别有用，因为在这些课程中，学习者可能需要阅读长篇文字，如二手文献资料。在外部考试场景中，它们可以代替阅读器，而且还能让学生重读他们可能不理解的句子。

计算器已被广泛使用，包括在外部考试场景中。但是，学习者需要具备对答案合理性的预估能力。

语音识别软件也日益精密。它需要经常使用才能适应用户的特定语音模式，但在特定情况下可以取代抄写员。

七、专业化教学

专业教师（Specialist Teacher）是指具备教师资格证，并拥有阅读障碍及学习困难领域研究生学历，且持有效执业证书的教育者。其采用的干预方案具有高度结构化、序列化的拼读教学特征，通过多感官活动设计提供反复学习机会。这些要素不仅是优质拼读教学的标志，也是主流学校通用教学干预的核心特征。

延伸阅读

Butterworth, B. (2019). Dyscalculia: From Science to Education. London: Routledge.

Education Endowment Foundation (2015). Making best use of teaching assistants. https://educationendowmentfoundation.org.uk/education-evidence/guidance-reports/teaching-assistants

Education Endowment Foundation (2020). Teaching and Learning Toolkit. https://educationendowmentfoundation.org.uk/education-evidence/teaching-learning-toolkit

第 23 章

成人期特定学习障碍的
支持与干预

概述

- 《2010 年平等法案》为残障人士（包括特定学习障碍患者）提供法律保护，使其免受歧视，并应确保通过合理调整措施，减少残障对其社会功能的影响。
- 现代辅助技术（如智能手机、计算机无障碍程序及智能语音设备）可有效改善特定学习障碍的某些功能领域。
- 个体需探索适用技术，通过实践找到最能帮助其克服障碍的辅助工具。

科技应用的发展极大地帮助了可能患有特定学习障碍（SpLD）的成年人，即使是严重的患者，也能在社交和工作中受益。

一、《2010 年平等法案》解读

《2010 年平等法案》对残疾的定义是："一种身体或精神层面的损伤，且该损伤会对患者进行日常活动的能力产生实质性、长期性的不利影响"。其中"实质性"被界定为"超出轻微程度"。

因此，存在特定学习障碍（SpLD）并影响其日常活动能力的个体受该法案保护。

根据法律规定，雇主或教育机构必须提供合理调整措施，这些措施可能包括使用本章所述的部分辅助技术。雇主与教育机构必须确保患者能够获取发挥其最佳能力所需的工具，并确保其学习困难不会导致患者处于不利地位。

二、高等教育

每所大学均设有学生支持部门，可为存在特定学习障碍（SpLD）的学生提供可用资源咨询。学生可能需要特殊的便利安排：延长考试时间 / 使用计算机作答。对于确诊 SpLD 的学生，作业批改可酌情放宽对文字及句式结构的严格要求，导师应就此与学生进行专项沟通。校园内，学生可使用各类计算机无障碍功能，并可申请辅助资源支持。

自新冠疫情以来，课程讲座与会议的录制已成为常规支持措施，学生可自主调节观看进度。在线会议可通过应用程序内录或智能手机录制，确保重要内容无遗漏。需注意：任何录制行为都必须提前告知所有参会人员。

许多青年在进入大学后，面对骤增的阅读要求时可能首次显现学习困难。尽管他们在基础教育阶段无需特殊支持，但在高等教育阶段可能需要相应协助。

三、电脑或其他设备的使用

在过去几年中，大多数电脑和设备上的无障碍功能都有了极大的改进。大多数设备都可以使用语音转文字功能，其准确性也有所提高。对于更复杂的写作要求，可以使用专业的听写软件。

无障碍功能可以朗读文本、菜单和网页。在开放的工作环境中，用户可能需要使用隐蔽式耳机。电脑屏幕可以调节对比度，或使用彩色滤光片来降低视觉压力的影响。

手机，尤其是智能手机，可以存储多个提醒和闹钟，以帮助记忆和减轻可能遇到的组织能力困难。智能音箱的日益普及对此也有助益，用户可以要求智能音箱完成单词拼读、数学运算和信息播报等基本功能。

即时上网搜索和使用计算器可以满足对基础数学的需求，而使用电子表格并辅以在线视频教程，可以完成更复杂的计算。

四、休闲

由于大量书籍和资源都有音频版本，所以现在更容易享受书籍带来的乐趣。一系列免费和付费订阅服务可以让你获取最新的文学作品。

如果没有音频版本，电子书通常可以高亮显示文本和朗读文本。

无论是休闲还是工作，视频都是一种常见的信息共享媒介。视频不仅限于电影和电视，它还可以用于解释如何掌握新技能或概念，以及如何培养思维能力。

五、就业

上述措施都不能完全改善有特定学习障碍的人所遇到的困难。所有这些活动都需要付出更多的努力，很可能会影响疲劳程度以及心理健康和幸福感。这也是为什么有些人不愿与用人单位分享他们的学习困难的原因。作为《平等法案》的一部分，用人单位和教育机构应为特定学习障碍者制定计划，甚至在他们需要支持之前，就要提前考虑到如何满足他们的需求。这将使他们在工作场所更为"正常化"，因此，有特定学习障碍的员工更有可能感到被接纳。

个人的需求情况各不相同，用人单位和个人应通力合作，确定最有效的支持方案。

在面试和申请过程中，申请人应得到分享有关其特定学习障碍信息的机会，以便对方做出合理的调整。例如，在面试阶段可能需要充足的时间才能给出答案。

延伸阅读

British Dyslexia Association (n.d.). Advice for employers. https://www.bdadyslexia.org.uk/advice/employers

Office for Students (n.d.). Access agreements. https://www.officeforstudents.org.uk/advice-and-guidance/promoting-equaopportunities/accessagreements

第 24 章

胎儿酒精谱系障碍

概述

- 胎儿酒精谱系障碍（FASD）可发生于宫内酒精暴露的个体。
- 妊娠期饮酒并无已知安全阈值，即使微量酒精也可能对发育中的胎儿产生显著影响。
- 酒精属于神经毒素。宫内酒精暴露会导致大脑结构、体积及功能改变，并引发其他器官的病理变化。
- 中枢神经系统发育异常是导致 FASD 神经发育特征性表现的核心机制。
- 诊断需采用多学科协作的阶梯式评估流程。
- 确诊后需制定涵盖患者生活全方位的整体管理方案。
- 通过科学干预，FASD 患儿及青少年可获得良好预后并享有充实的人生。

一、历史与定义

胎儿酒精谱系障碍（FASD）是指个体在宫内暴露于酒精的神经毒性作用所致的一系列疾病，此类暴露通常称为产前酒精暴露（PAE）。正如其名，该障碍的临床表现呈谱系分布。

在现行诊断术语体系确立前，FASD 涵盖以下多种亚型诊断。胎儿酒精综合征（FAS）：是谱系中最严重的类型，典型表现为特殊面部特征、生长受限及中枢神经系统（CNS）异常。部分性胎儿酒精综合征（pFAS）：存在产前酒精暴露史，伴部分（非全部）面部畸形及生长 /CNS 异常。酒精相关神经发育障碍（ARND）：无面部畸形或生长受限，但存在 PAE 背景下的 CNS 异常。酒精相关出生缺陷（ARBD）：指因 PAE 导致的心脏、肾脏、骨骼等器官结构异常，可与其他诊断术语共存（见图 24.1）。

DSM-V-TR 采用等效术语——产前酒精暴露相关神经行为障碍（ND-PAE），将其列为"待进一步研究的疾病"以指导未来分类。ND-PAE 的诊断标准要求包括：存在神经认知功能、自我调节或适应功能损害；发病于儿童期，无更合适的替代诊断。该标准强调无论是否伴发面部畸形等特征均可诊断。

2019 年 SIGN 发布了英国首部 FASD 识别与诊断临床指南，提出简化分为三类：FASD 伴特征性面容、FASD 不伴特征性面容和 FASD 高危人群。该指南（SIGN156）现已被纳入英国 NICE FASD 质量标准（QS204）。

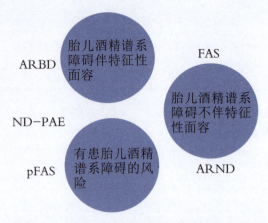

图24.1　过去和现在产前饮酒对神经发育影响的描述性术语。圆圈内术语为苏格兰校际指南网络制定的英国指南所采用的术语。

二、流行病学

胎儿酒精谱系障碍在英国的实际患病率尚不清楚。卫生和社会保障部2021年胎儿酒精谱系障碍健康需求评估发现，英格兰缺乏可靠的患病率估计。

2017年的一项研究估计，全球妊娠期饮酒的患病率为9.8%，英国为41%。该研究进一步估计，每67名孕期饮酒的女性中，就有1人所分娩的婴儿会被诊断出患有胎儿酒精谱系障碍。

2021年在大曼彻斯特地区进行的一项积极个案研究估计，胎儿酒精谱系障碍在人口中的患病率为1.8%～3.6%。

现有大量研究试图评估胎儿酒精谱系障碍（FASD）在人群中的患病率，但所有研究均存在局限性。其中最主要的共性问题在于：涉及产前酒精暴露（PAE）这一敏感话题以及报告偏倚——孕妇可能存在酒精摄入情况的漏报行为。尽管目前无法确定精确数据，但可以合理推断：实际患病率远高于临床确诊数据。

三、病因学

酒精是一种已知的致畸物质，目前尚不清楚孕期饮酒的安全限量。确定这样的限量仍然具有挑战性。

众所周知，酒精会诱导细胞凋亡。对于发育中的胎儿，器官形成过程中不恰当的细胞凋亡会导致这些器官发育异常。中枢神经系统的异常发育会导致出现胎儿酒精谱系障碍中的神经发育特征。中枢神经系统在整个孕期都在发育，因此在孕期的任何阶段酒精暴露都会对大脑发育产生不利影响，导致随后的神经发育障碍。此外，酒精还会通过男性精子和女性卵子内的表观遗传学改变影响孕前。一般来说，怀孕期间饮酒的女性更有可能饮食较差（营养不良），生活方式更艰难，如遭受家庭暴力。这些孕妇发生早期流产、早产和胎盘功能不全的风险也更高。这些因素都使我们无法了解确切的因果关系，因为不可能孤立地研究饮酒的影响。

四、预防

在神经发育障碍领域，胎儿酒精谱系障碍似乎相对独特，因为它是一种完全可以预防的疾病。需要在人口层面上提高对怀孕期间酒精影响的认识和理解。孕前戒酒是确定妊娠不受酒精影响的唯一方法，因为即使是在女性发现自己怀孕之前的孕早期饮酒，酒精也已被证明会产生不良后果。

五、诊断

时至今日，人们对胎儿酒精谱系障碍

的认识还很薄弱，大多数人认为必须出现了面部特征才能做出诊断。事实上，具有面部特征的胎儿酒精谱系障碍只占所有诊断病例的一小部分。

胎儿酒精谱系障碍的临床表现差异很大。那些在幼年时期没有通过风险评估、面部特征和发育障碍被识别出来的儿童，可能会在童年早期顺利成长，直到上了中学，学业变得更具挑战性或困难行为变得更加明显时，才会引起人们的关注。通常情况下，患有胎儿酒精谱系障碍的儿童在学业的某个阶段可能会取得不错的进步，然后与同龄人相比似乎开始走下坡路。这些儿童可能会到神经发育诊所、社区儿科诊所及儿童和青少年心理健康服务机构（CAMHS）就诊。

为了进行临床诊断，需要采取循序渐进的方法（见本章后半部分）。

（一）评估产妇饮酒情况

看似显而易见，但确认患儿是否在子宫内酒精暴露是诊断过程的关键部分。由于这一问题的敏感性，确定准确的暴露水平往往具有挑战性。对于被照顾或收养的儿童，有关生母饮酒量的信息可能会丢失。怀孕期间的酒精消费可能没有记录在产前记录中，或者即使有记录，不熟悉产科记录的人也可能难以获取。医疗专业人员对胎儿酒精谱系障碍的认识在不断提高，记录信息的准确性也在不断提高，但达到理想状态还有很长的路要走。

诊断过程的第一步是先将儿童分为三类：确认有 PAE、确认无 PAE 和 PAE 未知。为了确认孕期是否饮酒，通常需要进行调查工作。有时，有明确证据表明婴儿出生后不久产妇就出现了严重的酒精依赖，

但产妇仍有可能反驳她在孕期饮酒的说法。在这种情况下，应根据现有的各种信息来源做出合理判断（方框 24.1）。

除了评估母亲是否饮酒外，还必须确定母亲饮酒的程度及在孕期的哪个阶段饮酒。目前已有多种筛查工具可用于评估普通人群中的饮酒情况，可择一采用。

如果产前暴露于酒精的情况仍然未知，这对提供正式诊断的能力有很大影响。在 PAE 未知的情况下，只有当所有三个面部特征性表现都存在时，才能诊断为胎儿酒精谱系障碍。

（二）评估标准性面部特征

在确认存在 PAE 后，或者如果 PAE 仍然未知，则有必要评估儿童胎儿酒精谱系障碍的标志性面部特征。研究发现，三个标志性特征——人中光滑（鼻子和上唇之间的区域），上唇薄，睑裂短小——如果这三个特征同时出现，则对胎儿酒精谱系障碍具有高度特异性。因此，即使 PAE 未知，只要具有以上三个标志性面部特征，且青少年符合神经发育标准，仍有可能诊断为胎儿酒精谱系障碍。

方框 24.1 评估 PAE 时的信息来源

- 来自母亲的直接饮酒病史
- 有可靠来源（如亲属 / 儿童监护人）见证
- 产前检查或医院出生记录提供的证据（查阅这些记录必须征得同意）
- 社会工作或警方档案中的证据
- 来自被照顾者或收养者提供的医疗报告中的明确参考证据

过去，对唇部和人中的评估一直是非常主观的。目前已开发出多种用于评估面部特征的标准化有效工具。唇部和人中的外观可以比照图画指南，对儿童的唇形和人中进行评分。此外，还制作了用于测量睑裂（PF）长度的百分位图。测量睑裂长度时，应使用刻度清晰的尺子，尽可能准确地测量从内眼角到外眼角（眼睑末梢）的长度。然后绘制在图表上。如果 PF 长度比年龄平均值低 2 个标准差（SD），则为阳性结果（图 24.2）。

尽管人们试图将面部特征的评估标准化，但这仍然是主观的。照片分析软件已经相当普及，更先进的三维技术也在不断开发中。

在患有胎儿酒精谱系障碍的个体中还可出现其他畸形特征：眼睑下垂、内眦赘皮、斜视和"铁轨样"耳廓。但这些特征都不是诊断的必要条件。

（三）评估神经发育障碍

胎儿酒精谱系障碍的神经发育表现与其他神经发育疾病有许多重叠的特征。如果没有确认的 PAE 或标志性面部特征，就不可能将神经发育障碍归因于 PAE，因为还有大量其他可能的潜在因素。根据 SIGN 指南，在考虑诊断胎儿酒精谱系障碍时，需要评估 10 个潜在的神经发育障碍领域（表24.1）。

对神经发育领域的全面评估需要采用多学科协作的方法，并且通常需要进行标准化测试，以确认每个领域的损伤情况（图24.3）。评估流程会因地方医疗资源配置及专科服务可及性的差异而存在显著不同。如果当地的医疗机构没有足够的能力对儿童和青少年进行胎儿酒精谱系障碍评估，可以将他们转介到较大的地区性和全国性诊疗中心，但这可能需要额外的资金支持。

如果具备全部三个标志性面部特征的儿童年龄太小，无法进行有效的发育评估，若同时存在小头畸形的情况，仍可诊断为伴有面部特征的胎儿酒精谱系障碍。但要注意，待患儿达到适宜评估年龄时，进行全面的神经发育评估仍然非常重要。

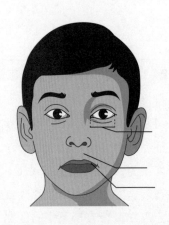
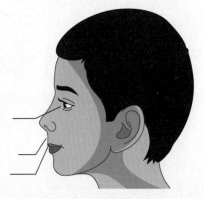

睑裂短小

人中光滑

上唇薄

图 24.2　伴有面部特征的胎儿酒精谱系障碍诊断必须具备的所有三个标志性面部特征

表 24.1 神经发育评估的 10 个方面

脑结构	小头畸形（头围小于第3百分位） 癫痫 大脑结构异常，如胼胝体发育不全
运动技能	精细运动技能：手部灵巧度、书写 大运动技能：平衡能力、协调性
认知能力	智商；工作记忆；语言和非语言推理；信息处理速度
语言能力	表达性语言；感受性语言
学业成绩	阅读能力；识字能力；计算能力
记忆功能	语言记忆；视觉记忆
注意力	集中注意力；任务聚焦和注意力分散程度；组织技能
执行功能	更高层次的思维能力；冲动控制能力；多动症
情绪调节	情绪障碍、抑郁症 焦虑症：广泛性焦虑症、恐惧症、强迫症、惊恐障碍 品行障碍 对立违抗障碍
适应行为	社交技能：人际关系、同理心、建立友谊的能力 实用技能：日常生活活动、理财、个人护理 社会交际

（四）生长和其他相关特征的评估

生长迟缓一直都是胎儿酒精谱系障碍的诊断标准之一。最近，人们发现胎儿酒精谱系障碍可以不伴随儿童生长发育障碍。尽管如此，生长发育障碍与胎儿酒精谱系障碍之间仍然存在公认的联系。任何接受胎儿酒精谱系障碍评估的儿童都应定期测量身高、体重和头围，并将其绘制在相应的生长图表上。对任何发现的问题都应进行彻底评估，必要时转诊至内分泌科。

除了生长发育障碍外，还可能有其他各种身体疾病，包括但不限于肾脏发育异常、肌肉骨骼问题和新陈代谢紊乱。胎儿酒精谱系障碍是一种全系统疾病，应始终鼓励采用整体评估方法评估疾病。

（五）评估其他可能的发病原因

在诊断胎儿酒精谱系障碍的过程中，一个重要但经常被忽视的方面是：对造成儿童出现困难的其他可能原因进行评估；这些儿童往往有复杂和创伤性的成长背景。可能存

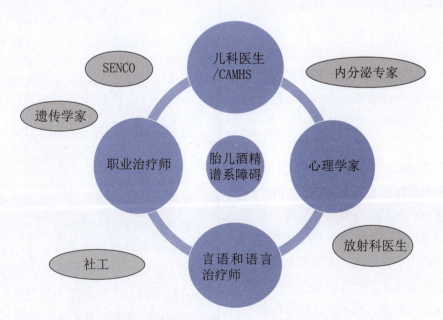

图 24.3 参与对患有胎儿酒精谱系障碍的青少年进行多学科评估的专业人员

在的致病因素有：宫内其他物质暴露，经历过发育创伤，有不良的童年经历，可能患有依恋障碍或与他们的背景有关的其他类型的心理障碍。在做出诊断时，必须对所有这些情况进行评估，并考虑其影响。

遗传因素的考量同样至关重要。多数专业机构强调，在确诊 FASD 前需先行排除遗传因素。多学科团队评估中必须包含对遗传异常的讨论。需注意以下三点：临床遗传学检测技术及适应证标准发展迅速；掌握本地转诊路径至关重要；与临床遗传学家保持协作具有重要价值。

评估和诊断方法见方框 24.2 和表 24.2。

六、管理

由于患有胎儿酒精谱系障碍的青少年临床表现复杂多样，因此没有通用的管理方法。根据儿童的需要，可由不同的专业人员进行持续的跟踪和管理；多学科协作模式是至关重要的（图 24.4）。若患儿合并精神科共病建议由精神科医生主导治疗，同样地，若患儿的核心症状是学习障碍，那么教育专业人员更适合协调干预。为管理计划出谋划策是临床医生在为患有胎儿酒精谱系障碍的青少年提供服务时的一项重要职责，即使持续跟进工作并非由临床医生直接负责。

（一）支持和倡导

患有胎儿酒精谱系障碍的儿童可能生活在多种家庭中，包括原生家庭。然而，大量患有胎儿酒精谱系障碍的青少年是在寄养或收养家庭中长大的，这在一定程度上说明了患有胎儿酒精谱系障碍的儿童和青少年的复杂需求。这些家庭里的成员往往面临疲惫不堪、不堪重负、心灰意冷、睡眠不足等问题。

方框 24.2 疑似胎儿酒精谱系障碍患儿的处理方法

- 儿童是否有神经发育障碍？如果有，应全面了解神经发育史，包括探究可能的其他病因。
- 是否有可靠的孕期酒精暴露史？如果没有，能否从其他来源获得信息？
- 患儿是否具有胎儿酒精谱系障碍的所有三个典型面部特征？如果没有，也没有可靠的 PAE 病史，则应考虑其他诊断。
- 儿童是否患有小头畸形？在对幼儿进行全面的神经发育评估之前，如果确诊幼儿有酒精暴露、所有三个典型面部特征和小头畸形，则可对其进行诊断。
- 儿童的年龄是否适合进行有效的神经发育评估？考虑哪些方面的神经发育存在问题。考虑需要哪些专业人员以及当地有哪些机构可以提供进一步的评估。
- 儿童是否在神经发育的三个方面（及以上）存在障碍？对于有或没有典型面部特征的学龄儿童，必须在 10 个潜在的神经发育障碍方面中至少有 3 个领域出现障碍才能确诊。
- 是否存在生长障碍？根据需要考虑进一步检查或转诊（如验血、营养科、内分泌科）。
- 是否有其他相关特征？根据需要考虑进一步调查或转诊。
- 家庭支持系统是否完善？评估支持网络，提供资源指引（如家长互助组），必要时转介（如健康访视员、早期教育支持、早期干预服务）。

表 24.2 基于 SIGN156 指南的 FASD 诊断流程

学龄前儿童（年龄小于 6 岁）			
确诊 PAE？	是否具备全部三项典型面部特征？	是否存在小头畸形？	诊断结果
缺乏确诊 PAE 证据	不适用	不适用	排除胎儿酒精谱系障碍诊断
确诊 PAE 证据未知	否	不适用	
	是	是	确诊伴有典型面部特征的胎儿酒精谱系障碍
		否	有患胎儿酒精谱系障碍的风险
有确诊 PAE 证据	否	否	
		是	
	是	否	
		是	确诊伴有典型面部特征的胎儿酒精谱系障碍
学龄儿童（6 岁以上）			
确认 PAE？	是否具备全部三项典型面部特征？	神经发育评估的三个受损领域？	诊断结果
缺乏确诊 PAE 证据	不适用	不适用	排除胎儿酒精谱系障碍诊断
确诊 PAE 证据未知	否	不适用	
	是	否	
		是	患有胎儿酒精谱系障碍前哨面部特征
有确诊 PAE 证据	是	是	
		否	有患胎儿酒精谱系障碍的风险
	否	否	
		是	无胎儿酒精谱系障碍典型面部特征

资料来源：改编自苏格兰校际指南网络（2019 年）。

导致这些不幸的儿童往往面临安置失败和多次寄养，与原生家庭生活在一起的儿童往往会受到社会歧视。对父母和照护者进行有关胎儿酒精谱系障碍的知识宣教，并提供当地的服务资源和转介机构，是管理工作中重要的方面之一。此外，随着儿童年龄的增长，同伴支持和"归属感"的建立会对治疗效果产生深远的影响。临床工作者应充分发挥桥梁作用，帮助对接地方及国家级支持资源，并在教育、医疗及社会服务系统中为患者权益发声。

（二）躯体健康与心理健康

对特定症状的评估与干预往往能显著改善患儿生活质量，例如针对睡眠障碍或感觉统合失调的个体化治疗。行为问题在临床中常见报道，当患儿支持系统（如家庭及教育团队）正确理解行为管理策略时，个性化行为干预方案常能取得显著成效。

针对已明确的神经发育缺陷领域的干预（如言语语言治疗或作业治疗），通常是长期管理方案的核心环节。若存在共病诊断（例如注意缺陷多动障碍），则需由专科医生通过适宜药物、针对性疗法及其他专业干预手段进行规范管理。

需特别强调的是，确诊后的持续评估至关重要。随着时间推移可能出现新的临床症状，需要调整或完全更改干预策略。尤其在关键发育转折期（如入学、青春期等），必须实施动态化、周期性的专业评估。

（三）教育支持

为胎儿酒精谱系障碍（FASD）患儿提供教育支持是管理中最具挑战性的环节之一。由于患儿的个体差异显著，其教育安置可能涵盖多种模式——从仅需少量非正式支持的主流学校，到需依据《教育、健康与护理计划》（EHCP）实施特殊教育的专门机构。学校及相关教育机构应作为管理方案制定与实施的核心参与方，并全面评估教育环境的适应性，提前规划适应过渡期。所有参与患儿教育的专业人员均需接受FASD及其多维临床表现的系统培训。教育心理学家在个体化教育计划（IEP）中具有关键作用，应充分借助其专业支持。需特别强调的是，家庭与教育系统的紧密协作是患儿获得教育成效的决定性因素。

（四）向成年期过渡

与其他所有疾病一样，胎儿酒精谱系障碍（FASD）的过渡期规划需要尽早考虑和解决。当患者年满18周岁时，儿科诊疗服务及其相关支持通常将终止。截至本文撰写时，针对FASD成年患者的专项服务即便存在也极为有限。随着该病症的认知度提升及其深远影响更被理解，这种情况或将改善。在此期间，向成人服务的过渡需要审慎规划和考量。

对神经发育障碍进行重复评估具有重要价值，需同步识别能够解决相关问题的成人服务资源。另一个关键考量是青少年患者的认知理解能力，及其是否具备充分的行为能力。根据个体情况，可能需要残疾事务社工或权益倡导者的介入。

寄养青少年的安置问题尤为突出。年满18周岁后，他们将脱离养护体系。必须为这些青少年制定个性化支持方案，确保其获得与其能力需求相匹配的援助。而与原生家庭共同生活且伴有学习障碍或神经发育障碍的患儿，可能在成年后继续获得家庭支持。遗憾的是，鉴于多数FASD患儿由地方政府监护，大多数患者难以获得这种持续性支持。卫生与社会保障系统的高效协作，往往是实现终身照护的核心要素（图24.4）。

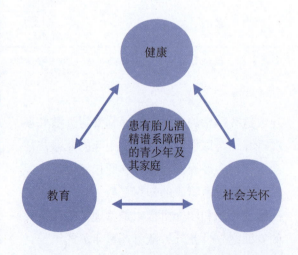

图24.4 管理需要所有与患有胎儿酒精谱系障碍的青少年生活有关的人通力合作

七、预后和转归

通常，接受胎儿酒精谱系障碍评估的儿童还会被诊断出其他多种疾病，包括孤独症谱系障碍 (ASD)、注意力缺陷多动障碍和智力障碍。FASD 与心理健康问题和自杀风险显著相关——自杀率在青春期晚期和成年早期呈上升趋势。此外，还与日后吸烟、饮酒和滥用其他物质的风险有关。

尽管每种诊断的症状都有重叠，但必须注意的是，胎儿酒精谱系障碍是由于母亲在怀孕期间摄入了致畸物质而造成的无法弥补的脑损伤。因此，尽管胎儿酒精谱系障碍有神经发育方面的后果，但它并不总是被视为神经发育障碍。这可能是一个重要的区别，因为这不仅与了解特定诊断的潜在原因有关，而且在神经多样性群体中，这一特定问题可能是父母和照护者之间的一个敏感问题。

如果不对胎儿酒精谱系障碍进行识别、诊断和适当的管理，这些儿童和青少年就会被贴上"淘气"的标签，而这个标签往往会长期存在，并可能导致他们的健康、教育和社会功能更加糟糕。了解胎儿酒精谱系障碍和接受诊断是获得支持的关键。胎儿酒精谱系障碍是一种终身疾病，不会好转，也不会因儿童"长大"而消失。也就是说，其表现特征会随着时间的推移而改变。通过适当的支持和对相关困难的处理，儿童和青少年可以在成年后过上健康而充实的生活。

Astley, S.J. (2004). Diagnostic Guide for Fetal Alcohol Spectrum Disorders: The 4-Digit Diagnostic Code. Seattle, WA: University of Washington.

Brown, J.M., Bland, R., Jonsson, E., and Greenshaw, A.J. (2019). A brief history of awareness of the link between alcohol and fetal alcohol spectrum disorder. Canadian Journal of Psychiatry 64 (3): 164–168.

Department of Health and Social Care. (2021). Fetal alcohol spectrum disorder: health needs assessment. https://www.gov.uk/government/publications/fetal-alcohol-spectrum-disorder-health-needs-assessment/fetal alcohol-spectrum-disorder-health-needs-assessment

McCarthy, R., Mukherjee, R.A., Fleming, K.M. et al. (2021). Prevalence of fetal alcohol spectrum disorder in Greater Manchester, UK: an active case ascertainment study. Alcoholism: Clinical and Experimental Research 45 (11): 2271–2281.

Mukherjee, R.A. and Aiton, N. (ed.) (2021). Prevention, Recognition and Management of Fetal Alcohol Spectrum Disorders. New York: Springer International.

National Institute of Health and Care Excellence (NICE) (2022). Fetal alcohol spectrum disorder. Quality standard [QS204]. https://www.nice.org.uk/guidance/qs204

National Organisation for FASD (2022). The time is now: the national perspective on ramping up FASD prevention, diagnosis and support services. https://nationalfasd.org.uk/wp-content/uploads/2022/03/NationalFASD-RT-Report-v004-INTERACTIVE-singles-2.pdf

Popova, S., Lange, S., Probst, C. et al. (2017). Estimation of national, regional, and global prevalence of alcohol use during pregnancy and fetal alcohol syndrome: a systematic review and meta-analysis. Lancet Global Health 5 (3): e290–e299.

Scottish Intercollegiate Guidelines Network (SIGN) (2019). SIGN156: Children and young people exposed prenatally to alcohol. http://www.sign.ac.uk/media/1092/sign156.pdf

Surrey and Borders Partnership NHS Foundation Trust (n.d.). National Clinic for Fetal Alcohol Spectrum Disorders. www.fasdclinic.com.

延伸阅读

American Psychiatric Association (2023). Diagnostic and Statistical Manual of Mental Disorders, 5e. Text Revision. Washington, DC: American Psychiatric Publishing.

第 25 章

神经发育障碍儿童和青少年的精神健康状况

概述

- 患有神经发育障碍（NDDs）的人出现心理健康问题的风险更高。
- 焦虑是神经发育障碍中最常见的精神共病。
- 规划针对心理健康和神经发育障碍的服务时，需要考虑精神共病的高发病率。
- 在对患有神经发育障碍的儿童或青少年进行评估时，应始终牢记他们可能同时患有心理疾病。

神经发育障碍（NDDs）包括多种疾病。原则上，虽然所有的神经发育障碍都与心理健康问题的高风险相关，但第 25 章至第 27 章将重点讨论在以下疾病中遇到的一些心理健康问题。

- 孤独症谱系障碍
- 注意缺陷多动障碍（ADHD）
- 抽动障碍

在这些疾病中，重要的共病性精神健康状况可能包括：

- 焦虑症
- 抑郁症
- 强迫症（OCD）及相关障碍
- 精神分裂症谱系和其他精神病性障碍
- 喂养和进食障碍
- 对立违抗性障碍 (ODD) 和品行障碍（对考虑儿童是否为注意缺陷多动障碍和抽动障碍尤为重要）

一、焦虑症

焦虑是对异常或压力事件的正常反应，可以被视为"或战或逃"反应的心理组成部分。在以下情况下，焦虑会被视为异常：

- 症状过于严重或持续时间过长
- 在没有压力事件的情况下发生
- 损害社交、身体或职业功能

焦虑症有多种类型,包括广泛性焦虑症、恐慌症、社交焦虑症和各种与恐惧症相关的疾病。

二、抑郁症

抑郁症是一种情绪障碍，主要表现为悲伤、绝望和空虚。与此同时，患者进行日常活动或正常工作的能力也会发生变化。这可能表现为对活动失去兴趣或乐趣、体重减轻、睡眠模式异常、精神运动症状异常、精力减退、无价值感、注意力不集中或优柔寡断，以及反复出现死亡或自杀念头。抑郁发作可能是情绪障碍终身模式的一部分。

三、强迫症

强迫症的特征是存在强迫观念和/或强迫行为。强迫症是指反复出现并持续存在的念头、冲动或心理图像，这些念头、冲动或心理图像因其侵入性和令人不快的性质而引起焦虑。强迫症是指强迫症患者在强迫性思维的驱使下或根据必须严格执行的规则而做出的重复性行为或心理行为。这些症状会干扰生活的各个方面，如工作、学习和人际关系。

四、精神分裂症谱系和其他精神病性障碍

这些障碍的特征包括妄想（在遇到相互矛盾的证据时无法改变的固定信念）、幻觉（没有外部刺激的知觉体验，如看到或听到别人看不到或听不到的东西）、思维和言语混乱、运动行为紊乱或异常，以及消极症状，如情感表达能力减弱、无意志力（自我发起的有目的的活动减少）、言语能力减弱（失语）、社会交往能力减弱（无社交性）和体验快乐的能力下降（快感缺失）。这些症状或与之相似的症状也可能出现在其他一些精神疾病中，或提示患有阿尔茨海默病或脑肿瘤等器质性疾病；也可能是药物所致精神障碍的特征之一。

五、喂养和进食障碍

这类疾病的特征是进食行为及相关的思维和情绪出现紊乱，导致食物摄入量/吸收量改变，进而损害身体、情绪或精神健康。进食障碍可能是严重的疾病，甚至可能致命。常见的进食障碍包括神经性厌食症、神经性贪食症和暴饮暴食症。其他可能出现在儿童身上的进食障碍包括异食癖（持续进食无营养、非食物性质的物质）和回避/限制性食物摄入障碍（对食物回避或缺乏兴趣，与体重减轻、营养缺乏、依赖补充剂或肠内营养及社会心理功能障碍有关）。

六、对立违抗性障碍

所有的儿童都会时不时地出现逆反心理，尤其是在疲倦、饥饿、紧张或心烦意乱时。他们可能会争吵、顶嘴、不服从，以及蔑视父母、老师和其他成年人。对于两三岁的儿童和青春期早期的儿童来说，对立行为是成长过程中的正常现象。但是，如果公开的不合作和敌对行为过于频繁和持续，以至于与其他同年龄、同发育水平的儿童相比显得格外突出，并影响到儿童的社交、家庭和学习生活时，就应引起格外关注。

患有对立违抗性障碍的儿童有一种持续的行为模式（根据定义，5岁以上儿童的发作次数每周1次并且持续6个月以上）。其特征有愤怒/易怒的情绪、争吵/挑衅行为（可能是对其他儿童，而不仅仅是对兄弟姐妹，也可能是对成年人、权威人物或规则）和报复心。这些特征会给个人或生活中的其他人（家庭、学校、社会）造成困扰，并对这些环境产生负面影响。

七、品行障碍

品行障碍是指青少年出现的一组重复性和持续性的行为和情绪问题。患有这种障碍的儿童和青少年很难遵守规则、尊重他人的权利、表现出同情心，以及以社会可接受的方式行事。这可能表现为攻击人和动物、破坏财产（包括故意纵火）、欺骗、撒谎、偷窃和严重违反规则。

八、个体神经发育障碍的共病

尽管引用患病率的估计值可能会有所帮助，但必须说明的是，这些都是估计值，患病率会因为所选人群和纳入/排除标准（例如基于年龄、性别和是否存在其他共病的标准），以及确定单个诊断的方式的潜在差异而有所不同。尽管第25章至第27章重点讨论了3种情况，但重要的是要记住，在所有神经发育障碍中都会出现心理健康问题（方框25.1）。

九、孤独症谱系障碍

孤独症患者中不同精神疾病的患病率均有所上升（表25.1和表25.2）。值得注意的是，这些数字会因评估人群、纳入/排除标准以及精神状况/障碍的分类而有所不同（例如，许多研究将注意缺陷多动障碍列为精神障碍）。

十、注意缺陷多动障碍

正如第2章至第5章所述，除了多动、

方框25.1 特定学习障碍、发育性协调障碍、智力发育障碍和心理健康

与没有特定学习障碍的儿童相比，有特定学习障碍的儿童出现焦虑或抑郁症状以及攻击行为等外化症状的风险会适度增加。造成这种情况的确切原因尚不清楚，可能是某些特殊的亚群面临的风险更大，例如那些有其他共病的儿童。很可能还有其他一些风险因素和保护因素会改变这些症状升级为确诊障碍的可能性，比如是否有支持性的家人、朋友和老师，以及儿童自身的应对策略和恢复能力。这仍然是一个需要不断探索的领域。

患有发育性协调障碍的儿童出现心理健康问题的风险更高。从理论上讲，这可能部分是由于注意缺陷多动障碍等共病的存在，以及一定程度的共同潜在遗传风险，即特定基因会增加不同表型（多效性）的表达，如发育性协调障碍和心理健康问题。不过，也有证据表明，运动协调问题的存在会影响儿童的社交发展，例如限制他们可以参加的游戏和运动，导致他们被社会孤立；这可能会对自尊心产生连锁反应，也许会增加他们被欺凌的风险，所有这些都会增加心理健康问题的风险。同样，拥有一个由同龄人和成年人组成的强大支持网络可能会对他们起到保护作用。

患有智力发育障碍的儿童出现心理健康问题的风险较高，其中40%～50%的儿童可能会出现可识别的心理健康障碍症状。在识别这些障碍方面存在许多挑战，其中包括智力发育障碍儿童可能存在的沟通困难及诊断掩盖，即专业人员将心理健康障碍的症状归因于先前存在的神经发育状况。

表 25.1 与一般人群相比，孤独症患者中精神疾病的患病率（近似值）

精神障碍	总人口（%）	孤独症患者(%)
任何精神疾病	20	80
焦虑症	10	40
抑郁症	5	11 ~ 26
精神分裂症谱系和其他精神病	1	3
强迫症	< 2	9 ~ 17

表 25.2 进食障碍与孤独症的关系（近似值）

喂养和进食障碍	比较数据
所有进食障碍	20% ~ 30% 患有进食障碍的成年人患有孤独症
	3% ~ 10% 患有进食障碍的儿童和青少年患有孤独症
异食癖	普通人群中 3.5% 的儿童有异食癖
	28.1% 患有孤独症并同时伴有智力障碍的儿童和 14% 患有孤独症但无智力障碍的儿童有异食癖
神经性厌食症	在普通人群中，女性终生患病率高达 4%，男性为 0.3%
	约 20% 接受厌食症治疗的女性可能患有孤独症

冲动和注意力不集中等核心特征外，注意缺陷多动障碍还可能与一系列情绪和行为问题有关。此外，该病症还与一些心理健康问题密切相关。这可能是因为多效遗传效应，但也可能是因为长期应对 ADHD 所致的继发症状。例如，注意缺陷多动障碍特有的烦躁不安常会让人产生"提心吊胆"的感觉。其后果可能包括社交和家庭关系紧张及学业落后，导致儿童和青少年出现与情绪有关的问题。

不同精神疾病的患病率会因所选人群和

纳入 / 排除标准（例如基于年龄、性别和是否存在其他共病的标准），以及确定单个诊断的方式的潜在差异而有所不同，但儿童 / 青少年注意缺陷多动障碍的精神疾病估计值包括品行障碍约 50%、情绪障碍约 33%、焦虑症 25% ~ 50%。

十一、抽动障碍

妥瑞氏症（又称为抽动秽语综合征）经常与其他精神疾病共病存在，如强迫症、抑郁症、焦虑症或自残行为，以及睡眠障碍和偏头痛等。有 85% ~ 88% 的妥瑞氏症患者会出现至少一种共病，共病通常在 4 ~ 10 岁出现。最常见的共病是注意缺陷多动障碍（平均患病率为 50% ~ 60%）和强迫症（平均终身患病率为 30% ~ 50%）。已发现约 30% 的患者会出现其他障碍（如情绪障碍、焦虑、破坏性行为、自残行为）。约 10% 的抽动障碍青少年会有自杀的念头和企图，通常是在愤怒、沮丧和情绪低落的情况下发生的。

2% 的妥瑞氏症患者会出现神经性厌食症和神经性贪食症等进食障碍；女性患者居多，且多在青春期（15 ~ 19 岁）发病。据报道，25% ~ 70% 的妥瑞症患者会出现破坏性行为和愤怒，包括暴怒、脾气暴躁、易怒和攻击性。据报道，11% ~ 54% 的妥瑞氏症患者会出现对立违抗性障碍，6% ~ 20% 的患者会出现品行障碍。

十二、结论

神经发育障碍中共病性精神障碍的发生率很高。在规划和提供心理健康和神经发育服务时，需要考虑到这一点。在对患有神经发育疾病的儿童进行评估时，应始终牢记存在心理健康问题的可能性，如果患者难以表达自己的感受和情绪，则应在排除这些问题之前采取额外的护理措施。

延伸阅读

American Psychiatric Association (2022). Diagnostic and Statistical Manual of Mental Health Disorders, 5e. Text Revision. Washington, DC: American Psychiatric Association.

Barkley, R.A. (2018). Attention Deficit Hyperactivity Disorder. New York: Guilford Press.

Buckley, B., Glasson, E.J., Chen, W. et al. (2020). Prevalence estimates of mental health problems in children and adolescents with intellectual disability: a systematic review and meta-analysis. Australian and New Zealand Journal of Psychiatry 54 (10): 970–984. https://doi.org/10.1177/0004867420924101.

Fields, V.L. and Soke, G.N. (2021). Pica, autism and other disabilities. Pediatrics 147 (2): e20200462. https://doi.org/10.1542/peds.2020-0462.

Harrowell, I., Hollén, L., Lingam, R., and Emond, A. (2017). Mental health outcomes of developmental coordination disorder in late adolescence. Developmental Medicine and Child Neurology 59 (9): 973–979. https://doi.org/10.1111/dmcn.13469.

Lai, M.C., Kassee, C., Besney, R. et al. (2019). Prevalence of co-occurring mental health diagnoses in the autism population: a systematic review and meta-analysis. Lancet Psychiatry 6 (10): 819–829. https://doi.org/10.1016/S2215-0366(19)30289-5.

Meier, S.M., Petersen, L., Schendel, D.L. et al. (2015). Obsessive-compulsive disorder and autism spectrum disorders: longitudinal and offspring risk. PLoS One 10 (11): e0141703.

Rodgers, J. and Ofield, A. (2018). Understanding, recognising and treating co-occuring anxiety in autism. Current Developmental Disorders Reports 5: 58–64.

Ueda, K. and Black, K.J. (2021). A comprehensive review of tic disorders in children. Journal of Clinical Medicine 10 (11): 2479.

Wilmot, A., Hasking, P. et al. (2023). Understanding mental health in developmental dyslexia: a scoping review. International Journal of Environmental Research and Public Health 20 (2): 1653. https://doi.org/10.3390/ijerph20021653.

第 26 章

评估神经发育障碍儿童和青少年的精神健康状况

概述
- 精神健康诊断可以为进一步的治疗和支持提供解释和途径。
- 切记要考虑可能存在的躯体疾病因素，以解释儿童临床表现的变化。

一、为什么诊断很重要?

精神疾病诊断不仅可以（向患者、家人／照护者和教师）解释患者的临床表现，还可以作为获得进一步支持和其他服务（如提供某些类型的治疗和药物）的途径。虽然没有诊断不应该成为在学校获得支持的障碍，但诊断有助于明确到底发生了什么，以及需要什么（图 26.1）。

二、诊断流程

当符合某一特定疾病的所有诊断标准时，就可以做出精神疾病诊断。通常包括:
- 满足既定症状的条目数量要求。
- 症状持续已有 6 个月。
- 社会心理功能障碍——症状必须影响了儿童上学、交朋友、日常活动的能力，并对儿童造成严重困扰。

- 这些症状不能归因于其他精神障碍——符合这一标准通常会导致临床医生之间的意见分歧，最终决策要满足儿童的最大利益（诊断或不诊断）。

（一）筛查工具或诊断问卷

针对儿童精神健康评估，现有多种经过验证的标准化问卷:
- 针对焦虑、抑郁、强迫症（OCD）、恐慌和分离焦虑的通用筛查工具，如针对儿童／家长的修订版儿童焦虑抑郁量表（RCADS）。
- 评估儿童的整体功能及症状对功能的影响，如针对自己／家长／教师的优势和困难进行问卷调查（SDQ）。
- 对于进食障碍，有 SCOFF 筛查问卷、进食障碍检查问卷（EDE-Q）。
- 对于强迫症，有强迫症量表（OCI）、儿童强迫症量表（ChOCI）。
- 针对精神病，有阳性与阴性症状量表（PANSS）。

RCADS 和 SDQ 常用于多种场合。后 3 种工具通常用于儿童和青少年心理健康服务机构（CAMHS）。上述工具都不应单独使用，因为它们都不是诊断性问卷。不过，它们有

说明 {
- 自我认知
- 照护者、家人、同伴、老师更好地理解和共情

支持 {
- 可根据病情寻求／研究相关信息
- 可获得针对性的治疗
- 可开具正确的处方药
- 可以在学校／工作／家庭获得适当的支持

图 26.1　为什么诊断很重要

两个主要作用：
- 作为儿童心理健康的基线评估。
- 监测对治疗的反应，无论是药物治疗还是心理治疗，或者两者兼而有之。

（二）如何与儿童交谈以引出其心理／精神症状

让孩子们敞开心扉谈论他们所面临的困境可能并非易事，如果他们伴有神经发育障碍（NDDs），情况可能更是如此。方框 26.1 强调了几个关键点，以帮助这些孩子放松心情。

（三）采集精神病史并进行精神状态检查

这是诊断的关键部分，流程如下：
- 主诉／现病史——促使家长／儿童寻求帮助的核心问题。询问持续时间、采取过哪些补救措施及这些措施是否有帮助。询问情绪、睡眠模式、食欲、精力水平、注意力、烦恼／焦虑、自尊、爱好／兴趣。对于更复杂的经历，如引发精神病症状（见方框 26.2），可以引导提问："你是否有过任何奇怪的经历，例如你是否看到或听到过一些不存在的、别人看不到或听不到的东西？"
- 既往病史——包括任何病症、任何处方

药、任何过敏史。
- 用药史——包括使用酒精、药物、吸烟的状况。
- 既往精神病史——以前是否与 CAMHS 或私人服务机构有过接触。
- 家族史——了解患儿家庭成员，大家庭中有精神病患者吗？（这一点很重要，因为如果儿童的一级亲属有同样的诊断，那么儿童被诊断患有精神病的可能性就会更高。）
- 发育史——询问发育里程碑。如果怀疑有孤独症，询问与儿童社交和沟通有关的方面可能尤为重要。
- 精神状态检查——评估儿童的表现，包括他们的外表、行为、情绪和语言，他们的思维过程（包括对自伤／伤人的风险）、异常感知，对当前问题的一般认知能力和洞察力。

（四）评估可能的精神疾病或异常症状

患有神经发育障碍的儿童经常会出现一些可能是精神病的症状（方框 26.2）。然而，对这些症状的进一步探究通常会阐明其性质。

患有神经发育障碍的儿童还可能出现异常味觉或嗅觉。必须认真对待这些症状，因为它们可能代表潜在的躯体疾病，如颞叶癫痫。

（五）诊断遮蔽与神经发育障碍

"诊断遮蔽"这一概念指的是，错误地将症状归因于已知或可能的诊断，而不考虑其他可能性。方框 26.3 中的案例研究强调了可能存在相关心理健康诊断的情况。

在临床实践中，神经发育障碍（NDDs）儿童被假定的共病症状，例如注意缺陷多动

方框 26.1 如何在诊所与儿童和青少年交谈

- 找个安静的时间和空间聊天。
- 先问一个一般性的问题，比如"你好吗？"
- 捕捉他们可能分享的线索，例如"你刚刚提到你很难入睡，我们能再聊聊吗？"
- 倾听儿童们的心声，给予安慰并肯定他们的感受。

方框 26.2 儿童精神病性体验的评估要点

可能的精神病性症状包括：

- 幻听——神经发育障碍（NDD）患儿常说自己听到了噪声 / 人声，但这极少提示潜在的精神病性障碍。若患儿表示"用耳朵听见"声音，可询问："这些声音是怎么听到的？是像现在听我说话这样通过耳朵听到的吗？"亦可追问："这些声音是否像从脑子里传出来的？"必要时需进一步筛查精神病性症状，可采用阳性与阴性症状量表（PANSS）等评估工具辅助诊断。
- 幻视——NDD 患儿亦常见此类体验。鉴别精神病性 / 非精神病性症状的关键在于探究视觉特征，例如："看到的影像是否出现在视野边缘？""当你直视时它会消失吗？"或"注视时影像是否保持清晰？"

方框 26.3 科迪案例

科迪是一名 12 岁男孩，已知被诊断为注意缺陷多动障碍和孤独症谱系障碍。他近 6 个月以来，情绪失调、睡眠困难、饮食受限、对玩乐高失去兴趣，最近还试图用头撞墙。在初步评估中，科迪总体上身体健康。他服用哌甲酯 10mg，每天 2 次，用于治疗与注意缺陷多动障碍诊断相关的注意力障碍。

可能需要考虑的鉴别诊断有：

- 继发于哌甲酯用药后的情绪症状
- 突发性合并抑郁障碍
- 因相关身体健康问题造成的困难

要区分前两者，需要调查使用兴奋剂药物与情绪症状出现之间是否存在时间关系（或确定情绪症状出现在药物治疗之前）。在这种情况下，还必须评估头部撞击作为自残行为的风险（见后面的讨论）。

三、何时转介给儿童和青少年心理健康服务机构

在英国，许多围绕精神健康问题管理的工作都是在儿童和青少年心理健康服务机构（CAMHS）进行干预之前开展的。NICE 已就何时将有精神健康问题的儿童转介到二级护理机构提出了建议。

例如：

- 在抑郁症患者中，如果有两个或两个以上的抑郁症风险因素，或者一名或多名家庭成员有多个抑郁症风险史，则应进行转诊。
- 对于轻度抑郁症患者，2 ~ 3 个月后如

障碍（ADHD）儿童疑似的焦虑症状，往往在 ADHD 得到治疗后就会消失。

果没有对初级干预措施做出反应，应进行转诊。

- 在抑郁症较为严重或反复发作的情况下，如果出现持续的自我忽视（＞1个月），或伴有自杀意念/计划，或应照护者或患者的要求，则应进行转介。

然而，在新冠疫情之后，医疗服务资源极度紧张，仅部分症状的患儿难以全部获得专科接诊机会。初级保健专业人员可能还得负责那些不符合儿童和青少年精神健康服务机构（CAMHS）收治标准的"亚临床"个案。

尽管如此，在某些临床表现出现时，还是应该考虑立即转介至CAMHS（方框26.4）。

四、自伤/自杀风险

（一）定义和分类

自伤被定义为个人实施的任何自我毒害或自伤行为，无论其动机如何。它通常是一种应对或表达难以承受的情绪困扰的方式。

自伤在年轻人中很常见，至少有10%的人表示曾经自伤过。自伤还可能造成严重的后果，可能导致医疗并发症、感染、永久性瘢痕或器官损伤［如对乙酰氨基酚（扑热息痛）的过量服用］。

自伤的风险因素包括以下几点：

- 性别：女性自伤比男性更常见，尤其是在青春期早期。
- 性取向和性别认同问题: 精神健康障碍、自伤和自杀的发生率在女同性恋、男同性恋、双性恋、变性者/跨性别者（LGBT+）群体中，要高得多。
- 并存的精神疾病：11～16岁患有精神障碍的人与没有精神障碍的人相比，更有可能在某些时候自伤或企图自杀（25.5%对3%）。
- 并存的神经发育障碍。

曾经自残过的人与没有自伤过的人相比，一生中自杀的风险要高出50～100倍，因此自伤会给未来的自杀行为带来很大风险。

自伤分为两类：

- 有死亡意图的自伤行为——自杀行为。
- 没有死亡意图的自伤行为——非自杀性自伤行为（NSSI），即在没有自杀意图的情况下，因为自己不被社会接受，故意破坏自己的身体组织（如纹身或打耳洞）。

常见的自伤方法包括：

- 咬自己
- 打自己

方框 26.4 何时应立即转诊至儿童和青少年心理健康服务机构

- 无法解释的自我忽视
- 积极主动的自杀想法或计划，尤其是在受到自杀威胁时
- 变得孤立或孤僻
- 表示绝望或自我价值低
- 家庭支持有限
- 虐待
- 滥用药物/酒精
- 突然、意外的损失（如丧亲之痛）
- 严重的身体伤害（自伤所致）
- 潜在的精神疾病
- 可能出现的精神病症状（见方框26.2）

- 灼烧自己
- 撞头
- 掐自己
- 摩擦自己
- 抓挠自己
- 服毒（如药物过量）
- 割伤自己

保密是一个重要的考虑因素，重要的是尽早让年轻人知道什么可以保密，什么不可以保密。在不合适的情况下不要承诺保密，也是至关重要的，但即使你需要透露一些信息，也应该是为了青少年的安全所必需的最低限度。

切记要带年轻人到私密的地方进行咨询，并接受他们可能很难开口或感到痛苦的事实。

（二）评估自伤行为

对自伤行为的评估应包括以下内容：
- 一般病史，考虑慢性疼痛和慢性身体健康问题。
- 完整的行为史，包括：
  ○ 发病年龄
  ○ 随时间变化的特点及具体行为特征演变
  ○ 采取方法的历史变化
  ○ 发生频率
  ○ 发生地点
  ○ 每次发作的伤口数量
  ○ 伤口的医学严重程度
  ○ 睡眠、食欲、注意力和精力水平变化
- 相关的精神共病，如注意缺陷多动障碍、焦虑症、孤独症、学习困难/残疾、抑郁症、酗酒、药物滥用、进食障碍等。

请注意，某些变量（如受伤频率/次数）可能会随着时间的推移而发生变化，严重程度会增加或减弱，或者随着压力的变化而变化。

要知道，自伤的儿童可能是想引起/表达某些事情：
- 试图引起关注
- 表达情感（如受伤）
- 试图 "逃避" 或 "感受某些东西"
- 表示自卑
- 控制情绪波动
- 减少紧张
- 应对情绪困扰
- 缓解紧张感
- 试图惩罚自己

自伤儿童可能存在的潜在家庭因素：
- 虐待/忽视
- 家庭中的酒精/物质滥用问题
- 有自伤的家族史
- 父母的心理健康问题
- 不良的家庭关系/冲突，包括家庭虐待

自伤儿童可能存在的潜在社会因素：
- 同伴关系紧张
- 欺凌（包括网络欺凌）
- 社交媒体的使用
- 认同自伤的同伴群体/朋友

询问青少年自伤的原因可能比较棘手，使用开放式问题可能会有所帮助（方框26.5）。在考虑将青少年转介至CAMHS时，还需注意一些警示信号（方框26.6）。

区分 NSSI 和自杀行为非常重要。NSSI可能与有其他精神健康问题的人相似并同时存在，因此应进行有效的评估和监控。

方框 26.5 如何找出自伤行为背后的原因

- 你能告诉我你是怎么开始伤害自己的吗？
- 如果服药过量，请查明服用的药物、剂量、时间及是否酗酒或吸毒。
- 你当时感觉如何？
- 事后你感觉如何？
- 你后来告诉别人了吗？
- 你觉得我们需要担心你的安全吗？

NSSI 可能会出现罕见 / 不常见生物综合征（尽管并非所有自伤的青少年都需要筛查）：

- 莱施·奈恩综合征
- 脆性 X 染色体综合征
- 科尼莉亚·德·朗格综合征
- 普拉德 – 威利综合征
- 雷特综合征

五、结论

了解病史和对儿童进行评估需要时间和实践。使用筛查问卷并与家长或照护者合作，有助于对棘手的问题展开讨论。

延伸阅读

National Institute for Health and Care Excellence (2019). Depression in children and young people: identification and management. NICE Guideline [NG134]. https://www.nice.org.uk/guidance/ng134

National Institute for Health and Care Excellence (2022). Self-harm: assessment, management and preventing recurrence. NICE Guideline[NG225]. https://www.nice.org.uk/guidance/ng225/chapte/Recommendations#risk-assessment-tools-and-scales

方框 26.6 风险评估中的危险症状和体征

应询问以下内容：

- 具体的自杀计划：
  - 年轻人写过遗书吗？
  - 他们是否进行了任何最后的行动（如赠送珍贵的财产）？
  - 是否试图藏匿 / 囤积药物？
- 是否有绝望感
- 使用了哪些危险方法：
  - 勒颈
  - 上吊
  - 使用机动车辆
- 是否有持续的自杀意图：
  - 自杀未遂，他们现在感觉如何？
  - 他们是否有持续地主动或被动自杀倾向？
  - 他们想再试一次吗？
  - 他们有办法再试一次吗？
  - 有什么能阻止他们再次尝试吗？
- 是否考虑使用 HEEADSSSS 评估工具帮助设计出合适的问题：
  - 家庭环境
  - 教育和就业情况（例如是否有缺课史）
  - 饮食情况（例如食欲是否改变）
  - 活动（与同伴有关）
  - 药物使用情况
  - 性取向
  - 自杀 / 抑郁
  - 免受伤害和暴力
  - 睡眠（如变化情况）

第 27 章

存在神经发育障碍的儿童和青少年精神疾病的治疗

概述

- 神经发育障碍（NDD）共患精神疾病的治疗采用多模式干预，包括药物治疗、心理干预及社会支持措施。
- 早期识别并针对神经发育障碍儿童的需求进行干预，可对精神共患病的发生起到预防作用。
- 此类共患精神疾病的治疗原则总体上与普通儿童群体一致，但需根据患儿个体特征及现有循证依据进行调整。
- 睡眠障碍的干预应纳入精神健康管理的常规方案。
- 自伤行为的处理需采用生物－心理－社会综合干预模式，同步解决急慢性生物医学因素与心理社会问题。

一般来说，神经发育障碍儿童的精神健康共病的治疗是复杂的（本章主要讨论前几章提到的那些共病）。在注意缺陷多动障碍（ADHD）和抽动障碍等可以治疗核心症状的疾病中，这样做可以减少精神疾病的共病。例如，通过优化注意缺陷多动障碍患者的治疗，患者的焦虑症状往往会减轻。同样，虽然许多精神健康问题都会导致睡眠模式异常，但睡眠失调本身也会对精神健康产生负面影响，因此更有效地管理睡眠应该成为综合治疗策略的一部分。

治疗方法大致有以下几种：

- 心理干预
- 药物治疗
- 不属于这两类的其他干预措施

有许多循证药物和心理干预措施可用于管理精神疾病共病（表 27.1）。

一、心理干预

最常用的循证疗法是认知行为疗法（CBT）和心理疗法。

CBT 可用于幼儿。该方法可以帮助他们检查并改变自己的思维（认知）、行动（行为）和感受（情绪）方式。它通常用于治疗焦虑症、抑郁症、进食障碍和强迫症。行为激活是一种常用的技术，通过这种方法，人们可以确定自己最重视的活动，围绕这些活动制定目标，并优先考虑那些首先要做的事情。然后再将这份列表上的内容分解成更容易实现的步骤。

心理疗法的类型包括以下几种：

- 心理动力疗法：侧重于影响个人成长的

表 27.1 对神经发育障碍合并精神疾病共病的干预。

诊断	心理干预	药物治疗	治疗概况
焦虑症	CBT	英国未批准任何抗焦虑药物用于 18 岁以下人群，但随机对照试验支持选择性 5- 羟色胺再摄取抑制剂（SSRIs）单用或与 CBT 联合使用。舍曲林获批用于强迫症使用	阶梯式治疗模式；心理干预是首选；如果使用药物，必须与心理干预联合治疗
抑郁障碍	CBT	氟西汀获准用于 8 岁以上儿童	阶梯治疗模式；心理干预是首选，如果使用药物，必须与心理干预联合治疗
进食障碍（神经性厌食症）	针对进食障碍的认知行为疗法（CBT-ED）；家庭治疗；心理治疗	营养支持是基础治疗；如果恢复体重后仍有其他症状，如焦虑/抑郁，可按相应方法治疗	目前还没有任何药物能有效治疗神经性厌食症的核心特征
精神分裂症谱系和其他精神障碍	个体 CBT 的家庭干预	18 岁以下人群抗精神病药物的适应征差别很大；治疗决定应在个案的基础上评估，要考虑其他因素，如身体健康；阿立哌唑是一种常用的抗精神病药物，其许可使用年龄为 15 岁及以上；其他药物包括利培酮、氨磺必利和奥氮平，多数未批准用于 18 岁以下人群	确诊的精神病患者应在接受心理干预的同时使用抗精神病药物治疗
强迫症	CBT；暴露与反应预防疗法；让家人或照护者参与	SSRI 在治疗强迫症方面显示出疗效；舍曲林在 6 岁及以上人群使用；氟伏沙明适用于 8 岁及以上的儿童	遵循阶梯式治疗模式；首先是心理干预；药物治疗与心理干预相结合
睡眠困难	睡眠卫生；冥想；渐进性肌肉放松	褪黑素（含获批/未获批剂型）	一般来说，应首先尝试非药物策略
品行障碍、对立违抗性障碍	家长培训计划；社会和认知问题解决计划；多系统疗法	治疗共病，尤其是注意缺陷多动障碍；利培酮（5 岁以上获许可），用于对心理干预无效的严重攻击行为的短期管理	对立违抗性障碍或品行障碍的常规治疗不推荐药物干预

幼年经历和与他人的人际关系。它通常用于治疗焦虑、抑郁障碍及被认为有心因性的身体症状。

- 游戏疗法：一种非指导型疗法，让儿童在安全可靠的环境中进行游戏，以便通过游戏活动实现情绪宣泄。

- 家庭治疗：与家庭合作，找出优势和目标，注重沟通的重要性。它通常用于治疗进食障碍和愤怒/对抗行为问题。

- 辨证行为疗法（DBT）：该方法对有严重的非自杀性自伤和并发自杀行为的个体显示出一定的有效性。这种方法需要受过 DBT 专业培训的治疗师实施，结合正念、痛苦容忍、情绪调节和人际交往技巧等简化方案的方法也可能有效。

- 暴露与反应预防疗法：通过使用习惯化和消除目标的方法来针对、减少和消除强迫症中的强迫行为。

除了药物治疗和心理干预外，针对共患精神健康问题的 NDD 儿童，还有许多其他方面可提供支持：

- 家长互助：英国各地设有专项团体为子女患有 NDD 并受到精神健康困扰的家长提供信息和支持。
- 经济支持：根据儿童的需要，家庭可申请经济支持，如残疾人生活津贴。
- 教育投入：根据儿童的需要，家长可以要求学校提供具体的个性化支持。
- 社会服务介入——地方社会服务机构协调的"早期帮助"计划，可在问题初现时为家庭提供支持。
- 照料者关怀——与药物治疗同等重要。需关注家长心理健康并增强其自我照护能力。
- 信息资源——治疗等待期是一个普遍难题。在等候正式治疗期间，可优先利用网络资源。
- 为确诊患有特定病症的家庭提供帮助和支持的特定组织，包括英国焦虑症协会（www.anxietyuk.org.uk）、强迫症行动组织（https://ocdaction.org.uk）、战胜饮食失调协会（www.beateatingdisorders.org.uk）以及英国妥瑞氏综合征行动组织（www.tourettes-action.org.uk）。

二、药物治疗

在为儿童和青少年开具精神药物处方时，有一些注意事项需要牢记（方框 27.1）。此外，决定何时使用药物，何时坚持心理干预，也需要经过深思熟虑（方框 27.2）。

方框 27.1 开具处方时的主要考虑因素

- 药物治疗只是治疗的一个组成部分。
- 告知家长并向儿童 / 青少年提供适合其发育的有关药物的合适信息，包括其目的、性质、可能的效果和风险、成功的概率及是否有其他可选的治疗方案。
- 在适当的情况下，获得父母和儿童 / 青少年的知情同意。考虑儿童 / 青少年是否具有同意的能力（16 岁以上）或"吉利克能力"（具有充分理解能力）（16 岁以下）。
- 若用药使用超出说明书所述（即该药物尚未获批用于治疗儿童青少年特定病症或不符合年龄 / 体重等参数），必须告知家长及青少年患者。
- 在逐步增加药物剂量时，要"从小剂量开始，缓慢加量"。
- 如果长期服药，应避免突然停药。
- 如果服药后儿童的情绪 / 行为发生了变化，不要认为这一定是药物的作用或仅仅是药物本身造成的。询问其他因素，包括压力、环境变化、身体疾病，以及儿童 / 青少年、家庭和其他人为改善功能所做的具体努力。
- 避免对同一病症使用一种以上的药物（即多种药物疗法）。

方框 27.2 心理治疗与药物治疗的决策考量

- 症状严重程度——英国 NICE 建议：轻度症状对心理干预反应更佳，严重症状可能需联合药物治疗。
- 患者意愿——儿童和/或家长可能倾向首选药物治疗。特定情况下可予考虑，但临床医生需详细说明两种治疗的循证依据、利弊及英国常规实践方案，讨论情况应记录在案。
- 循证依据——虽不断更新，但仍应以国家指南为基准。
- 治疗可及性——心理治疗可能因在候诊名单之列而延迟治疗。
- 个体化原则——儿童精神健康管理的核心在于与患儿及其家庭的协作。父母最了解子女情况，必须重视其意愿。以 ADHD 为例，每个患儿都有独特的优势与障碍组合，对干预措施的反应也各异，因此定期进行疗效评估至关重要。

三、管理睡眠障碍

（一）评估睡眠障碍

应仔细评估睡眠障碍，因为可能有多种复杂的原因，这些原因并非全部由生物学因素导致。环境因素（例如，噪声、压力、不良睡眠习惯、光照以及高温），神经发育障碍，精神健康状况和其他疾病（如睡眠呼吸暂停或哮喘）的存在也可能导致睡眠障碍。应通过仔细询问病史和进行必要的检查来寻找原因。

睡眠史信息采集需要考虑的因素包括：

- 有睡眠不足的迹象（如白天打瞌睡、注意力难以集中、易怒程度增加）。
- 什么时候睡觉？就寝时间是否固定？
- 睡前习惯，如洗澡、喝水、进食。
- 电子设备使用情况——电视、电话、iPad。
- 入睡所需时间。
- 夜间是否会醒来？如果会，醒来多少次？如何处理？
- 每天几点起床？
- 询问身体健康和精神健康状况、任何神经发育障碍症状的控制情况，并寻找可能导致睡眠障碍的其他因素。
- 睡眠环境设置，例如，当家人就寝时，谁与谁共用卧室，周围环境如何，比如房间是否太亮、太热或太吵，以及为了尽量减少这些问题采取了哪些措施，例如使用遮光窗帘。
- 运动和体育锻炼史。
- 可能干扰睡眠的物质：药物和饮食（如使用咖啡因、注意缺陷多动障碍药物）。

一般来说，应遵循针对特定病症的指南，如 NICE 关于孤独症的指南。始终要解决根本问题，例如潜在的疾病或存在的环境诱因，但有一些简单的策略可以帮助改善睡眠：

- 有规律的就寝/起床时间至关重要。
- 合适的温度，例如室温不能太热或太冷。
- 卧室是用来睡觉的，不是用来读书、学习或看电视的。
- 提倡在睡前食用助眠食物，如牛奶、奶酪、香蕉、开心果等。
- 晚上避免摄入咖啡因。
- 令人放松的睡前活动，包括洗澡、阅读、听音乐或白噪音。
- 感官刺激。这可能需要减少一些不愉快或分散注意力的刺激物，增加一些有助于放松的感官输入。

在处理睡眠障碍的过程中，让父母写两周的睡眠日记会有所帮助，制订定期参考的睡眠计划也会有所帮助。

（二）儿童 / 青少年睡眠障碍的药物治疗

开具诱导睡眠的药物处方应符合《英国国家处方集》（BNF）的规定，并根据国家指导意见进行（例如，在孤独症患者中，当行为干预无效且睡眠问题对儿童 / 青少年及其家人 / 照护者造成负面影响时，方可考虑使用）。长期使用有可能产生依赖性反应。目前用于诱导睡眠的药物数量有限（表27.2）。应查阅药物的产品说明书。

四、自伤

让儿童和青少年敞开心扉谈论他们自身的困扰可能会很困难，尤其是合并神经发育障碍（见第 26 章和方框 26.5）的患儿，情况可能会更糟。

治疗需要在适当的环境中进行，应咨询当地合适的转诊途径。应注意以下原则：

- 有自伤行为的儿童和青少年很可能处于极度痛苦之中。
- 用处理意外伤口的同样方法处理伤口（如割伤、烧伤）。
  - 必要时给予适当的镇痛和局部麻醉。
  - 询问儿童和青少年是否会干扰伤口愈合（这可能会影响医生选择缝合方式，是选择缝合线还是生物胶水）。
  - 小心使用绷带，因为绷带可用作自缢的工具。
- 对于疑似用药过量的情况，一旦确定毒

表 27.2　可用于儿童 / 青少年的睡眠药物

药物	英国许可	附加说明
抗组胺药 —— 异丙嗪	未获得治疗儿童失眠的许可，可作为儿科镇静剂短期使用（如用于手术）	禁忌证：< 2 岁，因为有可能造成致命的呼吸抑制；可能导致第二天昏昏欲睡；持续使用几天后，镇静效果可能会减弱
褪黑素	Slenyto 是一种褪黑素缓释制剂，被批准用于治疗患有孤独症和 / 或史密斯-马吉尼斯综合征且行为疗法无效的 2 ~ 18 岁儿童的失眠症 Adaflex® 是一种速释制剂，可用于患有注意缺陷多动障碍且其他健康睡眠习惯改善措施效果不佳的 6 ~ 17 岁儿童和青少年	缩短入睡时间（睡眠潜伏期）；可能导致嗜睡，对儿童的长期影响尚不清楚，经常出现超说明书用药的情况，例如，Circadin®（已获许可用于成年人）可用于有睡眠障碍的孤独症儿童
水合氯醛	水合氯醛	一般不建议用作手术镇静药以外的用途；需要专家监督

素种类，应立即查询 TOXBASE（英国国家毒物信息服务数据库，https://www.toxbase.org），以获得适当的治疗方案。

- 虽然必须优先考虑生理需求（例如在处理服药过量、大量失血、烧伤或创伤的情况下），但社会心理评估不应推迟到医疗结束之后。
- 以尊重、同情的态度对待儿童和青少年是赢得他们信任的关键。
- 创建安全的倾诉环境、保持非评判性倾听态度，以及采用兼顾躯体（急性损伤处理）、社会和心理维度的整体护理模式，是规范化诊疗的要求。

- 应严肃对待儿童和青少年的所有自伤行为。
- 清晰的沟通和对治疗的解释可以缓解儿童和青少年及其家人的焦虑，增强治疗参与感。
- 当出现对护理质量的担忧或存在重大伤害风险时，应安排社会护理和医疗服务人员进行联合评估，并遵循相应的本地化流程。
- 有严重自伤行为的儿童和青少年应该由有丰富评估相关经验的专业医疗人员进行评估。

　　在规划自伤后的治疗方案时，专业人员应考虑所进行的任何社会心理评估的结果以及是否存在共病的情况。在可能的情况下，应遵循针对具体病情的指导原则。干预措施可以逐步专业化（方框27.3）。

　　安全出院非常重要，患者出院前需要考虑几个方面（图27.1），包括：

- 医疗和精神健康：医疗和精神健康团队必须确认儿童/青少年出院是安全的。
- 出院后的地点：他们会去到一个安全的地方吗？他们是否会回到支持性的环境中，还是回到可能引发进一步自伤行为的环境中？
- 后续计划：正在采取哪些措施来改变导致自伤的情况？精神健康服务机构是否会继续介入并迅速对患者进行复查？
- 跨学科协作：尽早开展跨学科协作也是为青少年提供支持的关键。这应该包括全科医生、学校、儿童和青少年精神健康服务机构（CAMHS，如果合适的话），以及可能涉及的任何其他机构（如志愿服务机构）。最重要的是，除非有明确证据表明父母/监护者是造成保护问题

方框27.3　自伤行为的干预措施

- 必须定期进行风险评估；注意风险程度可能会随着时间而变化。
- 以个人优势为基础的方法，确定减少痛苦的解决方案。
- 行为激活：通过特定行为以激发积极的情绪状态。
- 自助技巧：
  - 分散注意力（例如散步、画画/写东西、写日记、抚摸宠物、看电影、与朋友沟通、听音乐）。
  - 释放情绪（如紧握冰块、弹手腕上的橡皮筋、运动、用红笔在皮肤上画画、使用拳击袋）。
- 与青少年和家长/照护者一起制订危机处理计划，其中可包括自助策略范例；遇难时可联系的人；创建一个希望相册，贴上快乐回忆的照片和别人说过的美好话语。
- 辩证行为疗法（DBT）。
- 认知行为疗法（CBT）。
- 如果有明显的共病性精神健康障碍，可在精神健康专家的监督下提供药物治疗（如抗抑郁药），但不能作为减少自伤行为的具体干预措施。

的源头，否则父母/监护者必须全程参与。

- 支持：青少年有哪些支持？父母、家人、朋友、学校还是专业人士？如果他们需要倾诉，是否有可以倾诉的对象？在紧急情况下，他们有求助渠道吗？
- 保护：是否解决了任何保护问题？如有必要，是否已联系社会服务机构？
- 获得更多自伤的方法：不可能消除每一种可能的自伤方法，也不可能对青少年

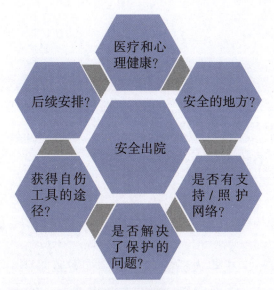

图 27.1 安全出院的注意事项

进行持续的监督。不过，应建议家长将药物锁好，以防止患儿冲动性过量服药。

延伸阅读

American Association of Child and Adolescent Psychiatry (2012). A guide for community child serving agencies on psychotropic medications for children and adolescents. https://www.aacap.org/App_Themes/AACAP/docs/press/guide_for_community_child_serving_agencies_on_psychotropic_medications_for_children_and_adolescents_2012.pdf

Effective Child Therapy (2022). Evidence-Based Therapies. https://effectivechildtherapy.org/therapies

National Institute for Health and Care Excellence (NICE) (2011). Autism spectrum disorder in under 19s: recognition, referral and diagnosis. Clinical guideline [CG128]. https://www.nice.org.uk/guidance/cg128

National Institute for Health and Care Excellence (NICE) (2014). Anxiety disorders. NICE quality standard [QS53]. https://www.nice.org.uk/guidance/qs53

National Institute for Health and Care Excellence (NICE) (2022). Self-harm: assessment, management and preventing recurrence. NICE guideline [NG225]. https://www.nice.org.uk/guidance/ng225

National Institute for Health and Care Excellence (NICE) (2023). British National Formulary for Children (BNFC). https://bnfc.nice.org.uk

第 28 章

神经发育障碍中的成年人
精神健康 : 孤独症

概述

- 孤独症成年人比普通人更容易出现精神健康问题。
- 一些研究表明，孤独症和精神健康问题之间存在神经生物学基础。
- 由于社会认知偏差，孤独症成年人不得不克服沟通障碍和生存压力，这可能使他们更容易出现精神健康问题。
- 孤独症患者一直反映难以获得适当的精神健康支持。
- 与孤独症患者打交道的专业人员应接受针对性的培训，相关医疗服务机构应做出合理调整，以帮助解决孤独症患者获取服务的难题。

患孤独症的成年人比普通人更容易出现一系列精神健康问题。本章主要讨论这一问题，提出了一些理论来解释为什么会出现这种情况，并总结了最常见的与孤独症并发的精神健康障碍，重点是孤独症患者的表现形式和治疗方法与神经典型患者存在哪些不同。最后，还介绍了在精神健康环境中为孤独症患者做出合理调整的建议。

一、成年人孤独症患者精神健康障碍的发病率

该领域现有的研究方法质量普遍较低，主要基于专科门诊的便利样本。不同研究对共病状况发生率的估计大相径庭：例如，在不同研究中，精神分裂症与成年人孤独症同时发生的比率为 0 ~ 30%。近年来，系统性综述和荟萃分析提供了更明确的证据。保守估计，至少有 1/3 的成年孤独症患者会患有其他可诊断的精神疾病。与普通人相比，多重共病也更常见，许多孤独症患者同时患有两种或两种以上的精神疾病。

孤独症患者更容易出现精神健康问题的确切原因尚不完全清楚。一些研究显示，在神经分化人群中存在某些遗传和神经解剖学变异，这或许表明孤独症和某些精神健康障碍存在类似的神经生物学基础。

不过，我们认为，孤独症患者精神健康问题发生率的增加主要归因于两个因素：

- 由于他们独特的感知周围世界的方式（图28.1），孤独症患者要比神经典型者克服更多的生活障碍。这可能会导致孤独症患者感到疲倦、失望和失去动力。结果可能是人际关系和友谊质量下降，学业和专业成绩不佳。众所周知，所有这

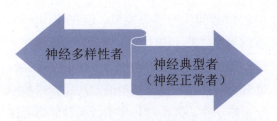

图 28.1 神经多样性者和神经典型者对周围世界的感知不同。对于那些少数人即神经多样性者来说，可能会面临更多的社会适应障碍，并有可能造成相互沟通的不畅和误解

些都是导致精神健康状况不佳的危险因素。

- 社会对神经多样性的包容仍在发展中。双向沟通障碍可能导致孤独症成人支持系统崩溃、负性反馈，甚至因偏离社会常规而遭受排斥。若缺乏有效的环境调整、社会适应和他人理解，这些因素将加剧他们精神健康的恶化。

无论病因如何，可以肯定的是，所有精神卫生从业者在临床实践中都会遇到很多孤独症患者。尽管相关研究证据质量参差不齐，不过，我们可以合理地假设，每 25 名精神科门诊患者和每 10 名精神科住院患者中，就有 1 名是孤独症患者。尽管如此，孤独症患者普遍抱怨难以获得精神卫生服务，精神治疗体验不佳。孤独症患者的自杀率至少是普通人的 7 倍。根据临床经验，我们推测造成这种情况的原因有 3 个：

- 因为沟通和社交互动障碍，孤独症患者在寻求所需帮助时可能会处于不利地位。
- 孤独症患者精神卫生问题的表现可能会略有不同，在进行精神状态检查时有可能会遗漏一些细微的征兆。
- 大多数精神卫生从业人员，至少在英国是这样，对成年人孤独症的了解相对较

少，临床经验也有限。

值得注意的是，为了应对日常生活中的压力，一些孤独症患者会使用一种被称为"社交伪装"的技巧。这包括通过学习模仿策略来减弱或"掩盖"他们行为中的非规范性差异。一个常见的例子就是"训练"自己在交谈时每隔几秒就进行一次眼神交流。系统性研究表明，当自我报告的伪装率越高时，精神健康就越差。

孤独症患者常见的精神健康问题见方框28.1，详细内容见下文。

方框 28.1 孤独症患者常见的精神健康问题

- 抑郁症
- 焦虑症
- 强迫症及相关障碍
- 双相及相关障碍
- 精神分裂症谱系 / 精神障碍
- 物质相关及成瘾障碍
- 喂养与进食障碍
- 人格障碍

二、抑郁症

至少有 1/3 的孤独症成年人在其一生中会出现具有临床意义的情绪低落。与正常人群相比，孤独症患者的朋友较少而且他们的其他社会关系往往也较少，更有可能存在失业 / 经济问题，遭受欺凌、人身攻击和性虐待等创伤事件的风险更大。所有这些都是抑郁症的危险因素。

孤独症患者通常难以描述情绪和感受。他们可能很难回答像"你今天感觉怎么样？"

这类的形式问题。因此，临床医生应该警惕抑郁的客观体征，如体重下降和精神运动性迟缓（动作缓慢）。孤独症特有的抑郁症表现特征之一是刻板和重复行为增多，通常伴有社交活动减少。

孤独症患者抑郁症的治疗应遵循现有的最佳临床实践指南，最好同时采用认知行为疗法（CBT）和SSRI抗抑郁药。传统上，孤独症专科医生倾向于使用西酞普兰（citalopram）和盐酸舍曲林（sertraline），但几乎没有确切的研究证据支持（首个针对成年人孤独症的大规模多中心随机对照试验正在研究盐酸舍曲林与安慰剂的效果）。由于孤独症患者更容易出现特殊副作用，如精神运动性过度活跃，因此开始用药时应服用较低剂量的SSRI。

三、焦虑症

焦虑症与抑郁症一样，是孤独症成年人最常见的共病精神健康问题。2020年的一项大型研究发现，20.1%的成年孤独症患者被诊断出患有焦虑症，而对照组的比例仅为8.7%，其中无智力障碍的孤独症患者患焦虑症的风险最大。

孤独症患者在社交互动和沟通障碍，即使是日常社交场合也会让他们感到焦虑。对变化的抵触和难以适应也会导致焦虑水平升高，在嘈杂、繁忙的环境中"感觉超负荷"也会导致焦虑水平上升。在成年人神经发育门诊中，孤独症患者之前被诊断为社交焦虑症/社交恐惧症的情况并不少见。

需要注意的是，有些孤独症患者的焦虑症会表现得很突然，有时会出现极端的"崩溃"，包括攻击物品、自己或他人。

成年孤独症患者焦虑症的治疗方法与早期治疗抑郁症的建议类似，但在使用SSRI药物治疗之前，CBT往往被视为一线治疗方法。重要的是，CBT治疗师必须了解孤独症患者，并能相应地调整他们的沟通方式和治疗策略。在心理治疗环境中，孤独症患者往往对清晰的沟通、明确的治疗目标和强调实际的行为改变（而不是重塑认知）反应最佳。

四、强迫症及相关障碍

孤独症患者的强迫症可能会带来诊断难题。与普通人群相比，强迫症在孤独症患者中的发病率更高，但孤独症的某些特征与强迫症的某些特征重叠，缺乏经验的临床医生可能会将两者混淆。孤独症和强迫症的特征都包括重复行为、仪式化动作、固守常规和完美主义。

尽管孤独症与强迫症有着表面上相似的特征，但两者的主观体验却截然不同。孤独症患者的重复行为、强烈的兴趣和仪式化动作让他们感到熟悉和舒适。孤独症患者认为这些是"正确的做事方式"，并不想改变。在精神病学中，这种想法和行为被称为"自我协调"。在强迫症中，强迫思维和强迫行为属于"自我失调"。这意味着患者并不想实施这些行为，但为了避免想象中的灾难性后果，他们觉得必须这样做。强迫症患者的强迫意念和强迫行为不但不会让他们感到舒适，反而会让患者感到痛苦和焦虑。

由此可见，孤独症和强迫症的临床治疗方法是截然不同的。强迫症患者通常会寻求精神治疗，并渴望改变自己的重复行为。另一方面，试图"治疗"孤独症患者的重复行为几乎总是不可取的，有时甚至是有害的。

五、双相及相关障碍

尽管再次强调谨慎对待研究文献，但双相及相关障碍（BARD）在孤独症患者中很可能更为常见，其比例可能高达5倍。与正常人相比，双相及相关障碍的孤独症患者似乎会经历更多的混合情感特征（抑郁和躁狂），而较少出现欣快情绪。可能的表现特征包括情绪不稳定、烦躁不安、易怒/攻击性和精神病样症状。对孤独症患者和疑似双相及相关障碍患者进行精神状态检查可能更具挑战性：例如，一些孤独症患者习惯性地大声、快速说话，这可能会被误认为是躁狂症患者的"言语迫促"。与本章所述的所有精神疾病一样，检查医生最好对患者的"基线"表现有充分的了解，以便发现任何因精神疾病而导致的偏差。

孤独症患者的双相情感障碍的治疗是一个研究严重不足的领域。锂离子疗法似乎相对安全有效，但胃肠道不良反应的发生率可能较高。有一种观点认为，孤独症患者更容易受到抗抑郁药引起的躁狂症的影响，但这一说法还需要进一步调查。

六、精神分裂症谱系/精神障碍

同样，孤独症患者的精神病和精神分裂症（一种以反复发作精神病为特征的重大精神疾病）发病率也较高。孤独症患者似乎特别容易在承受巨大压力期间（通常是过渡时期，如第一次离家生活）出现所谓的"反应性"短暂精神病发作。通常情况下，这种发作会随着时间的推移和相对保守的治疗而平息。

精神分裂症的诊断可能会因为其与孤独症的共同特征而变得复杂，例如社交退缩、感知扭曲和强烈的信念。区分精神分裂症的关键因素包括是否存在明显的幻觉和妄想、发病年龄（精神分裂症症状在青春期晚期之前出现极为罕见）及对抗精神病药物的反应。精神科医生应谨慎对待治疗方法。孤独症患者更容易出现抗精神病药物的副作用。曾经出现过严重的运动副作用、神经阻滞性恶性综合征，甚至死亡病例。在药物剂量方面，"低剂量开始，缓慢进行"的原则特别适用。

七、物质滥用及成瘾障碍

早期的研究表明，孤独症患者不太可能出现吸毒和酗酒的问题，这可能是因为孤独症患者受到的同伴影响较小，更倾向于遵守规则。然而，最近的证据表明，事实上，在孤独症人群中，酒精滥用的比例（可能还有非法药物滥用的比例）更高。

物质滥用的常见原因包括帮助应对生活压力源、有成瘾家族史以及并存的心理健康问题。所有这些情况对孤独症患者同样适用。此外，孤独症患者日常的社交困境可能会导致他们借助毒品或酒精来寻求解脱。在我们诊所，孤独症患者报告称他们经常饮酒以应对日常社交互动的情况并不少见。由于孤独症患者倾向于遵循固定模式和重复行为，饮酒（或使用毒品）很快就可能会变得模式化且过量。

从积极的方面来看，有证据表明，酒精依赖的孤独症患者比正常人更能做到完全戒酒，这也许是因为在任何情况下都不饮酒是一个非常明确的、"非黑即白"的规则。治疗方面需要注意的一点是，有些孤独症患者可能不太适合"12步"同伴支持计划，如匿名戒酒互助会，因为这类团体通常需要高度的社会互动。

八、喂养与进食障碍

近年来，人们对孤独症患者进食障碍的高发率越来越关注。孤独症患者通常表现出的特征更类似于回避性/限制性进食障碍（ARFID），而不是典型的神经性厌食症。这些特征可能包括根据食物的口感、气味或颜色等感官特征而偏好或回避某种/某些食物。对常规和熟悉食物的强烈偏好可能意味着进餐时间和食谱非常固定。孤独症患者通常会发现，除非食物按照特定顺序排列在他们的盘子里，或者用他们喜欢的特定盘子或勺子吃饭，否则其很难吃入口中。对有些人来说，在社交场合一起吃饭并不是一种舒服的体验；其他人可能会因进食和咀嚼问题等生理困难而感到不适。

针对孤独症患者的进食障碍治疗需针对上述特征进行调整。临床上有时难以区分孤独症特质与进食障碍症状——例如，需鉴别对特定食物质地的感官排斥与神经性厌食症中广泛性的食物回避。

从临床经验中发展来的进食障碍和孤独症治疗路径（PEACE）资源网站（https://www.peacepathway.org）是从事该领域工作的临床医生的有用参考点。

九、人格障碍

人格障碍与孤独症之间的关系是现代精神病学中最具争议性的问题之一。近年来，孤独症患者（尤其是年轻女性）普遍被误诊为边缘型人格障碍（又称为情绪不稳定型人格障碍），这引起了越来越多的关注。

这种说法的研究证据可能落后于专家的临床观点，但毫无疑问，我们在自己的实践中已经看到了许多这样的例子。相关讨论时常陷入两极分化，忽略了现实生活中的精神病诊断总是有些"边缘模糊"的事实。

我们预计，ICD-11（2022年生效）修订后的人格障碍分类体系或将加剧这一领域的混淆。该标准中人格障碍诊断的两项核心要点——"建立并维持亲密互惠关系的能力缺陷"与"理解他人观点的能力缺陷"，恰恰都是孤独症的常见表现。此外，新版"显著人格障碍特质或模式"章节包含的"疏离型"与"强迫型"亚型，也与孤独症核心特征存在显著重叠。

在日常工作中，区分孤独症和人格障碍是一项挑战。人格障碍的标志可能包括严重和长期的童年创伤，严重和持续的自伤行为，反社会行为，强烈的反移情反应（即患者表现出高水平的情绪，而临床医生则以减弱的形式体验到这种情绪）。诊断医生应注意，这并不是一种二元对立的情况，有些患者同时患有孤独症和人格障碍。在这种情况下，《考文垂评估量表》可以作为指导诊断决策的有用工具。

尽管激进开放的辩证行为疗法取得了一些令人鼓舞的初步成果，但针对孤独症和人格障碍并发症的特异性治疗的开发工作仍处于起步阶段。

十、精神健康环境中的合理调整

著名的孤独症研究者威廉·曼迪（William Mandy）在2022年写道："孤独症的精神健康危机可以用以下悖论来描述，即孤独症患者患精神疾病的概率很高。但获得有效帮助的概率却很低。"孤独症患者一直反映难以获得适当的精神健康支持。所有精神卫生从业人员都必须确保自己接受过针对性的孤独症培训，并能够针对孤独症患者的情况调整自己的工作。

"合理调整"是英国《2010年平等法案》中的一个术语。它们是医疗和社会护理提供者在法律上有义务做出的改变，以确保残疾人（包括孤独症等神经发育障碍患者）不会比非残疾人处于不利地位。在实践中，合理的调整应因人而异，而不是一概而论。尽管如此，我们还是在表28.1中列出了精神健康环境中最常见的合理调整措施（并非详尽无遗）。一个好的开始是询问患者"今天我该如何与你进行最好的沟通？"

表28.1　医疗服务机构中常见的合理调整

交流	临床	环境
清晰、明确的语言	制定明确的治疗目标	将环境噪声降至最低
以书面和口头形式提供信息	提前通知治疗计划或人员的任何变动	可调光的照明
清楚地解释门诊预约中将发生的事情	谨慎开具精神药物处方：低剂量开始，缓慢加量	提供感官物品/减压玩具

延伸阅读

Cook, J., Hull, L., Crane, L., and Mandy, W. (2021). Camouflaging in autism: a systematic review. Clinical Psychology Review 89: 102080.

Cox, C., Bulluss, E., Chapman, F. et al. (2019). The Coventry Grid for adults: a tool to guide clinicians in differentiating complex trauma and autism. Good Autism Practice 20 (1): 76–87.

Hollocks, M.J., Lerh, J.W., Magiati, I. et al. (2019). Anxiety and depression in adults with autism spectrum disorder: a systematic review and metaanalysis. Psychological Medicine 49 (4): 559–572.

Lai, M.-C., Kassee, C., Besney, R. et al. (2019). Prevalence of co-occurring mental health diagnoses in the autism population: a systematic review and meta-analysis. Lancet Psychiatry 6 (10): 819–829.

Mandy, W. (2022). Six ideas about how to address the autism mental health crisis. Autism 26 (2): 289–292.

Nimmo-Smith, V., Heuvelman, H., Dalman, C. et al. (2020). Anxiety disorders in adults with autism spectrum disorder: a population-based study. Journal of Autism and Developmental Disorders 50 (1): 308–318.

Tromans, S., Chester, V., Kiani, R. et al. (2018). The prevalence of autism spectrum disorders in adult psychiatric inpatients: a systematic review. Clinical Practice and Epidemiology in Mental Health 14: 177–187.177-187.

第29章

神经发育障碍中的成年人精神健康问题：智力发育障碍、注意缺陷多动障碍、妥瑞氏综合征和其他疾病

概述

- 智力发育障碍（IDD）常见的精神健康问题，包括抑郁症、焦虑症和精神分裂症。
- 由于沟通和认知障碍，识别智力发育障碍可能具有挑战性。
- 对智力发育障碍采取以人为本的方法至关重要，包括个性化的评估和治疗。
- 痴呆症在智力发育障碍患者，尤其是在唐氏综合征患者中发生较早。
- 通常需要对智力发育障碍患者进行专门的评估、管理和支持。
- 注意缺陷多动障碍（ADHD）与焦虑症、情绪障碍、物质相关障碍和人格障碍的发病率较高有关。
- 要进行适当的治疗，就必须仔细区分注意缺陷多动障碍症状和精神健康问题。
- 焦虑症、抑郁症和强迫症是已知的与成年人妥瑞氏症相关的疾病。
- 越来越多的人认识到，患有发育性协调障碍和特定学习障碍等疾病的成年人，其精神健康问题的发生率较高。
- 正确认识和治疗精神健康问题可以改善神经发育障碍患者的日常功能和整体幸福感。

神经发育障碍（NDD）患者的精神健康需求很容易被忽视。患有智力发育障碍、注意缺陷多动障碍、妥瑞氏症和慢性抽动障碍、发育性协调障碍和特定学习障碍等疾病的成年人可能会受到精神疾病的影响，包括抑郁症（抑郁）、焦虑症、精神分裂症谱系和其他精神障碍（精神分裂症和精神病）、双相及相关障碍（双相情感障碍）、痴呆症、喂养和进食障碍及物质相关障碍（包括酒精相关障碍）。

然而，由于某些资料来源会将孤独症和注意缺陷多动障碍等神经发育疾病归类为精神疾病，这可能会造成混淆，从而使神经发育疾病中精神疾病患病率的分析变得复杂。

神经发育障碍患者出现精神健康需求的概率取决于先天/生物因素（如遗传）和外在因素的相互作用，如遭遇负面生活事件、获得资源和学习应对技能的机会有限，以及他人态度的影响。

从广义上讲，精神健康问题的治疗和管理对于患有神经发育障碍的人来说通常与其他人相同，并取决于问题的性质和严重程度，以及个人的情况和偏好。这些方案可能包括认知行为疗法 (CBT)、心理动力疗法、家庭疗法和药物治疗。干预措施需要根据患者的

能力和需求量身定制。

一、智力发育障碍 / 智力障碍

（一）发病率和患病率

在英国，智力发育障碍通常与"学习障碍"一词交替使用（本章将使用智力发育障碍）。在全球范围内，智力发育障碍的发病率为 1%～3%。在英国，2.1% 的人被认为患有智力发育障碍。由于研究方法不同，报道的智力发育障碍患者精神健康问题的患病率也有很大差异。据报道，在基于人口的研究中，精神健康问题的患病率在 14.5%～43.8%。

在英国最大规模的流行病学研究中，28.3% 的成年智力发育障碍患者目前有精神健康问题。如果将具有挑战性的行为也纳入这些分析中，那么这一数字将上升到 40.9%。

研究表明，与非智力发育障碍患者相比，某些精神健康问题明显更为常见（方框 29.1），尽管每种问题的发生率可能取决于智力发育障碍的病因。不过，在患有智力发育障碍的成年人中，最常见的精神健康问题是抑郁症、焦虑症和精神分裂症。

精神健康问题的识别并不总是一目了然的。受影响的个体可能会表现出具有挑战性的行为，例如对人或财产进行言语 / 身体攻击，或自残行为。挑战性行为本身并不是一种诊断，通常是包括精神健康问题在内的其他潜在问题产生的结果。这可能会给进行评估的人造成障碍。而当被评估者无法向他人表达他们为什么会有这样的感觉时，要找出问题所在并找到某种解决方法就变得尤为困难。医疗专业人员无法识别智力发育障碍患者的额外 / 新的健康问题，并简单地将其归因于已知的智力发育障碍状况（诊断掩盖），这是一个重要、持久和常见的问题。

（二）心理健康问题的评估和治疗注意事项

"以人为本"的方法应适用于任何有智力发育障碍和精神健康问题的人。应该对患者的需求进行全面的评估，包括生理、心理、环境和社会因素，从而为患者量身定制相关调查或干预措施（图 29.1）。

在治疗方面，对智力发育障碍患者的咨询和心理治疗使用不足，应酌情予以考虑。需要考虑的更广泛的方面包括满足需求和优化沟通、解决就业（找工作、保住工作和做出合理调整）、社会保障要求和其他社会因素。同时也不应忘记保持身体健康、保证充足睡眠、锻炼和良好饮食。

由于智力发育障碍患者的生理差异往往与病因有关，他们通常对药物的副作用更为敏感。"低剂量开始，缓慢加量"是我们应该遵循的原则，应从最低剂量开始用药（如用于儿童或老年人的药物），并根据临床疗效逐步调整剂量。

沟通和提供无障碍信息是与智力发育障碍患者及其照护者合作的重要组成部分。在精神健康方面，有一些简单易读的宣传单和

> **方框 29.1　精神健康问题在成年智力发育障碍患者中更为常见**
> - 抑郁症
> - 焦虑症
> - 精神分裂症
> - 双相障碍
> - 痴呆症

指南，可以帮助解释什么是精神健康状况及现有的治疗方法（方框29.2）。

（三）智力发育障碍患者的抑郁症和焦虑症

在普通人群中，每年约有6%的人罹患抑郁症，而研究表明，受抑郁影响的智力发育障碍患者高达20%。抑郁症的生物、心理、社会因素非常重要，由于认知和沟通能力的差异，患者可能很难表达自己的情绪、想法或对自己及未来的展望。在某些情况下，询问患者和其密切接触者有关悲伤、流泪，以及睡眠和食欲等生物症状的情况，有助于确定患者是否存在情绪问题。

焦虑会以不同的方式表现出来，并可能导致具有挑战性的行为表现。焦虑的人也不容易意识到自己焦虑。因此，出于这个原因和其他原因，仔细询问病史非常重要。建议在治疗抑郁症和焦虑症时采取以人为本的循证做法，并在必要时做出合理调整。

（四）精神分裂症

研究表明，智力及发展障碍（IDD）成

方框29.2 可在线获取的简易阅读手册资源示例

皇家精神科医学院学习障碍相关手册（https://www.rcpsych.ac.uk/mental-health/problems-disorders/ learning-disabilities）

简易健康心理健康资源（https://www.easyhealth.org.uk/resources/category/21-mental-health）

英格兰南部NHS，"健康图解"（http://www.apictureofhealth.southwest.nhs.uk/mental-health）

人患者的精神分裂症发病率是普通人群的三倍。然而，精神病性症状的识别往往存在困难，尤其当患者存在沟通或认知障碍时，对其内在知觉体验的评估更具挑战性。通常需要结合客观行为观察与知情者提供的资料，才能准确判断特定行为是否表征幻觉、妄想或偏执症状（参见框29.3）。这些症状应置于患者的个人史、躯体健康状况及环境背景中进行综合理解。若怀疑存在精神分裂症或其他精神病性障碍，建议转介至精神卫生服务机构或专业智力障碍诊疗部门进行评估。

精神分裂症本身可以导致认知与执行功能的损害。当IDD与精神分裂症共病时，患者往往表现出单纯精神分裂症患者所未见的复杂管理难题。研究显示，此类共病患者若需精神科住院治疗，其入院次数可能少于单纯精神分裂症患者，但住院周期往往更长。此外，这类患者更易合并癫痫、精神分裂症阴性症状以及情景记忆损伤，这些特征对抗精神病药物的剂量选择、治疗依从性及疗效均具有重要影响。

（五）痴呆症（重度神经认知障碍）

一般来说，患有智力发育障碍的人会在年轻时期出现痴呆症。特别是，由于21号染色体上的遗传因素，患有唐氏综合征的人患阿尔茨海默病的时间甚至更早，预计每2人中就有1人在60岁以上受到影响（相比之下，在相同年龄段的普通人群中，每14人中有1人受到影响）。识别痴呆症非常重要，在轻度智力发育障碍病例中，症状可能与普通人群相同。然而，对于较严重的智力发育障碍患者来说，痴呆症的症状更加隐蔽，可能只是行为上的非特异性变化。其他人可能会观察到患者在身体机能、认知功能或人格特征方面的差异，这些都是痴呆症评估的

针对智力障碍和精神健康问题的
个人提供以人为本的方法

生物因素

遗传、身体健康、药物影响、与年龄有关的变化、睡眠模式、营养状况、感官能力和物质滥用情况。

检查

这可能包括全面的病史采集、体格检查、精神健康检查、血液检测、扫描和其他比如疼痛、吞咽、活动能力或跌倒等情况的评估。

管理

药物治疗、饮食调整、物质成瘾治疗、吞咽困难咨询和物理治疗。

专业人士如精神科医生、全科医生、护士、营养师、言语和语言治疗师或理疗师都可能参与其中。

评估

评估内容包括访谈、治疗评估、标准化心理测试、护理人员提供的信息和观察。

管理

精神疗法、认知行为疗法和创伤知情照护或特定疗法。参与的专业人员可能包括临床心理学家、精神科医生、智力障碍护理护士、精神健康顾问或社会工作者。

心理因素

情绪、行为、认知能力、心理健康状况、自尊、应对机制、动机和创伤史。

环境因素

生活条件、无障碍环境、安全与保障、服务的可及性、物理环境和噪声水平。

考虑对生活环境进行相关改造、协助获取资源和服务以及职业治疗。社会工作者或职业治疗师可在这些方面提供帮助。

社会因素

人际关系、沟通、社区参与、社交网络和支持、文化和宗教信仰、社会角色和就业。

考虑社交技能培训、社区参与支持、社会角色管理和就业援助以及言语和语言治疗。其中一些可由社会工作者、社区工作者或言语和语言治疗师负责管理。

图 29.1 智力发育障碍 / 智障人士的精神健康评估方法

方框 29.3　精神分裂症的阳性症状和阴性症状		
阳性症状	妄想	相信不真实的事情（包括迫害思维和偏执
	幻觉	看到或听到不存在的东西
	思维混乱	思维混乱或缺乏逻辑性
	运动行为异常	表现出怪异／异常行为，包括紧张症
阴性症状	情绪平淡／情绪表达减少	不显露情绪或情感
	快感缺失	对既往感兴趣的活动失去了愉悦感
	意志缺乏	做事（工作、社交或个人）没有精力或动力
	言语缺乏	很少说话或根本不说话
	社交缺乏	对社交缺乏兴趣

潜在触发因素。

典型的痴呆症筛查量表通常并不适用，可以使用更专业的工具，如《智力障碍者痴呆筛查问卷》（DSQIID）。如果怀疑自己患有痴呆症，那么和其他人一样，应排除临床抑郁症和可逆性记忆问题，包括血液检查，检测维生素 B_{12}、叶酸缺乏情况，甲状腺疾病，电解质水平，肝功能，钙，糖化血红蛋白，全血细胞计数和红细胞沉降率。此外，还应检查视力和听力。除非有先前的扫描结果可与之比较，否则脑成像通常没有用处。如果怀疑有痴呆症，建议通过专门的智力障碍服务机构或记忆服务机构进行全面评估，以确定基线功能、认知能力和记忆力。

二、注意缺陷多动障碍

（一）发病率和患病率

儿童时期被诊断患有注意缺陷多动障碍（ADHD）的成年人会有一些精神健康后遗症，包括终生罹患反社会行为、情绪障碍、焦虑和物质相关障碍的比例增加。有更高的焦虑症的发病率（20%，而背景风险为 8%），社会心理、教育和神经心理功能的损害直接归因于注意缺陷多动障碍，而不是它们的共病。

注意缺陷多动障碍对于其他精神健康问题如焦虑和抑郁、人格障碍（反社会型和边缘型）以及物质滥用问题来说是一种早期发育风险因素。注意缺陷多动障碍与精神分裂症之间的联系尚不明确，但它并不是日后晚年双相情感障碍的有力预测因素。约 75% 的注意缺陷多动障碍患者有其他慢性健康问题，抑郁症的共病率为 25% ～ 50%，严重的季节性抑郁障碍（又称为季节性情感障碍）的共病率为 60%，物质滥用问题的并发率为 20% ～ 45%，人格障碍的共病率为 6% ～ 25%，进食障碍的共病率为 9%。

如果我们观察一下在英国接受成年人精神健康服务的人，就会发现注意缺陷多动障碍的发病率高于普通人群，例如，接受焦虑症治疗的人患注意缺陷多动障碍的概率是普通人群的 2 倍多。在监狱等环境中，注意缺陷多动障碍的发病率比普通人群高出约 10 倍。同样，在戒毒服务机构中，注意缺陷多动障碍的发病率约是普通人的 5 倍。

在评估注意缺陷多动障碍患者的精神健康问题症状时，首先要考虑的是这些症状是注意缺陷多动障碍本身引起的，还是其他神经发育疾病或明确的精神健康问题引起的。

例如，注意缺陷多动障碍的烦躁不安、回避行为、易怒、睡眠不佳、自卑、愤怒、情绪不稳定和冲动等症状可能会表现出一些精神健康问题，并被误认为是精神健康问题。

（二）焦虑症

焦虑可以以多种方式出现在注意缺陷多动障碍患者身上。这可能是一种独立的焦虑症，但我们也需要考虑到它可能与注意缺陷多动障碍症状直接相关，或者是注意缺陷多动障碍药物治疗或停药的影响。对于同时患有注意缺陷多动障碍和焦虑症的人群，治疗方法可能包括药物治疗和心理干预相结合。在考虑药物治疗时，通常最好先针对症状最严重的病症。不过，如果先控制好注意缺陷多动障碍的核心症状，心理治疗的成功率会更高。

（三）情绪障碍

无论是否患有注意缺陷多动障碍，情绪障碍都会对患者的情绪状态产生重大影响。这些疾病包括主要表现为情绪低落的抑郁症，通常以极端情绪波动为特征的双相情感障碍，以及情绪变化不太严重的循环性心境障碍。季节性情感障碍的抑郁发作通常发生在日照较少的冬季。

长期自卑是注意缺陷多动障碍的常见表现，通常随着症状的控制，功能的改善而得到缓解，心理干预通常对此有帮助。真正的抑郁发作并不是注意缺陷多动障碍的一部分，而是表明存在共病的精神健康问题。通常可以通过某人平时表现的明显变化来识别，如果存在，则需要治疗。

注意缺陷多动障碍患者情绪不稳定的特点是快速、频繁的情绪变化，通常是对环境因素做出的反应，表现为突然的暴躁、沮丧或兴奋。这与情感性情绪障碍不同，情感性情绪障碍的情绪紊乱通常较为持久，对周围环境的反应较小。作为注意缺陷多动障碍表现的一部分，情绪不稳定往往对其兴奋剂药物有反应。它也可能被误认为是情绪不稳定型人格障碍（EuPD）或双相障碍。

虽然注意缺陷多动障碍和双相障碍之间有一些相似之处，但前者是一种特质性疾病（类似于个子高或眼睛是蓝色的），是一个人一直以来的状态，而双相障碍则是时好时坏，时而出现明显变化，时而又恢复正常状态。注意缺陷多动障碍患者可能会抱怨无法集中精力或无法入睡，而双相障碍患者则会主观感觉自己的智力能力增强了，并且对睡眠的需求也会减少。注意缺陷多动障碍患者情绪波动的频率通常较高，严重程度较低，持续时间较短，而双相障碍患者则不太可能出现这种情况。

（四）精神病和精神分裂症

精神分裂症的认知障碍可表现在执行功能、言语记忆和注意力等方面，这在注意缺陷多动障碍中也可见到。这两种疾病都会出现注意力障碍、情绪失调和行为紊乱。需要注意的是，不要将注意缺陷多动障碍的诊断标准和无休止、无重点的思维过程与思维紊乱混为一谈，也不要将动力减退和疲劳与精神分裂症的阴性症状混为一谈。不过，注意缺陷多动障碍的特征通常并不像真正的精神病症状，而且注意缺陷多动障碍患者通常还具有洞察力。

精神分裂症对认知和执行功能的影响会加剧同时有注意缺陷多动障碍的患者所经历的困难。这两种疾病的共存会影响症状表现、发病风险和治疗方式。虽然治疗是基于有限的现有证据，但需要考虑的一点是，药物处方者应谨慎考虑任何兴奋剂药物的影响，尤其是对那些极易得精神病的患者。

（五）物质滥用问题

某些遗传因素会导致个体易患注意缺陷多动障碍和物质滥用问题，忽视和虐待儿童等环境因素会进一步加剧这些风险。导致物质滥用概率增加的部分原因可能是冲动症状的出现、奖励/刺激多巴胺能通路的需要、自我用药的倾向，以及负面生活经历的存在和对其的反应。注意缺陷多动障碍还可能导致儿童期品行障碍和反社会型人格障碍，而这两种疾病都可能增加物质滥用问题的风险。

为存在物质滥用问题的注意缺陷多动障碍患者开处方是一项挑战。选择是否用药及用什么药，将取决于物质滥用的类型、持续时间和模式，是否存在依赖性，以及药物与药物之间可能存在的相互作用。此外，还需要考虑个人犯罪行为的风险，以及个人是否愿意接触服务机构来解决其物质滥用的问题。由于兴奋剂滥用者（如监狱服刑人员）需要服用较大剂量的兴奋剂，因此通常最好彻底避免使用兴奋剂药物，尤其是这还可能增加患精神病的风险。这类患者需要接触物质滥用服务机构，具体的处方选择建议最好与注意缺陷多动障碍专家一起完成。

（六）人格障碍

注意缺陷多动障碍患者可能会被误诊为边缘型人格障碍（又称为情绪不稳定型人格障碍，EuPD），因为这两种疾病都具有难以维持情绪、寻求刺激和冲动的特点，而且这两种疾病的患者都可能有不稳定的人际关系和共病物质滥用的情况。不过，注意缺陷多动障碍患者多表现为多动/冲动和注意力不集中，而边缘型人格障碍则往往表现为回避性行为和身份认同障碍，并伴有长期的空虚感和短暂的与压力有关的被害妄想。对于同时患有注意缺陷多动障碍和人格障碍的人群，将注意缺陷多动障碍治疗作为初始策略，可以改善注意力不集中、冲动和情绪波动等症状，然后通过心理谈话疗法来治疗人格障碍，从而使患者受益。

三、妥瑞氏症

与普通人群相比，妥瑞氏症和慢性抽动障碍共病抑郁症、强迫症和焦虑症的发病率较高。这些病症的病因可能是多因素的，并会因表型的不同而有所差异。尽管这种关联有生物因素的支撑，但毫无疑问的是，妥瑞氏症患者经常面临误解、羞辱和歧视，而这些问题往往是促成因素。很大一部分妥瑞氏症患者还患有注意缺陷多动障碍（ADHD），这可能会使临床症状更加复杂。患有妥瑞氏症和相关的精神健康问题（以及注意缺陷多动障碍）会造成一系列恶性循环，影响患者的生活质量，并对其家庭、社会和职业领域产生不利影响。据文献描述，妥瑞氏症和慢性抽动障碍患者自杀的风险增加，因物质滥用而导致的死亡风险增加，与其他身体健康问题和早期死亡的总体风险增加也有关联。

四、其他神经发育障碍

关于其他神经发育障碍与儿童及其照护者心理健康之间的关系，目前正在进行相关研究，但成年人方面的证据基础相对薄弱。一直以来，儿童和青少年的精神健康问题发生率较高，随着年龄的增长，这些问题可能会持续存在，而新出现的证据似乎证实了这一点。对于像特定学习障碍和发育性协调障碍等的情况，精神健康问题的产生可能是由于这些情况与心理健康障碍之间的直接生物学联系，也可能是由于与另一种神经发育状况（如注意缺陷多动障碍）的联系，还可能是由于经历的影响，比如生活坎坷导致自卑。

五、结论

有充分的证据表明，患有智力发育障碍、注意缺陷多动障碍、妥瑞氏症和孤独症等疾病的成年人比没有患这些疾病的人更容易出现精神健康问题。越来越多的证据表明，其他神经发育障碍也是如此。精神健康问题需要在得到控制和治疗之前被认识到。然而，如果人们认为精神问题的严重程度低于实际情况，那么这些问题往往会被忽视。特别是对智力发育障碍患者来说，症状和随之而来的挑战性行为可能被归咎于智力发育障碍，而不是其他健康问题。诊断掩盖可能会导致患者的痛苦被不必要地延长。

损伤程度的增加与更多的身体和精神健康问题相关；这种相关性在残障程度最严重的人群中最为明显。同时存在的一些神经发育障碍也会加剧共病的情况。

正确识别和治疗神经发育障碍患者的精神健康问题，可以改善他们的日常功能，提高教育和职业成果，增加建立和维持人际关系的机会。它们还可以减轻照护者和家庭的负担。因此，医疗专业人员和照护者必须重视精神健康问题的迹象。我们需要继续开展这方面的研究，以便更好地了解神经发育疾病与精神健康之间的相互关系。

延伸阅读

Alexander-Passe, N. (2015). Dyslexia and Mental Health. London: Jessica Kingsley Publishers.

Asherson, P. (2005). Clinical assessment and treatment of attention deficit hyperactivity disorder in adults. Expert Review of Neurotherapeutics 5 (4): 525–539. https://doi.org/10.1586/14737175.5.4.525.

Eapen, V., Cavanna, A.E., and Robertson, M.M. (2016). Comorbidities, social impact, and quality of life in Tourette's disorder. Frontiers in Psychiatry 7: 97. https://doi.org/10.3389/fpsyt.2016.00097.

National Institute for Health and Care Excellence (NICE) (2016). Mental health problems in people with learning disabilities: prevention, assessment and management. NICE guideline [NG54]. https://www.nice.org.uk/guidance/ng54

Young, S., Moss, D., Sedgwick, O. et al. (2015). A meta-analysis of the prevalence of attention deficit hyperactivity disorder in incarcerated populations. Psychological Medicine 45 (2): 247–258.

第 30 章

神经发育障碍的遗传学基础

概述

- 全面性发育迟缓、智力障碍（ID）、孤独症谱系障碍及癫痫通常具有遗传学基础，且多数情况下这些病症由相同的基因异常所致。
- 随着现代基因组学的发展，约 50% 的中重度智力障碍患儿可检出潜在遗传学异常。
- 无家族史的新发变异是最常见的致病因素。
- 所有全面性发育迟缓患儿均应考虑进行微阵列比较基因组杂交（array CGH）检测。若结果为阴性且存在中重度至极重度智力障碍，则需进一步采用全外显子组或全基因组测序等更全面的遗传学检测。
- 早期明确诊断有助于对这类身心健康的脆弱群体开展全面评估，为其提供所需的支持与照护。

神经发育障碍（NDD）一词通常作为一个总括术语来描述具有一系列特征的儿童，包括全面发育迟缓和智力障碍 / 智力发育障碍（ID/IDD）、孤独症谱系障碍（ASD）、注意缺陷多动障碍（ADHD）、发育性协调

障碍和妥瑞氏症。此外，一些人通常认为癫痫也属于同一类疾病，尽管它没有被归类在 DSM-5-TR 或 ICD-11 中。本章将聚焦于发育迟缓 / 智力发育障碍和孤独症，探讨神经发育障碍的遗传学基础。

从历史上看，为了确定每种疾病的遗传基础，研究的重点是确定只具有一种表型特征的个体群组，以便更准确地剖析每种表型特征的潜在病因。虽然这是基因鉴定和发现的绝佳策略，但它却促进了这样一种观念，即每种表型都是由独立的和不同的基因造成的。随着现代基因组分析的出现，这一假设正日益受到挑战，因为在每个群组中发现的许多基因甚至特定突变都是相同的。任何一个基因发生突变的个体都可能表现出癫痫、智力障碍和 / 或孤独症的综合症状，而这正是该个体所特有的。

一、严重智力障碍的遗传学基础

智商（IQ）是用一套标准化的测试测量方法来定义的，并被预测为在人群中呈正态分布。在正常范围内（与平均值相差小于 2 个标准差），儿童的智商可根据父母双方的智商进行预测。然而，在低于 50 的较低智商范围内，曲线会出现明显的凸起，这

表明极低智商是由其他致病因素造成的（图30.1）。

此外，低智商的男孩也相当多，这表明X连锁疾病可能是导致男性患儿增多的部分原因。一个重要的观察结果是，严重的智力障碍很少是家族性的，因为患有严重智力障碍的成年人往往不会有自己的孩子。这就意味着，如果智力障碍有遗传基础，那么很可能会有一个显著的新突变率，即新生突变，而这种突变在人群中并不会持续；或者，男性儿童中出现的家族性重度智力障碍可能是由于从未受影响或轻度受影响的母亲那里遗传了X连锁疾病。

智力障碍（ID）遗传学基础的揭示，完全得益于遗传分析方法的逐步系统性改进。最初通过全染色体分析技术，仅能发现少数由显微镜下可见的大片段缺失或重复引起的ID病例。随着遗传密码分析技术不断精进，直至当前可实现全基因组测序的精密水平——即对遗传密码的每一个碱基进行分析——现已明确超过1000个单基因及大量微缺失/微重复变异与ID表型存在关联。

对于某些人和家庭来说，确定其疾病的病因具有临床价值，尤其是在极端情况下。而对于一些病情较轻的患者，研究其病因可能毫无帮助，因为这很难确定单一的遗传病因，这可能会导致患者被不恰当地贴上标签。不过，在临床环境中，家长会寻求有关其子女病情的信息和了解子女的状况，尤其是在症状严重并伴有多种医学问题的情况下，这可能是了解病情和潜在治疗的一个起点。

对于中度至重度智力障碍（ID）人群而言，有超过50%的概率能找到可归因于该病症的基因变化。对于这类前往神经发育门诊就诊的儿童，建议通过阵列比较基因组杂交（CGH）技术进行低分辨率的全基因组检测。目前，社区儿科医生将基因芯片检测作为发育迟缓儿童儿科检查的一线诊断方法。这是一种廉价且全面的全基因序列检测手段，但其分辨率仅大于100千碱基对（kb），无法识别单个基因内的异常情况，仅能评估样本中是否存在大片段的基因缺失或重复。这一检测方法大约能解释10%的病例。

在儿童身上发现一种特定的罕见拷贝数变异（CNV），就能向家长解释儿童出现问题的原因（CNV是一种基因组序列重复的现象，不同个体的重复数量不同）。另外，它的发现可能会凸显儿童需要做进一步检测和评估。智力障碍或发育迟缓的程度可能需要做进一步调查，儿童身上出现的基因变化可能与其他临床特征有关，如癫痫、生长和喂养困难、心脏和其他身体健康风险和/或

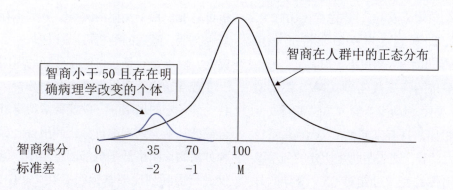

图30.1 普通人群的智商分布

精神健康状况，这些都是可以进行预测和监测的。

智力障碍或发育迟缓儿童基因组中的罕见 CNV 存在于整个基因组的许多不同位点上，并与智力障碍有关；许多新的综合征被描述为与智力障碍和孤独症谱系障碍并存。CNV 的大小和位置可在一定程度上预测了其严重程度，遗传模式也是如此。与家族性 CNV 相比，儿童体内首次出现的 CNV，即新生突变，往往与严重的 ID 更有关联。事实上，一些 CNV（如 16p11.2 缺失）在普通人群中相当常见，在轻度至中度智力障碍人群中出现的也更为频繁，其中一些人还患有孤独症谱系障碍。

人群中的一部分罕见 CNV 与精神健康问题特别相关，并已作为个体群组进行了广泛研究。这些病变包括 1q21.1 缺失和重复、2p16.3 缺失、9q34.3 缺失、15q11.2 缺失、15q13.3 缺失和重复、16p11.2 缺失和重复及 22q11.2 缺失和重复。在一个由 258 名携带上述任何一种变异且患有智力障碍的群组中（Chawner 等，2019），80% 的人符合一种或多种精神障碍的诊断标准，与对照组相比，他们在所有神经发育、认知和精神病理学特征方面都存在缺陷。与对照组相比，患注意缺陷多动障碍 [比值比（OR）6.9，3.2 ~ 15.1]、对立违抗性障碍（OR 3.6，1.4 ~ 9.4）、焦虑症（OR 2.9，1.2 ~ 6.7）和孤独症谱系障碍特征（OR 44.1，15.3 ~ 127.5）的概率尤其高。

儿童携带的拷贝数变异 (CNVs) 要么遗传自父母，要么为新发变异。与携带新发变异的儿童相比，具有家族性 CNV 的儿童行为表型更为显著，这表明儿童所处的环境及其他父母遗传的变异可能对 CNV 变异的外显率产生重要影响。由此可见，携带家族性 CNV 的儿童尤为脆弱，应被列为重点关注对象以提供早期干预支持。

对大多数 CNV 而言，导致表型的确切基因尚不清楚，变异的外显率（导致疾病的可能性）也不尽相同。罕见的 CNV 比常见的单核苷酸多态性（SNP）更容易致病，但比罕见的单基因异常更不容易致病。

对智力障碍儿童的初步检测采用微阵列比较基因组杂交（aCGH）技术。若检测结果为阴性，可能有两种解释：一是确实不存在可识别的重大单一基因组疾病；二是受限于 aCGH 技术的分辨率不足，无法检出样本中的单基因异常。阴性结果将面临两种选择：要么终止进一步检测，要么通过临床遗传学服务启动更高分辨率的基因组分析，包括基因组合检测、外显子组或全基因组测序等成本更高的检测方案。

影响决策树构建的关键因素涵盖智力障碍的严重程度和是否有其他临床特征（图 30.2）。轻度发育迟缓的儿童不太可能存在容易识别的单基因疾病，因此目前不建议进行进一步检测，而中度、重度或极重度智力障碍的儿童则应继续进行检测。由于大多数重度智力障碍患者都存在新生单基因突变，因此对父母双方和患儿的样本进行检测非常重要。这种三重（父母和子女）分析可将子女的 DNA 与父母的 DNA 进行比对，差异分析可精准识别子女体内父母双方都不存在的新生突变。随后的分析可以评估每一个新生突变，以确定它是否可能是致病的原因。

若双亲均无法提供样本参与分析，检测将受到一定的局限——仅能针对特定基因组合或已知变异列表进行分析和报告。尽管这种方法的诊断率低于全基因组测序，但相比仅进行微阵列比较基因组杂交（aCGH）检测仍能显著提高确诊率。

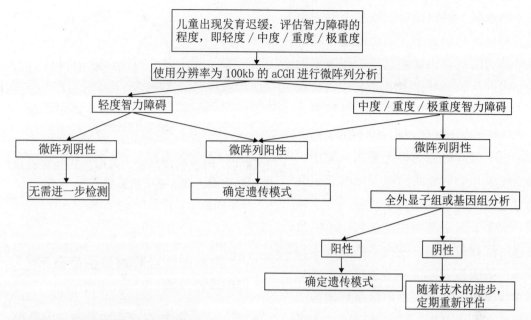

图 30.2　智力障碍的诊断决策树。

当 aCGH 结果为阴性时，以下特征提示需进一步基因组分析：女性患儿出现智力障碍（ID）者更可能罹患基因组疾病。数据显示，携带相同突变的女性患儿孤独症谱系障碍（ASD）发病率显著低于男性。女性对基因组疾病的外显率降低，往往需要更高的突变负荷才会显现神经发育障碍（NDD）。阐释这一现象需要警惕潜在的认知偏差：所谓"女性保护模型"假说认为女性具有基因组韧性，但反向解读亦可认为男性基因组存在脆弱性——对遗传损伤缺乏抵抗力。现有证据明确显示，两性间基因表达差异导致男性 ID 和 ASD 患病率显著高于女性。

其他需优先安排全面基因组检测的临床特征包括：患儿合并重度 ASD 和 / 或癫痫发作，这些表现强烈提示基因组疾病。此类患儿多存在罕见遗传变异，但所有中重度至极重度发育迟缓或 ID 患儿均应考虑接受基因检测（方框 30.1）。

> **方框 30.1　预测智力障碍的遗传学诊断的临床特征**
> - 中度至极重度智力障碍
> - 全面发育迟缓
> - 严重孤独症谱系障碍
> - 癫痫
> - 生理异常
> - 女性

特定单基因中的个别罕见破坏性突变被认为是致病因素，因为这种变异的外显率通常很高。识别单基因疾病需要对编码基因进行详细的序列分析。最初，通过对 X 染色体进行有限的技术分析，发现了许多罕见的导致智力障碍和孤独症谱系障碍的 X 连锁基因。在此分析基础上，通过对常染色体进行分析，又预测出了 1000 多个可导致智力障碍和孤独症谱系障碍的基因。

使用的新一代测序技术，对整个外显

子组（基因组的编码部分）或整个基因组进行大规模测序的能力，彻底改变了我们对导致智力障碍和孤独症谱系障碍表型的罕见基因的认识。对许多患有 X 连锁疾病的家庭进行大规模分析，并随后进行三人组（父母和子女）设计，这是研究的基础。

在没有家族史但病情严重的儿童中，突触、转录和染色质基因中罕见的新生突变的发生越来越多见。对于任何一个个体来说，成千上万个基因中的任何一个发生突变都可能导致疾病。在大多数情况下，儿童体内的表型变异不容易从携带突变的基因中预测出来，表型也不能很好地预测可能发生突变的基因。这就意味着，如果没有对正确的突变基因进行检测，对特定表型的少数几个候选基因进行回溯性的针对性分析会误导临床，从而错过正确的诊断。"未检测到异常"一词或许应该换成"未对基因组进行充分分析"。

通过对全基因组或外显子组采用基因非特异性方法，发现了许多导致智力障碍和孤独症谱系障碍的新基因。通过对符合孤独症谱系障碍标准或符合智力障碍标准的不同群组进行分析，发现已确定的基因存在高度重叠。此外，通过分析癫痫患儿群组发现的许多基因中也有许多与智力障碍和孤独症谱系障碍相关的基因中发生了突变。对于孤独症谱系障碍和癫痫来说，重叠程度并不明显，但这表明一组基因中罕见的有害突变可导致一系列复杂的表型（图 30.3），其中包括智力障碍、孤独症谱系障碍和癫痫。

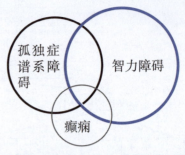

图 30.3　维恩图说明智力障碍、孤独症谱系障碍和癫痫之间的基因组重叠

二、常见基因组变异对孤独症谱系障碍的影响

通过比较同卵双胞胎和异卵双胞胎的智力障碍或孤独症的发病率，人们早已认识到神经发育障碍具有很强的遗传倾向。孤独症有很重要的遗传因素，许多患者的近亲也被诊断患有孤独症或受到不同程度的影响，但他们可能并不完全符合诊断标准。顾名思义，孤独症在人群中存在一个表型谱系，有些人符合诊断标准，有些人则不符合。多年来，接受研究的双胞胎数量不断增加，这使得人们能够更准确地评估孤独症的家族遗传因素。迄今为止，对现有研究进行的 Meta 分析继续支持这一早期观察结果。这意味着孤独症更有可能出现在被诊断为孤独症患者的近亲身上。

为了准确量化孤独症谱系障碍的遗传因素，已经开展了许多研究，其中包括一项对 5 个国家 200 多万人进行分析的国际性大规模研究（Bai 等，2019）。该研究测量了遗传因素对孤独症谱系障碍的影响程度，发现人群中约 80% 的孤独症谱系障碍差异是由遗传易感性造成的，而孤独症谱系障碍风险来源可能略有不同。这一发现在各国都得到了证实。这在实践中意味着，

80% 患孤独症谱系障碍的概率是由于父母和近亲共享的遗传密码，而不是环境因素，或者是由于仅在受影响个体中发现的随机突变。这些全基因组关联研究（GWAS）分析了受影响个体和未受影响个体的 DNA，并研究了存在于所有个体的基因组内的共同变异。

对于那些在普通人群中经常出现的基因变异，没有一个基因变异会单独导致孤独症。许多变异体的组合才重要，每个变异都可能是两对碱基（A 或 T；G 或 C）中的一个，这已成为进一步分析的主题。这些研究的目的是确认与未受影响的人群相比，在受影响的人群中，多种组合变异是否更常见。GWAS 分析研究了约 70 万个 SNP 变体，每个变体都可能存在不同版本或等位基因。这提供了大量可能的组合，但仍然只占人类基因组的不到 1%，尽管它集中在最可变的部分。最近发表的一篇文章（Grove 等，2019）收录了 18 000 例孤独症病例与 28 000 例非孤独症病例，并确定了几个新的基因组位点，这些位点对孤独症的发病风险或概率非常重要。在已发现的常见变异中，只有少数位于基因编码区。大多数变异位于基因内部或基因之间的非编码区，不会改变基因产物本身的蛋白质结构。非编码变异的作用是改变特定组织中附近基因表达的更微妙的调控。在大多数情况下，变异是如何改变表达的并不清楚，仅能推测；哪些是关键组织尚不清楚。

大规模关联研究可用于生成多基因风险评分（PRS），该评分有望用于评估个体与未患孤独症谱系障碍人群相比的发病风险。然而，这种方法仅能评估相对风险，因其本质是对比患病群体与非患病群体的差异。此外，该方法需要明确与疾病相关的基因和变异位点，而目前对孤独症相关遗传变异的认知仍不完善。值得注意的是，多基因风险评分的适用具有人群特异性——现有研究主要基于高加索人群数据，因此该评分目前仅适用于高加索人群内部的风险评估。尽管如此，科研界正投入大量资源用于解析基因组变异对孤独症行为特征的影响机制，这将是阐明这一复杂神经发育障碍的神经生物学过程的重要基础。

孤独症谱系障碍（ASD）的表型表现是个体遗传变异综合作用的结果，包括单基因中极其罕见或新发变异、罕见拷贝数变异（CNVs）、影响多基因风险评分的常见 SNPs，以及子代性别因素（图 30.4）。罕见变异的作用往往具有环境依赖性——对于多基因遗传风险较高的儿童，若同时携带罕见有害突变，其表现出 ASD 表型的概率远高于低多基因风险背景的个体（图 30.5）。当高风险个体（即遗传了大量风险 SNPs）叠加罕见有害突变时，比低风险个体更易显现孤独症表型。

鉴于 NHS 资源限制，目前仅建议对重度 ASD 患儿及合并显著发育迟缓 / 癫痫等附加特征的病例进行全基因组深度检测。这类病例可提供靶向分析或全基因组测序以明确病因。预计数年内，全基因组 trio 测序（父母 - 子代三方测序）将覆盖所有 ASD 或智力障碍（ID）患儿。但受限于现有技术，目前仍有部分患儿无法获得基因组诊断。需要强调的是，未能检出遗传病因更可能是现有检测技术的局限所致，而非过去常认为的"非遗传因素导致"。基因组解析科学仍需长足发展才能识别所有罕见变异。

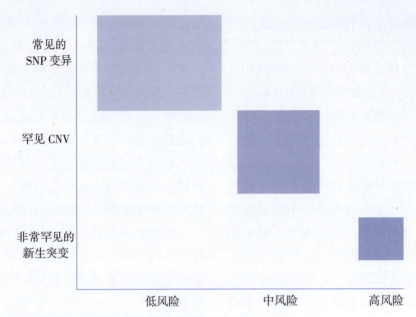

图 30.4　非常罕见和较为常见的变异都会导致孤独症谱系障碍

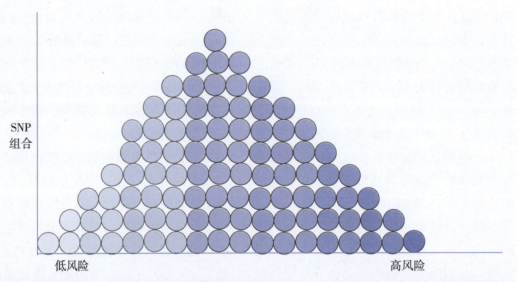

图 30.5　某些不同的、频繁出现的单核苷酸多态性（SNP）组合比其他组合更容易导致孤独症谱系障碍

三、结论

　　本章重点讨论了导致智力障碍、全面发育迟缓和孤独症的遗传变异，正如我们对这些疾病的遗传病因的理解不断深化一样，其他神经发育障碍也可能如此。但遗传病原学研究需要结合具体情况。例如，本书其他部分的研究数据表明，不良的社会环境、创伤经历和环境物质暴露（无论是在宫内还是产后）都是关键的致病因素，

需要与这些复杂病症的遗传因素一起进行评估。

延伸阅读

Antaki, D., Guevara, J., Maihofer, A.X. et al. (2022). A phenotypic spectrum of autism is attributable to the combined effects of rare variants, polygenic risk and sex. Nature Genetics 54 (9): 1284–1292.

Bai, D., Yip, B.H.K., Windham, G.C. et al. (2019). Association of genetic and environmental factors with autism in a 5-country cohort. JAMA Psychiatry76 (10): 1035–1043.

Bailey, A., Le Couteur, A., Gottesman, I. et al. (1995). Autism as a strongly genetic disorder: evidence from a British twin study. Psychological Medicine 25 (1): 63–77.

Chawner, S., Owen, M.J., Holmans, P. et al. (2019). Genotype–phenotype associations in children with copy number variants associated with high neuropsychiatric risk in the UK (IMAGINE-ID): a case–control cohort study. Lancet Psychiatry 6 (6): 493–505.

Colvert, E., Tick, B., McEwen, F. et al. (2015). Heritability of autism spectrum disorder in a UK population-based twin sample. JAMA Psychiatry 72 (5): 415–423.

Cooper, G.M., Coe, B.P., Girirajan, S. et al. (2011). A copy number variation morbidity map of developmental delay. Nature Genetics 43 (9): 838–846.

De Rubeis, S., He, X., Goldberg, A.P. et al. (2014). Synaptic, transcriptional and chromatin genes disrupted in autism. Nature 515 (7526): 209–215.

Deciphering Developmental Disorders Study (2017). Prevalence and architecture of de novo mutations in developmental disorders. Nature 542 (7642): 433–438.

Epi, K.C. (2012). Epi4K: gene discovery in 4,000 genomes. Epilepsia 53 (8): 1457–1467.

Epi4K Consortium, Epilepsy Phenome/Genome Project, Allen, A.S., Berkovic, S.F. et al. (2013). De novo mutations in epileptic encephalopathies. Nature 501 (7466): 217–221.

Grove, J., Ripke, S., Als, T.D. et al. (2019). Identification of common genetic risk variants for autism spectrum disorder. Nature Genetics 51 (3): 431–444.Iossifov, I., O'Roak, B.J., Sanders, S.J. et al. (2014). The contribution of de novo coding mutations to autism spectrum disorder. Nature 515 (7526): 216–221.

Jacquemont, S., Coe, B.P., Hersch, M. et al. (2014). A higher mutational burden in females supports a 'female protective model' in neurodevelopmental disorders. American Journal of Human Genetics 94 (3): 415–425.

Jamain, S., Quach, H., Betancur, C. et al. (2003). Mutations of the X-linked genes encoding neuroligins NLGN3 and NLGN4 are associated with autism. Nature Genetics 34 (1): 27–29.

Malinowski, J., Miller, D.T., Demmer, L. et al. (2020). Systematic evidencebased review: outcomes from exome and genome sequencing for pediatric patients with congenital anomalies or intellectual disability. Genetics in Medicine 22 (6): 986–1004.

Neale, B.M., Kou, Y., Liu, L. et al. (2012). Patterns and rates of exonic de novo mutations in autism spectrum disorders. Nature 485 (7397): 242–245.

Rolland, T., Cliquet, F., Anney, R.J.L. et al. (2023). Phenotypic effects of genetic variants associated with autism. Nature Medicine 29: 1671–1680.

Schneider, M., Debbane, M., Bassett, A.S. et al. (2014). Psychiatric disorders from childhood to adulthood in 22q11.2 deletion syndrome: results from the International Consortium on Brain and Behavior in 22q11.2 deletion syndrome. American Journal of Psychiatry 171 (6): 627–639.

Tarpey, P.S., Smith, R., Pleasance, E. et al. (2009). A systematic, large-scale resequencing screen of X-chromosome coding exons in mental retardation. Nature Genetics 41 (5): 535–543.

Taylor, M.J., Rosenqvist, M.A., Larsson, H. et al. (2020). Etiology of autism spectrum disorders and autistic traits over time. JAMA Psychiatry 77 (9): 936–943.

Thompson, L.A., Detterman, D.K., and Plomin, R. (1993). Differences in heritability across groups differing in ability, revisited. Behavior Genetics 23 (4): 331–336.

Tick, B., Bolton, P., Happe, F. et al. (2016). Heritability of autism spectrum disorders: a meta-analysis of twin studies. Journal of Child Psychology and Psychiatry 57 (5): 585–595.

Wolstencroft, J., Wicks, F., Srinivasan, R. et al. (2022). Neuropsychiatric risk in children with intellectual disability of genetic origin: IMAGINE, a UK national cohort study. Lancet Psychiatry 9 (9): 715–724.

第 31 章

日常生活中的神经多样性表现

概述

- 15% ~ 20% 的人具有神经多样性特征。
- 无论是在家庭、学校还是工作中，对环境的调整都能极大地帮助神经多样性者实现自己的能力。
- 神经多样性员工可以为工作带来独特的优势。如何最大限度地发挥他们的长处，以及如何对他们面临挑战的领域进行调整，都是至关重要的。
- 雇主有责任为有残疾或身心障碍的员工提供合理的调整措施。

神经多样性很常见。从整体上看，15% ~ 20% 的人存在这些情况。因此，不仅仅是你的患者，你、你的伴侣、子女、父亲、母亲、兄弟姐妹、同事、直属上司或下属都可能是神经多样性者。但并不是每名神经多样性者最终都能得到临床诊断。造成这种情况的原因有很多，人们可能会处于多种不同的情况中（方框 31.1）。因此，神经多样性和神经发育障碍的临床表现可能都只是冰山一角（图 31.1）。

对许多人来说，与众不同的生活经历并不需要寻求诊断。尽管如此，他们在童年和成年后的生活中往往会遇到各种挑战。这可能是因为功能性困难，而功能性困难可能是疾病的内在因素，也可能完全是环境造成的，或者是两者的结合；也可能是社会问题造成的。尽管神经多样性已被越来越多的人所理解和接受，但神经多样性者仍然面临着边缘化和歧视，这种状况所带来的耻辱感可能是人们不寻求诊断的原因之一。

在不同的环境中，可以为神经多样性者提供很多支持。本章提供了一些非常广泛的支持主题，包括来自神经多样性者的想法（方框 31.2 和方框 31.3）。

一、差异可能需要不同的处理方式

在生活的许多方面，比如在学校和工作中，让每个人以相同的方式工作（减少差异是像六西格玛这样的项目管理方法的基本策略）有助于确保一致性。然而，我们日常所依赖的许多机构在很大程度上是由正常人群组成、为他们而设并服务于他们的，因此可能并未针对那些思维、感知和行为方式不同的人进行优化。所以，无论你是在教导一名7岁的男学生，还是在培训一位30岁的医生，考虑那些思维方式不同的人都是很重要的。

图 31.1 神经多样性和神经发育障碍的临床
表现可能只是冰山一角

二、关注个体而非标签

尽管了解诊断标签并采取相应措施至
关重要,但神经发育多样性表现谱系极广,
必须避免刻板化认知。此外,并非所有个
体都获得明确诊断或愿意主动披露。若判
断某个体需要特定干预措施,相较于直接
讨论诊断标签,更建议优先探讨对其可能
有效的具体支持方案。

三、具有环保意识

周围环境对一个人的管理能力有很大影
响。如果把一个人空降到亚马逊热带雨林之
中,他能很好地处理日常事务吗?一个人的
环境有很多方面需要考虑。这可以是无机环
境,如周围的材料、噪声或温度,也可以与
以下方面有关,如三明治的香味、喋喋不休
的谈话或有人闯入你的个人空间。

方框 31.3 与注意缺陷多动障碍共处的 R 的自述

"我大半生都患有注意缺陷多动障碍（ADHD），但没有被诊断出来，现在回过头来看，它显然在我的教育、人际关系和职业生涯中扮演了一个重要角色。

在我 13 ~ 21 岁的中学和大学期间，注意缺陷多动障碍让我很难集中注意力。虽然老师认为我很聪明，但我的学习成绩并没有反映出这一点。我在普通中等教育证书（GCSE）和英国高中课程（A–Level）考试中举步维艰，只有在最后关头才能拿到了一个差不多的分数。这种情况一直延续到大学。潜能和成绩之间的脱节造成了我和周围人之间的紧张关系，他们担心我在浪费自己的潜能，不理解我为什么没有付出更多的'努力'。

注意缺陷多动障碍还影响了我的人际关系。我只有几段深厚的友谊，这可能是我注意力不集中的结果。我与妻子的关系也受到了影响，因为我对缺乏兴趣的任务难以执行。此外，持续的疲劳也让我很难全心陪伴我们年幼的孩子。

在职业方面，从 21 岁到 32 岁，注意缺陷多动障碍给我带来了不少麻烦。我换过6 ~ 7 次工作，多次获得晋升，很早就担任了高级职务。这可能是因为我被有趣的工作所吸引，但是很快就会感到厌倦。我很难克服工作的疲劳感，然而我必须找到应对机制，比如在晚上工作到很晚，因为这时受到的干扰最小。

3 个月前，我开始服用哌甲酯，效果显著。我不再总是感到疲倦，现在我能够完成任务而不会走神或感到无聊。

此外，随着睡眠质量的提高，我的偏头痛也减少了。

自从开始服药以来，我的个人生活也发生了变化。人际关系更加可靠，制订计划时也不再那么冲动。我与妻子的关系也得到了改善，因为我现在可以分担更多的家庭责任，更多地与她和孩子们在一起。

就工作而言，现在下结论还为时尚早，但药物似乎能帮助我变得更有条理和逻辑性。我很好奇这会对我作为高层领导的表现产生怎样的影响。

总之，注意缺陷多动障碍影响了我的学业、人际关系和事业。不过，药物治疗已经开始对一些挑战带来缓解，并显著改善了我的生活质量。我很期待未来会如何继续发展。"

四、没有人是一座孤岛

人际网络也非常重要。无论是作为家庭、班级还是组织的一部分，将人与人联系起来是非常重要的。这些领域本身就嵌套在更广泛的社会背景中。这些人际网络对神经多样性者有重要影响，反之亦然（图 31.2）。

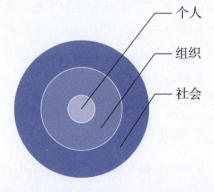

个人
组织
社会

图 31.2　没有人是一座孤岛。人际网络很重要。无论是作为家庭、班级还是组织的一部分，将人与人联系起来是非常重要的

五、优点

神经多样性的人也有很多优点。神经多样性的人可能会在其他人疲惫之后仍能长时间专注于特定问题。他们可能会对细节有敏锐的洞察力，可能会以不同的方式思考问题，从而有助于减少组织中的群体思维的出现。为了达到自己的目标，他们必然要表现出相当强的毅力。

六、考虑共病

重要的是要记住，给患者造成困难的可能并不是已确诊的神经发育问题，它可能是一种迄今尚未诊断出来的共病。

七、法律

在日常生活中，法律给神经多样性者提供了很多帮助。在英国，这包括人权立法。1998 年《人权法案》和 2010 年《平等法案》中都有相关规定，后者旨在保护残障人士在工作场所和社会各领域中不受歧视。所有这些规定的基本原则都是保障人的尊严。此外，2009 年的《孤独症法案》是第一部专门针对特定残疾群体的立法，规定国家医疗服务体系（NHS）和地方当局有法定义务提供适当的服务，对成年人的孤独症进行评估，并在确诊后为他们提供支持。随后，在 2021 年制定了一项针对患有孤独症的儿童、青少年和成年人的国家战略，旨在全面提升这一群体的发展前景。

法律总是在不断变化，但也可以说，法律的变化是缓慢的、被动的，而且是可以解释的。法律不仅规定了什么可以做，什么不可以做，而且还通过法院充当了许多纠纷的最后仲裁者。因此，通过诉讼有可能改善神经多样性者的处境。然而，要想通过诉讼机制来实现这一目标，就必须知道何时何地向何人寻求适当的建议和信息。尽管有许多免费（和付费）的资源和服务提供信息和支持，但"采取法律行动"所需的时间和精力，以及在程序和文书工作中如何摸索出路，可能会成为一些人的障碍。

八、学校

对于被认为有特殊教育需求（SEN）和残疾的儿童（其中包括许多具有神经发育障碍特征的儿童和青少年），学校有两大层面的支持：特殊教育支持和正式的教育健康与关怀计划（EHCP）。在这一框架内，可以根据儿童的个人需求进行许多调整和支持性措施（方框 31.4 举例说明）。提供量身定做的适当支持的关键在于不断监测儿童的需求，做出调整，观察调整的效果，并根据需要做出进一步的改变。照护者和学校之间必须就正在做什么、需要做什么，以及如果家庭对正在做的事情不满意可以做什么等问题进行明确的沟通。

对许多儿童来说，主流教育环境是最好的选择，尽管可能不是全日制的，而对另一些儿童来说，特殊教育学校环境则更可取。两者之间还有其他选择，也可以选择在家学习。虽然学业压力有时会给每个人带来困难，但对于那些神经多样性儿童来说尤其具有挑战性，而且这些时期的记忆可能会像学习成绩不佳一样，给他们留下长久的阴影（方框 31.5）。

> **方框 31.4　约翰和学校**
>
> 　　约翰今年 10 岁，患有孤独症和智力障碍。多年来，他在学校的学习成绩一直落后于同龄人，一天中的大部分时间都需要一对一的辅导，休息时间需要有人看护，还需要交流方面的支持。考虑到他的感官需求，我们对教室环境进行了调整，允许他在教室里佩戴隔音耳罩，并对他的校服进行了调整。还有一些简单的调整，比如总是让他排在第一位，让他专注于对数字的热爱，也对他有所帮助。
>
> 　　起初，他所在的学校认为他正在接受的特殊教育需求（SEN）支持已经足够，尽管如此，他的家人觉得他在学业上落后了，需要额外的支持。家人认为有必要为他申请一份教育、健康与关怀计划（EHCP），并要求当地政府部门开展相关评估工作。但当地政府部门基于"所有需要做的事情都已经在做了"这一理由，拒绝了这一请求。
>
> 　　随后，这家人质疑该决定，并向特殊教育需求与残疾问题仲裁庭提出上诉，仲裁庭最终判定当地政府部门的决定有误。之后，当地政府部门进行了评估，约翰也获得了一份 EHCP 计划。如今，他就读于一所特殊教育学校，并且由于他有一些具有挑战性的行为表现，他还能享受免费的学校接送服务。

九、工作

　　神经多样性人群存在就业差距，这意味着与普通人群相比，他们的就业可能较差。英国国家统计局（Office for National Statistics）2021 年的数据显示，有严重或特定学习障碍的人就业率最低（26%），其次是孤独症患者（29%），再次是精神病患者或其他神经障碍患者（30.1%）。

　　《平等法》中的相关重要立法之一就是雇主必须为残疾或身心健康状况不佳的员工做出合理调整，以使他们在工作中不会处于严重不利的地位。要求进行此类调整并不需要正式的诊断，但如果雇主在没有诊断的情况下认为员工没有残疾，则可以拒绝此类要求。在这种情况下，可能需要启动争议解决程序或申诉程序。此外，英国也有一些计划，如"工作机会"（Access to Work），这是一项由政府资助的计划，可以帮助有神经多样性的人开始工作或继续工作。这可以通过一笔补助金用于支付就业指导、汽车改装或提供一对一心理健康辅导。但它不资助合理调整措施的相关费用。

　　然而，尽管神经多样性人群在职场中的占比仍较低，但他们无疑为艺术和科学做出了巨大贡献。在计算机科学 / 编程和信息技术领域，神经多样性者（特别是孤独症患者）的优势得到了广泛认可。方框 31.6 展示了一个案例研究，说明波兰的一家公司 asperIT 基金会如何通过帮助招聘孤独症患者进入工业领域，让他们在那里发挥自己的优势 / 才能。

　　就业缺口代表着三重损失：首先是神经多样性者个人的损失，以及他们的经济和身体 / 精神健康状况；其次是公司的损失，公司可以从这些人带来的优势中获益；最后是更广泛社会的损失。除了经济方面的损失外，还有道德、伦理、法律方面的损失，在个人的整个职业生涯中，组织可以做很多事情。

　　这首先要考虑到招聘广告和职位描述、面试流程、入职培训、工作时间、年度管理

方框 31.5　M 的上学经历

"上学可能是我一生中面临过的最大挑战。从那以后我做了很多事，我名字后面的头衔比名字本身的字数还多，但我会特别指出我的学生时代（我们生命中最美好的时光！）是我处于成败边缘的时期。我很显眼。我有不同的口音。我的时尚品位和其他男孩不同——这很大程度上是受英国广播公司（BBC）为《神秘博士》（Dr Who）系列剧选择服装时那些独特的服装搭配的影响。这往往让我成了容易被欺负的对象，而我有时会退缩到自己的世界里，这更加剧了这种情况。我交朋友很慢。没错，我在某些兴趣方面知识渊博，就像个'小万事通'，但我常常会被自己脑子里的想法分心，整节课就这么过去了，然后我就得赶紧看看旁边同学在写什么，才能搞清楚我该做什么。我热爱很多体育运动，但糟糕的球类技能却拖了后腿。只要不要求直线传球或射门，踢球倒也还行——不过，经过一个漫长夏天的高强度训练，我的朋友们都大为惊讶，训练似乎还真起了作用。我在做作业方面表现糟糕——我常常会忘记做作业，或者到最后一刻才做，甚至觉得做作业根本没什么意义。重要的信件在我的书包里一放就是一整周。最后，我凭借不懈的努力（同时专注于那些我很有天赋的学科）克服了很多问题。但要是老师能在我感兴趣的话题上多给予一些热情引导就好了（我记得十岁时我想了解电是什么，十二岁时想知道微积分是什么，结果却被敷衍地告知要等到'合适的时候'！什么？当时就是合适的时候啊！）。那时候还没有互联网，也没有手机能把所有信息直接送到你面前。

我成长在一个截然不同的时代，最有用的是更多地了解我为什么与众不同——我并不难相处，也不坏，也不懒惰。我知道情况已经发生了变化，但在我看来还不够。小学和初中时的霸凌行为对我的学习造成了巨大影响（我说的不仅仅是同学之间），我确信我花了大量时间去担心和焦虑，这导致我休学了很长时间。我估计，我高中以前（小于13 岁）的出勤率为 80% ~ 90%。学空手道提升了我的自尊心，一旦我能表现出我不是一个好欺负的人，情况就会有所好转，但我希望老师们能更好地把事情扼杀在萌芽状态，或者成为解决方案的一部分，而不是成为实际问题的一部分。

那么……是与众不同还是行为紊乱呢？就我而言，两者皆是。我实在想不明白，注意力缺陷怎么可能不是做任何事情时最大的阻碍呢。但我身上的许多其他特质却触及到了我的核心，或者也许我应该说，它们深入到了我每一个神经元里，就算给我全世界我也不会改变它们。我能看到各种模式，能看到事物之间的联系。我能在生活的海洋中看到别人似乎看不到的东西。

我的困难是与生俱来的还是由环境造成的？我认为两者都有。

每个人都有不同的故事，但如果我让你想起了你自己，我想说的是：百分百支持自己。不要让别人对你的低估压垮你。不要忍受别人的欺负。找出适合自己的学习和生活方法，并尽快去做，让别人来帮助你。发挥自己的长处，但不要忽视薄弱环节。试着在自己的与众不同中找到平静：这可能是一份很好的礼物，尽管包装很难拆开。"

评审和离职后程序（如旨在调查员工离职原因的离职面谈），以便做出潜在的改进，帮助留住有价值的员工（图 31.3）。

十、住房

神经多样性者可以生活在各种环境中，

方框 31.6 asperIT

　　asperIT 基金会就是一家致力于改善神经多样性者就业生活的公司。该基金会位于波兰的弗罗茨瓦夫，它支持孤独症患者发展能力，帮助他们在 IT/ 计算机和其他以数据为重点的职业中茁壮成长。asperIT 意识到许多孤独症患者所具备的技能（如对细节的关注、出色的模式识别能力、不像神经典型者那样容易因重复工作而感到困扰、有毅力以及对计算机感兴趣），因此在提供技术支持 / 培训的同时，还帮助他们发展社交技能和专业技术。大部分培训是在带薪实习 / 学徒期间进行的，这些公司都认可多元化工作场所的优势。在这些公司实习期间 / 之后，他们有机会在工作环境中进一步检验这些技能，并有可能在一家认可并重视他们个人能力的公司找到工作，同时继续接受指导并获得支持。

　　作为孤独症患者的坚定拥护者，asperIT 通过一些不同的举措，为神经多样性者摇旗助威，如为波兰各地的人力资源 / 招聘人员举办研讨会和培训、提升高校认知度，以及努力开发一个可靠的信息数据库，供其他雇主使用，为神经多样性者创造一个友好的工作环境，从而使神经多样性者能够为工作场所带来技能和优势。

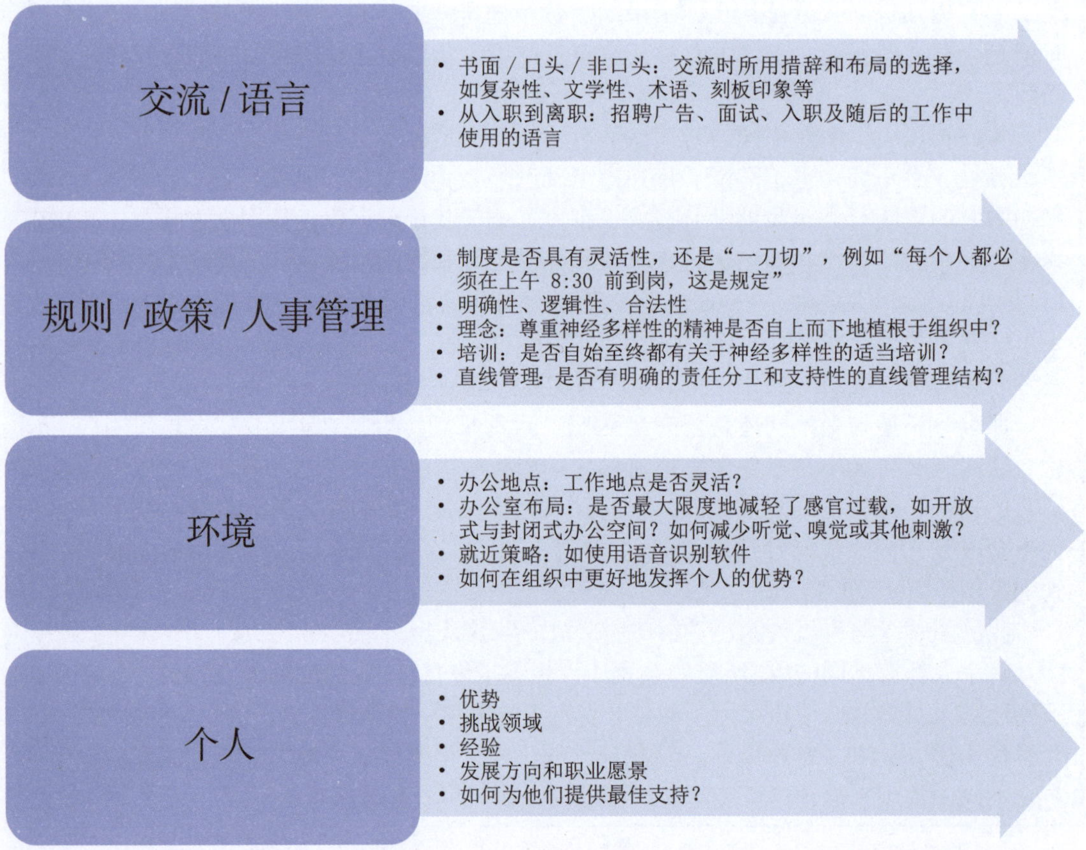

交流 / 语言
- 书面 / 口头 / 非口头：交流时所用措辞和布局的选择，如复杂性、文学性、术语、刻板印象等
- 从入职到离职：招聘广告、面试、入职及随后的工作中使用的语言

规则 / 政策 / 人事管理
- 制度是否具有灵活性，还是"一刀切"，例如"每个人都必须在上午 8:30 前到岗，这是规定"
- 明确性、逻辑性、合法性
- 理念：尊重神经多样性的精神是否自上而下地植根于组织中？
- 培训：是否自始至终都有关于神经多样性的适当培训？
- 直线管理：是否有明确的责任分工和支持性的直线管理结构？

环境
- 办公地点：工作地点是否灵活？
- 办公室布局：是否最大限度地减轻了感官过载，如开放式与封闭式办公空间？如何减少听觉、嗅觉或其他刺激？
- 就近策略：如使用语音识别软件
- 如何在组织中更好地发挥个人的优势？

个人
- 优势
- 挑战领域
- 经验
- 发展方向和职业愿景
- 如何为他们提供最佳支持？

图 31.3　调整和适应策略。在工作环境中可以进行不同类型的调整，以帮助神经多样性者

虽然许多人会独自生活或与家人 / 伴侣 / 朋友一起生活，但也有一小部分人会住在疗养院、庇护住宅、支持性住房 / 生活环境或共享生活计划提供的住所里。有些成年人可能对自己的居所安排并不满意，尤其是当他们无法按照自己的意愿独立生活时，这可能会遇到很多阻碍因素，包括合适住房的供需不匹配，以及家庭和个人缺乏相关信息、支持和宣传。对于存在严重困难的个人、有行为障碍的人及与年迈父母同住的人来说，这尤其具有挑战性。重要的是，个人可以获得宣传、信息和支持，以便做出决定和规划未来。

十一、人际关系

所有的人际关系都会有好坏之分，神经多样性者的人际关系是如此，正常人群的人际关系也是如此。然而，如果其中一人是神经多样性者，那么人际关系的性质就会与正常人群的人际关系的性质不同。

有些问题可以轻松解决，有些问题则需要外部支持，还有些问题可能是缓慢燃烧的导火索，引发最终对患者进行诊断评估。神经多样性个体可能是家中的父母、子女、兄弟姐妹、伴侣或朋友。鉴于这些病症的遗传性，其可能会在一个家庭中聚集。一方面，有两个或两个以上具有相同思维和行为方式的个体可能会有所帮助；但另一方面，情况并非总是如此。这将受到与个人性格，更广泛的社会和家庭因素、病情的性质、严重程度，是否存在其他医疗共病，以及人们对其病情和自身的了解与洞察程度有关的其他方面的影响。例如，患有注意缺陷多动障碍的父母可能非常关注患有注意缺陷多动障碍的孩子的需求，但他们也可能有严重的注意力不集中的问题，以至于他们不太注意子女的需求。

本书虽然不是一本人际关系咨询教科书，但许多行医的基本原则都适用于人际关系维护：拥有良好的知识基础、善于反思、不断尝试自我提升技巧、良好的沟通技巧和诚实原则。

必须指出的是，人际关系对所有神经多样性者都很重要，而且人际关系总体上有利于身心健康。"孤独症患者都是独来独往、内向的人"等常见的刻板印象可能反映了某些人的病情本质，但同时也是极具误导性的片面认知。

对全人类而言，神经多样性者也是如此：人际关系需要培养，当事情进展不顺利时，要思考人际关系中更广泛的决定因素。重要的是要记住，人际关系是双向的动态过程，并牢记人际关系中最有价值的部分（方框 31.7）。在一段关系中，如果一个人把所有的事情都归咎于神经多样性或他们的疾病，那没有用。重要的是，要知道何时寻求外界帮助，并且知道这样做并不代表自己能力不足。

方框 31.7　N 女士与她的神经多样性伴侣

"当我遇到我的伴侣时，他并没有明显的神经多样性。我想这只是说明了神经多样性的人不会在额头上印上这样的标签。这也说明，作为成年人，你可以适应并学会如何管理自己的神经多样性，使其不那么明显（不管这是好事还是坏事）。

然而，这些年来，他的孤独症和注意缺陷多动障碍（ADHD）变得越来越明显。我在一定程度上怀疑这是否与年龄有关。值得注意的是，在一次新冠肺炎发作后，我认为他的神经多样性在 6 个月左右的时间里变得更加突出。这也可能是因为，随着社会对神经多样性的认识和了解越来越多，他也不再掩饰自己的神经多样性特征，这让他感到更加自在，我认为这是一件好事。

不瞒你说，有一个患有神经多样性的伴侣对于我俩来说都是一个挑战。对于他喜欢或感兴趣的事情，他有着聪明的头脑和对细节的过分关注。但如果是他不想做的事情，他就不会去做。他还会不断地从一件事跳到另一件事，这让人看了都觉得累，更不用说让他坚持下去了。他缺乏生活常识，以至于有时家里就像有一个儿童而不是一个成年伴侣。他也不善于表达感情。如果我不高兴了，我得不到他的回应，事实上，这反而会让他恼火和不舒服。

但是，当他专注投入，在亢奋的状态下，他可以取得丰硕且出色的成就。他强烈的主张和正义感令人钦佩。

他喜欢例行公事，这很好，因为我也喜欢，但在要求他做一些任务时，我需要小心谨慎。一次性要求太多，只会导致负担过重，什么也做不成。如果我想让我的'愿望清单'取得丰硕成果，最好先安排一项任务，待他完成后再继续下一项。正如我所说，如果他对某件事不感兴趣，通常就是操持家务的琐事，那么他就不会去做，也不会觉得做某件事有什么意义，所以他就不记得要做什么。此时清单就是一个很好的提醒。

我必须记住，我的丈夫是我的伴侣，我不是他的照护者，也不是他的'父母'。以这种方式接管他的生活对他毫无益处，反而会削弱他的能力，导致关系失衡。

我不得不提到食物。我可能是世界上最糟糕的厨师。不过没关系，因为他的口味很简单，他喜欢重复吃同样的东西，而且他对吃的东西毫无怨言。对他来说，这就是例行公事。但他也提醒我不要为生活中的小事斤斤计较，虽然我很容易这样做。

我不是很有耐心的人，所以多年来我不得不培养这种耐心来应对我的伴侣。但这是件好事。所以，我想说的是，神经多样性的人可以积极地改变他们周围的人。我们很容易被一些挑战所困扰，但相反，在一段关系中，如果某人是神经多样性者，就会有很多积极的一面，让你想起当初为什么会爱上他。"

延伸阅读

Office for National Statistics (2022). Outcomes for disabled people in the UK: 2021. https://www.ons.gov.uk/peoplepopulationandcommunity/healthandsocialcare/disability/articles/outcomesfordisabledpeopleintheuk/2021

Smith, T. and Kirby, A. (2021). Neurodiversity at Work. London: Kogan Page.